「山西省中医药传统知识保护数据库」项目

「中医名家临证实录」丛书

景华要方

周永锐 著

山西出版传媒集团　山西科学技术出版社

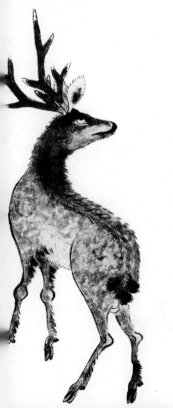

图书在版编目（CIP）数据

景华要方/周永锐著. —太原：山西科学技术出版社，2019.6

ISBN 978－7－5377－5920－5

Ⅰ.①景…Ⅱ.①周…Ⅲ.①方剂—汇编　Ⅳ.①R289

中国版本图书馆 CIP 数据核字（2019）第 092183 号

景华要方

JINGHUA YAOFANG

出　版　人：	赵建伟
著　　　者：	周永锐
策 划 编 辑：	杨兴华
责 任 编 辑：	翟　昕
封 面 设 计：	杨宇光

出 版 发 行：山西出版传媒集团·山西科学技术出版社

地　　　址：太原市建设南路 21 号

邮　　　编：030012

编辑部电话：0351－4922078　　邮箱：shanxikeji@qq.com

发 行 电 话：0351－4922121

印　　　刷：山西新华印业有限公司

网　　　址：www.sxkxjscbs.com

微　　　信：sxkjcbs

开　　　本：787mm×1092mm　1/16　印张：22

字　　　数：300 千字

版　　　次：2019 年 6 月第 1 版　2019 年 6 月山西第 1 次印刷

书　　　号：ISBN 978－7－5377－5920－5

定　　　价：52.00 元

本社常年法律顾问：王葆柯

为了弘扬我国中医药学文化，为了广大医务人员的临床学习和实践，为了人民群众自我保健需要，作者将其一生行之有效的方剂汇集成本书，针对病症，以专病专方为标准，从临床出发，以实用有效为特点。各科都有涉及，按内科、妇科、儿科、五官科、皮肤科、中医外治等病症分类，以病症统方排列。每个类别有绪言，每个病症有概述，每个方依次介绍方名、组成、用法、功效、主治、临床加减、按语。本书可供广大中医临床工作者、中医药专业师生及中医药爱好者阅读和参考。

| 序 |

周永锐，字坚庵，号敏士，别名景华，晚号桃河翁，18岁时加入中国共产党。他自幼受母亲行医的熏陶，目睹农村缺医少药的境况。1961年高中毕业后，他进入自负盈亏的白羊墅卫生所工作，师从周骥老中医。他工作后多次进修学业，拜师访友，潜心探究岐黄之术，以扶民济世为己任。他治学严谨，务求于实，博采众长，勇于创新。临床擅长内科、妇科、针灸，对中医脾胃病、肾病、癫狂痫病、不孕症及中医外治颇有见地。

栖于杏林，医德为先。他常说："医德者，德成而先，医成而后，医者也，德之精华，德之不存，医于何有？"故先生始终以诚为本，治病不分富贵贫贱，皆一视同仁。临床上细致处理虚实之别，镇定区分逆顺之理，以其不同的病情、不同的个人心理、不同的气候环境、不同的身体素质，依疾量药，使其贯微达幽。更可贵之处，在面对病人生死存亡之际，从不考虑个人安危得失，一心赴救。古稀之年，踵门求诊者仍络绎不绝，不少外省患者慕名远道而来。淑世惠民，德医双馨，名传遐迩。

"庭前尽日立到夜，灯下有时坐到明。"白居易这两句诗可以作为先生为祖国医学孜孜不倦追求的写照。他汲取历代医籍精华，将亲身经历与独特见地糅合，先后在国内外医学杂志上发表31篇论文，参编多部医书。

先生酷爱读书，热爱生活。行医之余，好为诗文以自娱，著有《医斋诗稿》。在报纸杂志上的获奖作品，经有关出版单位推荐，收录在《中国共产党人格言宝典》《中华名人格言》《中华名言词典》《中华盛世醒言》等书中。

余才学不敏，因与永锐为同乡同龄，同班同学，知其爱党爱国，普济斯民，见其异常勤奋，坚持实践，喜其书集成而启后与寿世，洵属可贵，故为之弃言简端。

甲午年桂月

王　柱

中医药是中华民族创造的具有我国特色的医学科学，为中华民族的繁衍昌盛做出了重要贡献，至今仍在为维护民众健康发挥着重要作用，它是人类光辉灿烂的科学文化的重要组成部分。

为了弘扬我国传统中医药学文化，为了广大医务人员的临床学习与实践，为了人民群众自我保健的需要，笔者于古稀之年整理了一生临床行之有效之方，汇集成册，冠名曰《景华要方》。

中医方剂非常丰富，有通治方，亦有专治方。本书针对病症，以专病专方为标准，从临床出发，以实用有效为特点。由于笔者一直在基层工作，故各科都有涉猎，按内科、妇科、儿科、五官科、皮肤科、中医外治等病症的顺序，以病症统方排列。每科有绪言，每个病症有概述，每个方依次介绍方名、组成、用法、功效、主治、临床加减、按语，并简介该病症的定义或概念及源流发展，摘要医家的论述、病因病机、治疗法则。因病症千变万化，治疗方法多种多样，实难一一穷尽。概述以供读者对病症有个概括的认识，起到"鉴往知来"以通古今之变，既有规律可循，又能知常达变、触类旁通，既不为经典所拘，亦不为经验效方所限。变通古今，开拓临床治疗新途径。

　　本书是余一生临床实践中常用有效之方的总结，目的是使读者掌握中医基本理论以后，在临床上审因辨证，依据病情灵活应用，更好地治疗疾病。但笔者水平所限，书中不足之处，敬请广大读者指正。

二〇一三年五月十八日

作者于中和医斋

目　录

内科病症方

绪　言

内科病症方是内科所属病症依据辨证论治、理法方药原则在临床实践中使用的经验效方。

中医内科是中医基础理论与临床各学科的桥梁，具有承上启下的作用。内科学起源较早，作为医学专科，医制始于周代，有关内科的专著始见于汉代。

内科范围很广，分为外感病症和内伤病症。外感病症主要以六经、卫气营血、三焦的病理变化进行证候归类；内伤病症主要从脏腑、气血、津液、经络的病理变化，应用辨证论治、理法方药。外感病与内伤病两者既有区别又有联系。内伤容易感受外邪，而外感又可进一步加重内伤。中医内科是一门临床学科，要密切联系临床实践，应用祖国医学理论，对每一病症通过观察、思维判断，进行综合分析、辨证论治。

祖国医学起源于远古时代，我们的祖先在生活实践过程中逐渐开始了医疗活动。早在殷墟发掘的甲骨文中，已有疟、蛊、心痛、头痛、胃肠病等病症的记载。作为内科主要疗法的"汤液"，为传说中的伊尹发明，在殷商时代已用汤液和药酒治疗疾病。周朝将医学分科，其中"疾医"即是内科医生。

《黄帝内经》是总结了秦、汉以前医学成就的专著，是我国现存的第一部医著。它为祖国医学理论体系奠定了坚实基础，对后世医学的发展产生了深远的影响。

在《黄帝内经》中，系统的理论与辩证法思想，符合自然科学的运动变化规律，其科学性为中医学的不断发展打下了良好的基础。《黄帝内经》以阴阳五行学说、统一整体观、恒动观，贯穿在整个内容的各个部分，无论在脏象、病机、诊断、治则等理论学说中都能反映出来。而且几千年来一直被历代医家奉为圭臬，并在长期实践中获得了验证。《黄帝内经》不仅把当时的唯物论和辩证法引入祖国医学，而且将"精""气""神"和"阴阳五行"应用于基本理论和临床治疗的各个方面，从此祖国医学走上理论与实践相结合的道路。《黄帝内经》确立了整体观，提出了脏腑、经络、气血等独特的生理系统理论，以及六淫、七情、饮食、劳倦等病因病机学说和望、闻、问、切四诊合参的诊断方法，论述了治疗与组方用药的基本原则，强调无病先防、有病早治的防治思想，从而形成了较系统的医学理论。《黄帝内经》对内科病症有二百多种记载，有详有略，能从病因、病机、转归、传变及预后等方面加以论述。对有的病症进行了理论性解释，对有的病种进行了专病专篇的讨论，祖国医学的不断发展源于《黄帝内经》，历代内科的理论发展离不开《黄帝内经》的基本理论。

《难经》是汉代以前的又一中医典籍，与《黄帝内经》有多处不一致的地方，其中明确提出右肾就是命门，而且命门还藏元气，有藏精、藏神的作用，与男女的生殖功能亦有关系。《难经》中又明确地提出三焦无形状，《黄帝内经》与《难经》的观点有很大区别，这正是学术观点有所不同的表现。清代医学家徐大椿在《难经经释》中说："其说不本于《内经》，而与《内经》相发明者，此则别有师承，又不得执《内经》而议其可否。"

《伤寒杂病论》是由汉朝张仲景总结前人经验，并结合自己临床体会写成的专著。书中一部分以六经来认识外感疾病，分别讨论各经病症的特点和相应的治法，此外，还阐述了各经病症的转变关系，以及合病、并病，或失治、误治引起的变证、坏证的辨证和治疗方法。通过六经辨证又可以认识证候变化方面的表里之分、寒热之异、虚实之别，再以阴阳加以总结，从而为后世的八纲辨证打下基础。另一部分以脏腑病机来概括认识内伤杂病，以病症设专题、专篇，加以论述进行了辨证论治。

张仲景开创了理法方药辨证论治的先河，书中所制共375首方剂，有不少功效卓著的名方，一直沿用至今。《伤寒杂病论》在中医学术上占有重要的位置，同时也为中医内科学奠定了基础。

《伤寒杂病论》问世之后影响很大，逐渐形成了伤寒学派。在唐代以前研究《伤寒杂病论》者，大体在搜集、整理的基础上加入己见，进行方证相合的研究，如王叔和、孙思邈。后世医家成无己首先对它全面注解，著有《注解伤寒论》十卷，又依照《黄帝内经》《难经》的理论写了《伤寒明理论》，颇受后世医家推崇。庞安时著《伤寒杂病论》创立了脏腑与经络相结合、五行与六经相结合的辨证方法，有其独到之处。后有方有执《伤寒论条辨》、喻嘉言《尚论篇》《尚论后篇》、张志聪《伤寒论集注》、张锡驹《伤寒论直解》、柯韵伯《伤寒来苏集》、尤怡《伤寒贯珠集》、陈修园《伤寒医诀串解》等。总之《伤寒杂病论》问世之后，通过后世医家的创造性劳动，或编次整理，或注释总结，或研究探讨，使伤寒学说的内容不断充实提高，使《伤寒杂病论》至今不失为一部医学经典著作。

在公元 2 世纪，我国已有第一部记述药物的专著《神农本草经》。其中收载药物 365 种，汇集了远古至汉代以前的中草药性能和临床应用，并上升至理论，增加了内科学的临床用药品种。

晋朝王叔和著《脉经》对诊断起了很大作用。葛洪《肘后备急方》记载了许多简便有效的方药，如用海藻、昆布治疗瘿病。这些疗法比欧洲还要早一千多年。

隋朝巢元方所著《诸病源候论》是我国现存第一部病因病理专著，其中记载了一千余种内科病症。书中对各种疾病的病因病机进行发挥，多以《黄帝内经》理论为指导，以大量临床观察为基础，采集汉晋名医之论，又经自己的深研精理，归纳总结合成，使《黄帝内经》的基本理论与临床实践密切结合起来，对形成一个完整的内科理论体系起了很大的作用。

唐朝政府设立了"太医署"，是培养医学人才的专门学校。由政府主持编撰的《新修本草》是国家药典。名医孙思邈所著《千金要方》《千金翼方》及王焘所著《外台秘要》，不仅是集前人经验方之大成者，而且对某些疾病的病因病机提出了不少新的看法。如对"中风"明确提出了"风"可内生的主张。宋元以前,医家因持"外风入中"之说,故治则以祛风为主。以金元时期为分水岭,中医对中风病的治疗已有较大发展。

北宋时期,政府颁行的《太平圣惠方》《圣济总录》《太平惠民和剂局方》都是国家颁行的内科方书。南宋陈无择的《三因极一病证方论》一书,在《伤寒论》病因分类基础上,结合《黄帝内经》理论,创立"外因、内因、不内外因"三因学说。三因学说概括性强,适合临床应用,至今仍在沿用。

金元时期,是一个学术争鸣时代。张元素探讨脏腑证候、寒热虚实,以言病机辨证学说,组成了五脏六腑十一经辨证系统。张氏著《脏腑标本寒热虚实用药式》,创药物归经"药性气味厚薄升降沉浮"的理论,把药物使用直接和脏腑病机联系起来,既有利于提纲挈领地掌握药物效用,又有助于一隅三反,使药物直接与临床联系,理法方药贯为一体,对脏腑辨证和辨证论治原则发展起了极大的促进作用。他还著有《珍珠囊》《医学启源》。后世以他的理论为基础形成了易水学派。

刘完素著有《素问玄机原病式》《素问病机气宜保命集》《宣明论方》等书。他根据《黄帝内经》人与自然的"天人合一"整体观思想,十分重视五运六气对人体的影响,在正常的生理情况下,把不同脏腑与五运六气的配属关系直接联系起来,又应用"亢则害,承乃制"的理论,指出脏腑六气之间都具有互相依存和互相制约的关系,在临证时以五行生克关系来解释病理变化。

刘完素还结合"取类比象"的方法,对《素问·病机十九条》所列病症加以解释和归类,且另增加"诸涩枯涸,干劲皴揭,皆属于燥"一条。将《黄帝内经》六气引起的病症数量,由二十一种扩大到八十一种,其中由火热引起的就有五十六种,提出了"六气皆能化火"的理论,在病机理论方面创立了"火热论"。他主张火热用寒凉,用药以清热通利为主,后世称寒凉派。他的立论学术主张,对后世温热病的证治有很大启示,被誉为温热学派的先导。

张从正,受刘完素的学术影响,并加以发挥,认为疾病发生的根本原因，全在于病邪之侵害。不论外因、内因致病，一经损害人体，即应设法祛邪外出，不能让其滞留体内为患。其祛邪思想在临床治疗上善用汗、吐、下三法，并有独到见解。由于他治病以攻邪为主，因此，后世称他为"攻邪派"。代表作为《儒门事亲》《医门三法》等书。

李东垣，在先师张洁古的脏腑病机辨证的启示下，根据自己的临证经验，引证《黄帝内经》中的《五脏别论》《阴阳应象大论》《经脉别论》等有关脾胃之说，阐发《素问·太阴阳明论》"土者生万物"的理论。首创"内伤脾胃，百病由生"的论点，提出了脾胃内伤学说，对于内伤诸病的证治有卓越的贡献，后世称其为"补土派"，主要著作有《脾胃论》《内外伤辨惑论》《兰室秘藏》等书。其门人罗天益著《卫生宝鉴》《药象图》。但他们侧重于补脾胃之阳，对开脾胃之阴的滋养略显不足。后世叶天士等人得以补充发挥，脾胃学说乃臻于完善。

朱震亨著《格致余论》《症因脉治》《局方发挥》《丹溪心法》等书。丹溪研究了先世医家的学术思想和著作，融各家学说于一炉，独树"阳常有余，阴常不足"和"相火论"，对气、血、痰、郁诸证加以归纳总结，在治疗上主张滋阴降火法，故后世称他为"滋阴派"，开后世滋阴法之先河。

金元四大家掀起学术争鸣，他们在不同的方面各抒己见，有所创新，使中医的理论与实践日趋深入，日趋明确，为祖国医学提供了丰富的理论和实践经验。

元代葛可久《十药神书》是一部治疗肺痨的专著，对止血、止嗽、祛痰、补养等治法进行分型，总结了一套可遵循的经验。

明朝薛己是温补派的先驱，著有《内科摘要》，是首先用"内科"命名的医书。他遥承王冰、钱乙之说，在王冰"壮水之主，以制阳光""益火之源，以消阴翳"的启示下，在钱乙补肾用六味丸、八味丸的影响下，强调肾中阴阳的生化关系，又继承李杲之学，十分重视先天、后天之间的关系，重视命门对脾肾的温煦作用，或补火生土，或脾肾并治，总之不离温补之法。

明代以探讨先、后二天，脾肾与命门虚损病机为中心的众多医家，以薛己、孙一奎、赵献可、张介宾、李中梓等医家为代表。

孙一奎《赤水玄珠》《医旨绪余》对命门、三焦理论方面大力阐发，颇有独到之处，强调命门动气说。

赵献可《医贯》一书突出强调先天水火的作用，对命门的位置、作用，命门相火的特征，命门水火的关系，以及六味丸、八味丸的效用均深入探讨，提出一套命门学说的理论，为后世命门学说的形成起了重要的作用。

张介宾是明代大医学家，他从《黄帝内经》入手，深研医理，结合历代诸家之论，或取或舍，独成一家之言。其论阴阳，强调阴阳一体思想，注重阴阳互根、精气相生、阴阳互济。他提出"善补阳者，必于阴中求阳""善补阴者，必于阳中求阴"，并从这一观点出发，重视阴阳两个方面，对人生的真阴、真阳提出"阳常不足，阴本无余"之语，创立左归、右归诸方，力主温补之法。《景岳全书》论内科杂病病症的证治达七十余种，每个病症引录古说，并加入己见。其分析与归纳极为精辟，治则方药多有心得。

李中梓《内经知要》《伤寒括要》《医宗必读》等书，也是温补学派之代表，但强调"温热补虚，寒凉泻实"，善用温补之品。然其学说能兼取众家之长，认为应全面继承前人的理论与经验，不可执守门户之见。其阐发医理，强调治病求本，重视脾、肾之先、后二天对人体的作用，提出治病应"滋其化源"。

明代王肯堂《证治准绳》、龚廷贤《寿世保元》、秦景明《症因脉治》等著作取材丰富，立论精详，选方切用，对内科的许多病症都有深刻的认识和临床验方，适用于作为内科的临床参考。

明代王纶在《明医杂著》中指出"外感法仲景，内伤法东垣，热病用完素，杂病用丹溪"，这是当时对内科学术思想的一个很好的总结。

清朝使温病学说成为独立诊治外感热病的一门新学说。以叶天士、薛生白、吴鞠通、王孟英等医家的贡献最为突出。

在《黄帝内经》里已讨论到"热病""温病""伤寒"，但认为都是伤于"寒"邪所引起的一类疾病。在宋代以前，"温病""热病""时病"等均统属于伤寒范畴，治疗原则终未超越《黄帝内经》和《伤寒论》。在金元时期，刘完素首先从临床治疗上提出"热病能作热治，不能从寒医""六气皆能化火"等理论，创立了"火热论"。对后世温热病的证治有很大启示，被誉为温热病的先导。明代吴又可明确提出了热病与伤寒不是同一类疾病的主张，在《温疫论》中以《原病》《辨明伤寒时疫》两篇，从病因感邪途径、传变规律、病情演变等方面，对伤寒与温病的区别进行了讨论，又提出"疫气"和"戾"之病原，病邪是从口鼻传入，实属伟见。把温病和伤寒严格区别开，提出了新的热病病因病机学说，突破了《黄帝内经》《伤寒论》经典的传统看法，对温病学说的形成起了积极推动的作用。

清朝叶天士在《外感温热篇》《临证指南医案》中首倡"卫气营血"辨证法，阐发温热病机的新学说观点，对温热病的受邪途径、发病机理、传变次序、治疗步骤，均进行了原则性的阐述。对温热病的辨证和治疗指出了明确的方向和具体的法则，成为近世诊治温热病的准绳。叶氏在临床中强调脾胃分论，创立胃阴学说，阐发肝风病机，对奇经辨证论治的发挥，以及久病入络的理论和补虚扶正重视先后二天，主张"中下兼顾""六腑以通为顺"的观点，强调胃宜降宜和，足以补东垣之未备，为内科病症增加了丰富的内容。

薛生白《湿热篇》，对湿热病机理论及宣上、开中、利下来分化湿热为第一要法的治疗原则进行了阐发，充实了温热病学说的内容。

吴瑭《温热条辨》《吴鞠通医案》前者是创立了三焦学说，后者是学术观点临床应用体现。吴氏沿用《黄帝内经》《难经》中的三焦之名，参照三焦生理功能与病理变化，分部定病位基础，确立脏腑病位，反映温病的自然发展趋势，了解各种温病的病变特点，并为决定治则方药、判断预后等提出了温病三焦辨证方法。吴氏并不排斥其他的温病辨证方法，尤对叶天士卫气营血辨证，融于三焦辨证之中。三焦辨证与卫气营血辨证，被公认为温病的两大辨证纲领。

王士雄《温热经纬》收集了多种温病学著作，以《黄帝内经》、仲景学说为经，以叶天士、陈平伯、余师愚等学说为纬，汇集了19世纪50年代以前的温病学诸家的主要学说观点，集其大成，内容十分丰富，不仅使后人能了解温病学说的源流发展的主要内容，又能结合临床分辨真伪，提出个人看法。并对霍乱病有研究，著有《霍乱论》。

清代前，明代之际，西方古代医学知识已经渗透到我国，自鸦片战争（1840年）以后，西方医学大量传入，使国内形成西医、中医两大医学体系并存的局面。一些中医界人士不仅接受西方医学知识，而且想将中西医两大医学理论体系加以汇聚沟通，开中西医结合之先河。其中以王宏翰、朱沛文、唐宗海、张锡纯四家最为突出。当时中西医结合以王氏《医学原始》、朱氏《华洋脏象约纂》、唐氏《血证论》、张氏《医学衷中参西录》为代表作。后来恽树珏、陆彭年等人形成了汇通学派。他们想将中西医学说理论加以汇通，这种探讨的重要意义在于对我们今后如何发展中医学、如何使我国的医学尽快发挥中西医两方面的优势进而赶超世界水平，提供了经验与教训，有积极作用。

总之，祖国医学随着历史的前进，医学实践不断地充实和提高，逐渐形成完善的理论体系。中医内科的发展，亦是和各科一样随着历史前进的，但是从来没有离开过祖国医学的理论体系。历代医学都是紧紧围绕认识疾病，从不同侧面来阐述人与自然界的关系和人体脏腑之间，脏腑与阴阳、经络、气血的相互关系，以及在各种内外致病因素作用下，这些关系所发生的异常变化和纠正方法。在临床实践中不断提出新的学术见解，总结新的经验，只有这样，才能把内科及其他临床各科的学术理论不断地向前发展。

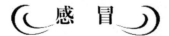

感　冒

概述：感冒亦称伤风、冒风。是因感受外邪而导致机体失和引起的疾病。多表现为恶寒发热、头痛、鼻塞、流清涕、脉浮等，是临床上最常见的外感疾病。

在《黄帝内经》中有类似感冒病症的记载。如《素问·骨空论篇》说："风者，百病之始也……风从外入，令人振寒，汗出、头痛、身重、恶寒。"汉代《伤寒论》以六经为纲对感冒进行辨证论治。到北宋《仁斋直指方》中首见感冒之名。元、明以后医家认识到感冒与风寒或风热之邪袭肺有关，提出了辛温解表和辛凉解表的治则。至清代随着温病学的发展，对容易传染的时行感冒，较多采用温热病的方药，至此，感冒的理、法、方、药更加完备。西医所称的上呼吸道感染是病毒引起的，亦属于感冒的范畴。

感冒多是感受风邪引起的，实证以风寒、风热为主，但由于四季气候的不同，风为百病之长，常兼夹时气而发病。临床上有夹湿、夹暑、夹燥、夹食等不同兼证。虚证则有气虚、阳虚、血虚、阴虚之分。总之，感冒与人体正气强弱有密切关系。故《黄帝内经》曰："邪气所凑，其气必虚。"由于感受病邪的不同，或体质有强有弱，故在病情上有轻重的不同，其轻者一般称"伤风"，其重者称"时行感冒"，具有较强的传染性，往往容易引起广泛流行。感冒的病位主要在肺卫，以实证居多，如体虚感邪者，则为本虚标实之证，或反复感冒，引起正气耗散，由实转虚亦是本虚标实。

临床治疗：一般来说风寒感冒宜辛温解表，风热感冒宜辛凉解表，表实无汗者用辛散之剂，表虚汗出者用疏散之剂，虚证感冒宜扶正祛邪。夹湿、夹暑、夹燥、夹食者随证治疗。

感冒常常引起百病，认为感冒是小恙，加以忽视是错误的。感冒应及时治疗，并注意休息，多饮开水，饮食宜清淡，忌油腻、辛辣、燥热之食物。

方1：疏风散

组成：防风 10g，羌活 3g，辛夷 10g，白芷 10g，川芎 6g，桑叶 10g，芦根 15g，板蓝根 10g，桔梗 6g。

用法：水煎服，生姜、葱白引。

功效：疏风解表。

主治：四时普通感冒。见鼻塞、流涕、头痛、发热恶风等症状，舌苔白，脉浮或浮紧。一般用 1～3 剂，继以饮食调养。

临床加减：头项强痛加葛根；口渴加天花粉；咽痛加玄参、山豆根；咳嗽选用炙麻黄、杏仁，或紫菀、白前；自汗加桂枝、白芍；憎寒壮热、身体酸痛、无汗者加炙麻黄、炒苍术。

按语：感冒一病是临床上最常见的病症，有轻有重，轻者称"伤风"，重者称"伤寒"。北宋《仁斋直指方》中首见"感冒"这一病名。后经历代医家归纳总结，一般分为风寒感冒、风热感冒、虚证感冒、时疫感冒。有夹湿、夹暑、夹燥、夹食之感冒。感冒不应该认为是小恙，它常引起其他并发症，尤其是老年体弱者，故有"老怕伤寒少怕痨"之说。平时要积极锻炼身体，增强体质，预防感冒，感冒后应及时治疗。

方 2：祛邪解热汤

组成：石膏 30g，知母 10g，牛膝 15g，桂枝 6g，生白芍 10g，桑叶 10g，芦根 30g，白芷 10g，葛根 10g，柴胡 10g，板蓝根 10g，玄参 10g，甘草 3g。

用法：水煎服。

功效：清热解毒，发散外邪，解肌透热，生津止渴。

主治：高热不退，体温多在 39℃ 以上，身灼热，烦渴，气粗，出汗，或微恶风，嗜睡少语，或谵语者。舌苔白，或黄白而燥，脉洪数。

按语：本方治疗外感热病。因该病为邪入气分、邪热阻肺，导致或热邪聚胸膈，或阳明气分无形热邪亢盛，高热不解，汗出伤阴，表邪未解之证候，将伤寒、温病治法熔于一炉，拟用发散外邪、清热解毒、通阳敛阴之方治疗。临床每逢此病，用 1～3 剂高热即退。

发热是临床常见症状，中医发热大致分两类，一类是外感发热。其发病急，病程短，热势重，有感受六淫疫毒之病史，常有外感之兼证，体温骤升，多在 39℃ 以上，全身灼热，汗出，烦渴，脉数。另一类是内伤发热，一般以内伤为病因，临床多见为低热，但有时也转为高热，病程较缓较长，热势不高而呈间歇性，多继发于其他病之后。

临床对发热的辨证主要分清外感与内伤，辨别虚与实，观察热型。如壮热：即伤寒阳明病和温病的气分阶段发热；潮热：为午后身热，汗出蒸蒸，腹胀满实而拒按，午后夜间加重，多见于阳明腑实证；阴虚内热：亦可见潮热，两颧发红，骨蒸痨热，盗汗，咳嗽，咯血，舌红少苔，脉细数；寒热往来：寒时不热，热时不寒，往往1日发作数次；真假寒热：临床要认真审辨，在发热中由于热极或寒极之际与本病的寒热不相符合，即出现真热假寒或真寒假热之象。如真寒假热，身虽热而反欲得衣被，口虽渴但喜热饮，苔虽黑而润滑，脉虽数而不鼓指，按而无力，或微细欲绝。真热假寒，身虽大寒而反不欲近衣、近被，口渴而喜冷饮，胸腹灼热，按之烙手，舌苔黄燥起芒刺，或黑而干燥，脉滑数，按之鼓指有力。临证必须详细询问病情，脉证合参，加以鉴别。在发热病治疗上，要分清主次，高热以退热为主，兼症治疗为次。审查何为标，何为本。辨清导致高热的主要病机，细辨高热与兼症的关系，以便掌握治疗上的先后逆从，并注意防止传变。只有对发热病人进行全面了解，才能对发热症状正确处理。高热病人当属中医急诊范围。

方3：祛邪解郁汤

组成： 柴胡 10g，桂枝 6g，白芍 10g，党参 15g，半夏 10g，茯苓 10g，陈皮 10g，竹茹 6g，枳实 10g，鸡内金 15g，郁金 10g，生龙骨 15g，生牡蛎 15g，生姜 3 片。

用法： 水煎服。

功效： 清解邪气，解郁和胃，化痰安神。

主治： 外感热病后，气短神疲，四肢倦怠，走路不稳，喜欢躺卧或靠坐。嘈杂似饥而不欲饮食，心烦不眠，或少寐多梦易惊，或心胸郁闷不舒，或头晕眼花、惊悸不宁，或汗出恶风，或上逆作呕。舌苔白，脉细弱或弦细。

临床加减： 惊悸者加磁石、珍珠母；失眠者加夜交藤、合欢花，或远志、炒枣仁；心率快者加苦参、桑寄生、葛根；纳呆者加焦山楂、焦神曲、焦麦芽；口苦心烦者加栀子。

按语： 病人外感热病后，常诉感冒神疲、倦怠。西医治疗半月或1个月，甚至延长至2～3个月仍不见好转，化验、透视检查未见异常。经四诊合参，病邪已离太阳之表，但尚未入阳明，是半表半里的少阳之位。温病初起，邪在肺卫，病热不甚者，及时清解，治疗可以终止发展，但病邪已离卫分，在气分间，未入营分，是气分受病，邪在气分，壅阻肺气，郁于胸膈，正邪相争，正气始弱，引起邪气内扰，胆胃不和，故拟用柴胡透发半表之邪，桂枝、白芍调和营卫，党参扶正祛邪、壮里气，防邪气干扰，以补脾肺正气，鼓舞清阳，振动中气，养血滋胃阴。用半夏、茯苓、陈皮、枳实、竹茹、鸡内金、生姜燥湿化痰、清胆健胃、理气和中；郁金利胆解郁、行气祛瘀；生龙骨、生牡蛎，镇静安神合白芍潜敛浮阳，可治神志不安、失眠、虚热烦满、自汗。以上诸药共奏祛邪解郁、和胃建中、利气化痰、潜阳安神之功。在临床一般3剂症状减轻，6剂病症消失，继续巩固治疗，并以饮食调养。

方4：双屏风

组成： 生黄芪 10g，炒白术 6g，防风 6g，生白芍 6g，桂枝 3g，柴胡 3g，党参 10g，鸡内金 6g，生姜 3 片。

用法： （1）水煎服。

（2）上方除生姜外，加甘草 1g，用 13 剂研成细末，每日 3 次，每次 6g，用温开水或米汤送下，3 个月为一疗程。

功能： 益气固表，扶正祛邪，预防感冒。

主治： 素体虚弱，表虚感冒，卫虚自汗而恶风，气虚易感风寒，反复感冒。此方能提高机体免疫力，增强体质。

按语： "卫气"语出《灵枢·本脏》，属于阳气的一种，生于水谷，源于脾胃，呼吸之气进入肺腑，合并出于上焦，行于脉外，其性刚悍，运行迅速流利，具有温养内外、护卫肌表、抗御外邪、滋养腠理、启闭汗孔等功能。《黄帝内经》有"阳者，卫外而固也""卫者，水谷之悍气也"，《温病论》有"肺主气，属卫"之论述。

气者，体内流动着的富有营养的精微物质，如水谷之气、呼吸之气。气也泛指脏腑组织机能，如五脏之气、六腑之气。卫气不固，即表气不固，气虚者，易感风寒，卫气同病。临床上常见易感者或反复感冒。《素问·遗篇·刺法论》曰："正气存内，邪不可干。"正气乃真气，是生命机能的总称，但通常与病邪相对来说，是指人体的抗病能力，包括西医所述的免疫功能。正气存内，阳气的生化正常，才能有保卫和顾护体表以防止外邪入侵的作用。有了阳气的温煦才能使有形之阴，如血和津液不断滋长。故《黄帝内经》曰"阳在外，阴在内""阳生阴长"。在内的阴是依靠、是基础，外在的阳守卫，则依靠内在阴的支持。故《素问·阴阳应象大论》曰："阴在内，阳之守也，阳在外，阴之使也。"阴与阳平衡固密，抗御外邪，人体有抗病能力平安生活，就是《黄帝内经》所说的"阴平阳秘，精神乃治"。

本方是《丹溪心法》的玉屏风加味，是对卫虚表不固或气虚易感风寒、反复感冒的用方。具有益气补虚、固表止汗、扶正祛邪的作用。"玉屏风"的原意就好像一扇玉做的屏风能挡风邪入侵。加味药物，增加了调和营卫、升举阳气、养血敛阴、畅胃和中助消化、扶正祛邪的功能，像又加了一扇屏风，故以"双屏风"为名。近代名老中医蒲辅周先生提倡小剂量玉屏风常服，可治疗和预防卫阳虚弱之易感风寒者。经多年经验验证，用上方研成细末小量服用，临床应用效果良好。

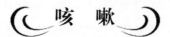

咳　嗽

概述：咳嗽是肺系疾患最常见的一种症状。咳嗽的原因比较复杂，一般是外感或内伤导致的，肺气失于宣发肃降，使肺气上逆引起咳嗽。

《黄帝内经》对咳嗽的原因、症状及证候分类，病的变化及治疗有较系统的论述。在《素问·咳论》中有专篇讨论咳嗽。外因是以外感风寒，由皮毛入合于肺而为病。谓"皮毛者，肺之合也，皮毛先受邪气，邪气以从其合也"。说明咳嗽与四季气候的关系。内因是"肺为咳""五脏六腑皆令人咳，非独肺也"，并且认为胃为五脏六腑之海，而肺主气、朝百脉，故脏腑受邪由脾胃中气循肺脉而影响于肺。《黄帝内经》为后世研究咳嗽奠定了理论基础。后代医家对咳嗽的理、法、方、药的研究有很大发展，临床实践经验一直不断充实。

从中医辨证来讲，大致分为外感咳嗽和内伤咳嗽两大类。临证要分清是外感还是内伤引起的咳嗽。

外感咳嗽：起病较急，多是新病，常兼表证，伴有鼻塞、流涕、喷嚏、咽痒、头闷痛、全身酸困、恶风寒等症状，多属实证。

内伤咳嗽：发病缓慢，有较长的发病史，多肺脏虚弱，或他脏有病累及于肺，常有疲乏无力、胸满胁痛、食少便溏，亦有肺虚感受外邪而致的咳嗽，一般多属虚证。

临床上还要从声音与发作时间上辨咳嗽。咳嗽声音高扬者属实；咳声低弱者属虚；咳嗽时发于白昼，鼻塞声重者多为外感咳嗽；晨起咳嗽加剧，声重浊，多为痰浊咳嗽；夜卧咳剧、短气乏力者，多为气虚或阳虚咳嗽。

咳嗽要辨别痰色，这也是很重要的诊断方法。如痰色白而清稀者属内寒，痰白黄稠浊者属湿，痰黄而黏稠者属热，痰中带血多属热伤肺络或阴虚肺燥，干咳无痰或痰少黏稠难咳者属燥属阴虚。

在治疗外感咳嗽时，多用宣通肺气、疏散外邪的方法，因势利导，药不宜用收敛涩滞之剂，以免闭门留寇。治疗内伤咳嗽，宜急则治其标，缓则治其本。正虚邪实者，当祛邪止咳，兼以扶正，正虚为主者，据情补之，当内伤咳嗽火盛阴虚者，应滋阴润肺、宁嗽止咳，忌辛香燥热药物，这都是治疗咳嗽的大法。

方1：四季止咳汤

组成： 桑叶 10g，芦根 15g，百部 10g，炙紫菀 15g，炙白前 10g，桔

梗 10g，陈皮 10g，姜半夏 10g，防风 10g，茯苓 10g，生姜 3 片。

用法：水煎服。

功效：疏表宣肺，止咳化痰。

主治：咳嗽喉痒，白痰易咯或微有恶寒发热、鼻塞，或日久不愈，或愈而复发，或胸膈痞闷、恶心欲吐、肢体困倦，或面目浮肿、舌苔白薄、脉浮数或浮滑。

临床加减：兼停食者选用炒莱菔子、炒神曲，或炒山楂、炒麦芽，消食化痰；若鼻塞或流清涕者选用辛夷、白芷、苍耳子、鹅不食草；痰多者加天竺黄；口渴者加天花粉；面目浮肿者加桑白皮、车前子；若干呕欲吐、胃气冲逆者加生龙骨、生牡蛎，或白芍、桂枝；若痰壅气滞者加枳壳或枳实，以行气化痰；发热者加鱼腥草；若风寒外束、肺热内郁，出现发热不退、咳逆气急、鼻煽的寒包火咳者加炙麻黄、杏仁、石膏；心悸者选用远志、夜交藤，或磁石、龙骨，或龙齿，或苦参、桑寄生。

按语：本方是《医学心悟》止嗽散加减，温而不燥，润而不腻，苦不过寒，辛不过热。同时有辛开苦降之妙，治疗多种外感咳嗽，既无攻击过当之虞，又无闭门留邪之弊病，可治疗肺失宣发肃降的咳嗽病，而且不分久新，四季通用。

方2：截喘止咳汤

组成：炙麻黄 6g，桂枝 6g，白芍 10g，干姜 10g，姜半夏 10g，细辛 4g，五味子 6g，百部 10g，地龙 15g，炙紫菀 30g，白前 30g，桔梗 10g，防风 10g，茯苓 10g，陈皮 10g。

用法：（1）水煎服，小儿减半。

（2）诸药研细末装入胶囊，每日 3 次，每次 3 粒。

功效：发散外邪，燥湿化痰，降逆纳气，截喘止咳。

主治：外感风邪或寒邪，恶寒发热，咳嗽喘息，不得平卧，痰多而稀色白，或稀饮，或痰块，或兼喉痒，或胸脘痞闷，胃气冲逆，呕吐，或干呕欲吐，或身体痛重、头面四肢浮肿，或纳食减少、四肢倦怠，甚者咳则遗尿或遗粪。舌质淡，苔白，脉浮或浮滑。

临床加减：若胃气逆冲、干呕欲吐者加生龙骨、生牡蛎；纳呆者加莱菔子、鸡内金；倦怠神疲者加党参。

按语：截者，是"绝"的意思，是截断方法。明代赵学敏在《串雅内编》中说："截，绝也，使其截而止。"意为截断，使疾病停止发作。用百部、紫菀、白芍、桔梗、地龙截喘止咳。据《金匮要略》"病痰饮者，当以温药和之"的原则，用麻黄辛温发汗解表、宣散平喘、肃肺利水，桂枝辛、甘、温，助麻黄解表，又可温阳化气，与白芍相配调和营卫。干姜辛温可温脾肺之寒，不仅温肺散寒、温化痰饮，还能温运脾阳、燥湿化痰，茯苓与桂枝相伍，茯苓渗湿健脾，桂枝温阳化气且助干姜之功。方中取其辛温辛热之性，即温肺散寒，以化痰饮，又温运脾阳以除脾湿。一以温化凝聚之痰，一以杜绝生痰之源。五味子、细辛敛散并用，五味子收敛肺气而止咳，细辛温肺散寒助干姜散凝聚之痰，一散一收，可增强化痰之功，又可防止辛散耗伤肺气之弊。散不伤正，收不留邪。防风辛、甘、微温，顾名思义，"治风通用泻肺实"。《药类法象》说，它既能祛风寒而解表，又能祛风湿止痛，药性温而不燥，故亦用于风热之证，同时有抗过敏作用。入半夏、茯苓、陈皮，燥湿化痰，理气和中，降逆止呕。上方诸药，熔于一炉，有祛风解表、温阳化饮、截喘止咳之功效。

方3：七子贞元饮

组成：熟地黄10g，当归10g，党参15g，枸杞子10g，紫苏子10g，白芥子10g，葶苈子10g，莱菔子10g，五味子10g，车前子6g，炙紫菀15g，炙白前15g，地龙10g。

用法：水煎服。

功效：滋补元气，祛痰降逆，定喘止咳。

主治：咳嗽气喘，遇冷即发。胸膈痞满，痰多色白，哮喘短气，倚息不得卧，动则喘甚。心慌汗出，肢冷面清，口唇指甲发绀。或伴有头晕、心悸失眠，或面目虚浮、下肢微肿、体倦神疲，或胃纳呆滞，或呕逆，或大便实硬、小便短少。舌质淡或隐紫，舌苔白薄或白滑，脉弦细或沉细无力。临床多用于上实下虚的病人。

临床加减：咳嗽痰多，胸脘痞闷者加陈皮、姜半夏、茯苓；胸胁痞满、背部寒冷者加干姜、细辛、桂枝；胃气上逆、呕呃干哕者加吴茱萸、生龙骨、生牡蛎；纳呆者加鸡内金、山楂。

注意事项：外感实证咳嗽气喘者禁用。

按语：贞者忠也，坚定不移。元乃元气，是人体生化功能的源泉。元气发源于肾，藏于脐下丹田，借三焦的通路，布散全身，推动脏腑等一切组织器官的活动。元气实，邪自去。七种"子药"，取其植物的精华，沉降利气，故名谓七子贞元饮。综观全方有滋补元气、调理肺脾、定喘止嗽、祛痰降气之功效。笔者临床中由三子养亲汤加减，改为五子贞元饮，继后经临床实践，定为七子贞元饮，对老年咳嗽气喘坚持应用，疗效较佳。

方4：糖酸豆腐汤

组成：陈醋 150g，豆腐 100g，冰糖 30g，枸杞 30g。

用法：用醋煮豆腐、冰糖 20 分钟。待温时吃豆腐喝汤，1 日分 3 次服用。连用 7 天为一疗程。

功效：镇咳止嗽。

主治：咳嗽久治不愈，甚则咳嗽遗尿。

按语：上方既"简、便、廉"，又无不良反应，对久嗽效果良好，余在临床常介绍给患者，应用效良，提倡使用。

肺痈

概述：肺痈病名首先由汉代张仲景提出。在《金匮要略·肺痿肺痈咳嗽上气病脉证治篇》中指出："咳而胸满，振寒，脉数，咽干不渴，时出浊唾腥臭，久久吐脓如米粥者，为肺痈。"并以专篇进行论述。唐代《备急千金要方》在《金匮要略》的治疗用药的基础上创用苇茎汤以清热排脓。《外台秘要》应用桔梗汤。之后《外科正宗》根据病机演变及证候表现提出：初起在表者，宜散风清肺，已有里热者宜降火抑阴、成脓者宜平肺排脓、脓溃正盛者宜补肺健脾等治疗原则。《张氏医通·肺痈》认为应"乘初起时极力攻之"，《杂病源流犀烛》力主以"清热涤痰"为原则。清代喻嘉言在《医门法律》中又详细阐述肺痈和肺痿之病。他指出："肺痈与肺痿，虽都属上焦肺脏疾患，为肺中有热之证，有相同症状，但肺痈为热毒血瘀，壅结蕴热成痈，当属热毒实证。"喻嘉言认为肺痈治疗应以清热解毒、降火散结、化瘀排脓为治则，实则泻之。而肺痿乃属上焦燥热，灼伤津液，或肺中虚冷，气不化津，肺叶枯萎之虚证，虚则补之。明清之后对于肺痈的认识更为深入，对临床症状的观察、治疗失误、预后及治疗用药，都有了较为全面的论述。近代中西医结合后，配合现代化诊断，在对肺痈的诊断治疗上大有提高。

肺痈病位在肺。由外感风热，邪热犯肺，蕴结不解，壅滞肺络，以致血败血腐而化脓成痈。亦有痰热素盛，平时食用辛辣肥甘太过，以致实热内盛易于感受外邪，痰热蕴肺成为肺痈的内在因素。其治疗在初期以疏风散热、祛痰排脓为主。后期以清热解毒、化瘀排脓为主，佐以益气养阴、扶正托邪。本病一般多属实证，后期为正虚邪恋、虚实夹杂之证。在病程不同阶段，表现有不同的特点，治疗既要按原则，又要灵活化裁，才能取得良好疗效。

方：1 号填金补洞丸

组成：芦根 30g，生薏苡仁 30g，鱼腥草 60g，桔梗 30g，白芷 15g，白及 15g，川贝母 15g，黄芩 15g，金银花 30g，紫菀 30g，生黄芪 15g，三七 10g，百合 30g。

用法：上药研细末，炼蜜为丸，每丸 9g，每日 2 次，每次 2 丸。30

天为一疗程。

功效：清热解毒，祛疡排脓，补金益肺。

主治：肺痈之影像诊断为肺脓疡空洞。临床见发热面赤，烦躁不安，胸痛咳嗽，胁痛，呼吸短促，转侧不利，咳吐大量腥臭脓痰，甚至咳吐脓血等特征。或伴有自汗、盗汗、口燥舌干。舌质红，苔黄或黄腻，脉滑数或细数。

按语：肺痈是肺叶生疮，形成脓疡的一种病症，属于内痈之一。其病名首见于《金匮要略》。本方主要治疗影像诊断为肺脓疡空洞的病症，用丸药以缓图治。在治疗过程中，亦可随证配以汤剂调治。经过治疗，影像检查空洞消失之后，继以巩固治疗，饮食调补。

肺 痨

概述：肺痨是肺脏感受痨虫，以咳嗽胸痛、咯血潮热、身体逐渐消瘦为特点的一种慢性传染性疾病。

肺痨病的临床表现在《黄帝内经》中有记载。《中藏经》称本病为"传尸"，并最早记述了本病的传染性。《诸病源候论·虚劳候》中，首先提出"肺痨"病名。《千金要方·九虫》指出"劳热生虫在肺"，《外台秘要》亦指出"肺痨热损肺生虫""生肺虫，在肺为病"。明确指出肺痨的病位在肺。宋代陈言《三因极一病证方论》列"劳瘵"为专篇，将肺痨从一般虚劳和其他疾病中独立出来。元代葛可久《十药神书》是治疗肺痨的第一部专书。书中对止血、止咳、补益进行了阐述，对后世治疗肺痨有较大的影响。明代《医学正传》对肺痨的理、法、方、药总结已趋完备。中华人民共和国成立后根据中医对肺痨的认识，并结合现代的检查方法，辨病与辨证相结合，对肺痨的研究和临床实践有了长足的发展。

治疗肺痨以咳嗽、咳血、潮热、盗汗四大主症为辨证的中心，要辨病与辨证相结合，整体统筹施治，临证用药以补虚杀虫为重点。临证绝不可固执于一型一方，而要据证灵活变通，亦可采用中西结合的方法，才能收到较好的治疗效果。

方：2 号填金补洞丸

组成： 白及 30g，乳香 30g，野菊花 15g，白花蛇舌草 30g，百部 20g，天花粉 30g，麦冬 10g，五味子 10g，百合 15g，冬虫夏草 6g，桔梗 15g，白附子 10g，僵蚕 15g，知母 15g，地骨皮 15g，蛤蚧 10g，甘草 6g。

用法： 上药研细末，炼蜜为丸，每丸 9g，每日 2 次，每次 2 丸。

功效： 补益肺肾，滋阴降火，杀虫补洞。

主治： 肺痨，影像诊断为肺结核空洞。临床表现为面色暗晦，颧红声低，气短不续，咳嗽有痰，痰中带血，胸膈闷痛，日晡潮热，手足心热，精神萎靡，食欲不佳，身体消瘦，盗汗自汗。舌红苔少，脉弦细数。

按语： 肺痨，影像诊断为肺结核空洞，服用 2 号填金补洞丸，以缓图治。同时服用大蒜，即水蒸 10 瓣大蒜，蒸 8 分钟左右，每日 3 次，三个月为一个疗程。（此法是本村同僚在河北走访染坊时听到的民间流传单方。肺痨咳血用整鞭大蒜，每日煮熟当饭吃。余据此方法化裁为上用法。）大蒜疗法在缺医少药时代治疗肺痨，确实是价廉实用有效。现代作为治疗肺痨的食疗法，亦是可取。肺痨当禁烟酒、慎房事、避风寒。

(胃　痛)

概述： 胃痛是以胃脘部发生疼痛为主要症状的一种病症。病位在胃脘部，俗称"心口窝"，故称胃脘痛，俗称"胃口痛"，或叫"心口痛"。发生的原因很多，由精神刺激、忧思郁怒、饮食不洁、寒邪侵袭、劳累虚衰等损伤脾胃之气所致。

本病的记载始见于《黄帝内经》，称胃脘痛。在《素问·五常政大论篇》曰："风行于地，尘沙飞扬，心痛胃脘痛，厥逆膈不通，其主暴速。"《黄帝内经》对胃痛病因、病机的论述为后世医家研究和治疗胃痛奠定了基础。但以后历代医籍与民间俗称对"心痛""胃痛"有颇多混淆。在金元时期，李东垣《兰室秘藏·卷二》始立"胃脘痛"一门。明代虞抟在《医学正传·胃脘痛》指出："古方九种心痛……详其所由，皆在胃脘而实不在心也。"李中梓《医宗必读·卷八》说："心在胸中，胸痛的位置在心之上，胃脘痛则在心之下。"又说："其与胃脘痛别者，胃脘在心之下，胸痛在心之上也。"这些论述已将"胃痛"与"心痛"进行了区别，故临证时不可再混为一谈。

胃痛的主要症状：胃脘痛有胀痛、刺痛、隐痛、灼热痛或剧烈疼痛。在痛时常伴有脘腹胀痛，或冲逆之痛，或伴有嗳腐吞酸、恶心呕吐、不思饮食、大便或溏或结，或神倦乏力、面黄肌瘦，或浮肿，或呃逆嗳气等症状。

胃痛的病因病机：盖胃为"水谷之海"，属中土，万物所归。胃与脾相表里，同属中州，"内伤脾胃，百病由生"。故饮食失调，嗜生冷肥甘，损伤胃气；或外感风寒暑湿之邪，污秽浊垢之气，留滞中焦，阻滞胃气不通；或情志失调，气机不畅，肝气横逆犯胃，和降失司，胃气上逆；或中土壅滞；或木郁不达；或肝火亢炽，迫灼胃阴，胃失滋荣；或血瘀阻络，故不通则痛；或素体胃弱，运化失调；或久病不复，胃阴被耗，胃失濡养；或中阳耗损，寒动于中；或寒伤脾胃，运化失职而寒湿停缓。胃的主要功能，其胃阳是受纳与腐熟，以和降为顺，其胃阴是濡润胃肠，并助胃阳腐熟消化。若胃失和降，气机不畅，阴液亏损则发生胃痛。胃脘痛一病，虽病生其胃，但与肝、脾、肾等脏的关系非常密切。脾胃同居中州，称"水谷之海""后天之本"。胃与脾以膜相连，其经脉络脾，互为表里，胃主降，脾主升，中州斡旋，升降和顺，故胃病必及脾，脾病也必及胃。肝主疏泄，肝气畅达则中土疏利，相反肝郁气滞，每致乘袭中州而致胃失和降，气逆作痛。人禀赋素虚，肾气虚也，或久病耗伤，元气不复，命门火衰，此二者在临床上则是轻重程度之别。肾阳虚，阳虚火衰，无以温煦脾阳，火不旺盛，腐熟无权，则水谷不能腐熟。脾肾阳虚，则寒自内生，致中焦虚寒，则运化功能失职，升降失司，脾病必及胃也，亦看到脾胃和肾的关系，故在治疗上有"先天不足后天补"之说。

胃痛治疗：临床根据胃痛的部位、性质、时间，结合舌脉及兼症，进行辨证施治，可归纳为以下七个证候治疗。

（1）肝郁气滞：胃脘胀痛，痛连两胁，胸闷嗳气，善太息，食欲减退，郁怒而诱发加重，苔多薄白，脉弦。治宜疏肝和胃，理气止痛。若肝气郁结，日久不化，肝胃郁热，所谓"气有余便是火"。痛势急迫，心烦易怒，嘈杂吐酸，口苦而渴，小便黄赤，大便不畅，舌红苔黄，或黄腻，脉弦数或弦洪。治宜清热解郁，和中止痛。主方柴胡疏肝汤合平胃散。

（2）痰湿阻中：胃脘闷痛，恶心痞满，时吐涎唾，脘腹辘辘有声，头晕，头沉。时有大便溏泄，或有浮肿，舌苔滑腻，脉沉滑。治宜利水化湿，和中安胃。主方陈平汤合胃苓汤。寒湿较重者加桂枝、干姜，若口苦胸闷加黄连、栀子。若胃痛泄泻，气虚不能化湿者，重用君子汤。若痰滞便秘加瓜蒌、枳实，以化痰导滞。

（3）寒伤脾胃：胃痛暴作，胃脘冷痛，畏寒喜暖，得热痛减，受寒则重，痛甚则面色苍白，手足不温，食欲减退，口不渴，舌苔白，脉弦紧，或沉迟。治宜温中散寒，和胃止痛。主方以附子理中丸，或胃苓汤合良附丸。

（4）食积伤胃：胃脘胀满，疼痛拒按，呕恶厌食，进食痛增，嗳腐吞酸，吐后较舒，大便不爽，舌苔厚腻，脉滑或沉滑。治宜开胃导滞，和胃止痛。主方保和丸或香砂枳术丸。

（5）脾胃虚寒：胃脘隐隐作痛，绵绵不断，喜暖喜按，得食则减，时吐清水，食欲减退，乏力神疲，面色苍白，手足不温，小便清长，大便溏泄，舌淡苔薄，脉细弱或沉弱。治宜温阳益气，建中止痛。主方黄芪建中汤。痛止后用香砂六君子汤调理。

（6）胃燥阴虚：胃脘隐隐灼痛，烦渴思饮，口燥咽干，纳呆食少，喜食稀饮，大便干，舌红少津，苔少，脉细数，或弦细。治宜养阴和胃，润燥止痛。主方益胃汤，或沙参麦冬汤。若肝胃火燔，肝阴不足者，则宜滋肾养肝，佐以清胃清肝，选用一贯煎加减。

（7）血瘀胃络：胃脘刺痛，如针刺刀割、痛有定处，或拒按，或有积块、饮下呃逆、食后痛增，或吐血、便血、舌质紫暗，或有瘀斑、脉涩。治宜活血化瘀，通络止痛。主方失笑散合柴胡疏肝汤，若气虚者加四君子汤。

总之，临床上根据胃痛的缓急、寒热、虚实、气血病证等，以"急则治其标，缓则治其本"的原则进行辨证施治。

方1：胃舒汤

组成： 炒香附 10g，苏根 15g，桂枝 6g，白芍 10g，党参 15g，炒白术 10g，茯苓 10g，姜半夏 10g，陈皮 10g，鸡内金 10g，甘草 3g。

用法： 水煎服。

功效： 疏肝理气，调和营卫，补中健胃。

主治： 胃病，临证以胃脘不舒、胀满疼痛、嘈杂泛酸、恶心呕吐、呃逆嗳气、食欲不振为主症。舌苔薄白，脉象沉弦或沉滑。遇冷或劳累病症加重。

临床加减： 有精神因素者选加柴胡、枳壳，或木香、乌药；胃脘胀满偏湿者选加苍术、厚朴、藿香；偏寒者选加吴茱萸、干姜；偏热者去桂枝，选加栀子、黄芩，或黄连、蒲公英；肝郁火热者加左金丸；气虚甚者选加黄芪、黄精，或党参量加倍；血虚者选加当归，或何首乌；血瘀者白芍改赤芍，选加蒲黄、五灵脂，或丹参、郁金；出血者选加地榆、三七，或白及、藕节；阴虚者去桂枝，选加沙参、麦冬，或天花粉、枸杞；食积者选加神曲、山楂，或麦芽、莱菔子；兼有外感者选加生姜、葱白，或桑叶、荆芥；呃逆者加公丁香、柿蒂；呕吐者选用生姜、竹茹，或伏龙肝、藿香；动悸上冲逆者选用代赭石、旋覆花，或生龙骨、生牡蛎；病久，面色苍白，四肢不温者，加肉桂，或去半夏加附子；胃痛甚者选用延胡索、川楝子，或白及、没药。

按语：胃痛是临床常见病症，但胃病不一定都胃痛。胃与脾相关联，胃病必及脾也。故治疗胃病抓住纳与化、湿与燥、升与降三个方面。治胃痛要据证审因，揆度病机，贵在"通"字，开郁理气，建中养胃，斡旋升降，平衡中焦，燮理阴阳，虚实兼顾，妙选药物，这样辨证论治，才能提高疗效。

在临床若气虚与血瘀及胃络病中，方常用党参和五灵脂，虽党参与五灵脂固有相畏之说，但临床不必顾忌二药之相伍，然党参益气，鼓舞胃气，五灵脂散瘀止痛，二药配伍益气活血，相得益彰。

方2：胃舒康胶囊

组成：炒香附 10g，苏根 15g，桂枝 10g，白芍 15g，党参 30g，炒白术 10g，茯苓 10g，姜半夏 10g，陈皮 10g，干姜 15g，吴茱萸 5g，川厚朴 10g，枳壳 15g，公丁香 10g，柿蒂 15g，生山药 15g，鸡内金 15g，延胡索 15g，白及 10g，炙黄芪 15g，乌贼骨 30g。

用法：上药研细末，装入胶囊，每日 3 次，每次 3 粒，饭后服用，以缓图治。

功效：理气降逆，温阳升清。燥湿化痰，通络止痛。

主治：胃病。临床见胃脘不舒，胀满疼痛，嘈杂泛酸，恶心呕吐，嗳气呃逆，冲逆动悸，烦躁不安，食欲不振，体倦神疲。舌淡苔薄或无苔，脉象沉细而弱。

按语：胃病是以胃脘部发生不舒服、疼痛为主的一种病症，病位在脾胃，是临床常见病症，故有"十人九胃"之说。发生原因较多，与情志不畅、饮食失节、劳倦损伤、感受风寒等因素有关。但外因通过内因起作用，只有体虚，脾胃功能减退，邪气才能乘虚而入，正邪相争才能发生胃病。胃病不仅是消化道常见之症状，也可与脾、肾、肝、津液有密切关系。治疗胃病首先抓住纳与化、燥与湿、升与降之要点，并要考虑肝气郁结、脾胃虚寒、津液滋养及瘀血阻络等因素，临床要辨证施治，才能提高疗效。上方是余治疗慢性胃病，以缓图治的方法。耐心治疗，注意饮食调养，效果明显。

方 3：愈疡丸

组成： 乌贼骨 120g，浙贝母 60g，生白芍 30g，生黄芪 100g，生甘草 60g，延胡索 30g，枯白矾 30g，鸡内金 30g，炒香附 50g，苏根 50g，高良姜 30g。

用法： 诸药研细末，炼蜜为丸，每丸 9g，1 日 2 次，每次 1 丸至 2 丸。

功效： 疏肝解郁，化瘀止痛。

主治： 胃脘疼痛。反复发作上腹部疼痛，秋冬季节易犯。进食后约半小时至 1 小时易发生，或饥饿时发生，或夜间疼痛，呈持续性隐痛、胀痛，或刀割样疼痛，常伴嘈杂、泛酸、恶心呕吐，或嗳气。少量进食可使疼痛缓解。或食后痛甚，舌质紫暗，脉弦涩。

按语： 溃疡病由频繁精神刺激引起肝胃不和、气血瘀滞，以及饮食不节、劳累致脾胃虚弱，导致气血失调而形成。主要特征为上腹疼痛、慢性反复发作、病史较长。疼痛一般有规律性，在秋冬季节易复发。精神刺激、气候变化易诱发本病。疼痛常在饭后半小时后发生，或夜间发作。除疼痛外，空腹时常嗳气、泛酸、嘈杂，饭后或有刺痛伴恶心呕吐。因本病病程长，宜用丸药以缓图治。本方疗效佳，对溃疡面有较好的修复作用。患者要避免精神刺激，避免食用对胃黏膜有较强刺激的生、冷、硬食物及粗纤维多的蔬菜、水果，如洋葱、芹菜及韭菜等。忌食用油炸食物及浓咖啡、醋、辣椒等。生活力求有规律是预防本病和防止复发的重要措施。

方 4：平逆和胃汤

组成： 香附 10g，苏根 15g，白芍 10g，柴胡 10g，枳实 10g，苍术 10g，川厚朴 10g，半夏 10g，陈皮 10g，旋覆花（另包）10g，吴茱萸 4g。

用法：水煎服。

功效：解郁化湿，降逆和胃。

主治：胃脘胀痛胸憋，嗳气则舒，或呃逆、干呕、呕吐、冲逆吐涎沫，或烦躁、口苦、嘈杂泛酸，或口渴不欲饮、舌苔白或白腻或微黄，脉沉弦或弦滑。

临床加减：烦躁口苦者选用黄连、栀子、竹茹；呃逆甚者用公丁香、柿蒂；干呕、呕吐者选用代赭石、生牡蛎；泛酸甚者用乌贼骨、瓦楞子；口干者用石斛、天花粉，腹胀者选用木香、乌药；口黏、口淡属脾胃湿甚者选用藿香、佩兰；气虚者选用黄芪、党参、白术；有外感者加桂枝、葱白、生姜。

按语：因情志不舒，肝气郁结，气郁则胀，郁结则不通，肝气横逆犯胃，气机阻滞，清气不升，浊气不降，胃失和降，或肝气郁结，气郁化热，伤脾胃，或饮食失节，脾胃运化失职则湿生，湿热蕴滞，气机不畅，胃失和降而上逆。临床见上述症状用本方解郁化湿、降逆和胃，疗效显著。

方5：养阴益胃汤

组成：白芍15g，甘草6g，石斛10g，乌梅10g，炙黄芪10g，党参30g，炒谷芽15g，郁金10g，蒲公英15g。

用法：水煎服。

功效：益气养阴，和胃止痛。

主治：胃脘疼痛，胃痞，胃阴虚。症见胃脘隐痛，痞满不舒，一般胀多痛少，或有灼热感，或嘈杂、纳少，或恶心干呕，或知饥而不能食，或纳食不香，或食则饱闷异常，或伴头晕、口干、有时嗳气、心烦失眠，或腹泻，严重者可见营养不良、消瘦、贫血、腰膝酸困、神倦乏力，甚者恶心呕吐，恶变而成癌症。面部血少，色㿠白或萎黄。舌质淡，苔薄，或舌边有齿痕，或舌红绛，少津少液，脉沉细涩或沉细无力。

临床加减：口干者加天花粉、玉竹；口淡乏味者加山药、茯苓、大枣；纳呆者加鸡内金；腹泻者加益智仁、山药、诃子；恶心呕吐者加半夏、旋覆花，重者加代赭石或生龙骨、生牡蛎；有血瘀者加丹参、当归；心烦失眠者加茯神、竹茹，或加夜交藤、合欢花；食后胀甚者去黄芪加陈皮、佛手；形寒短气者去石斛、乌梅，加桂枝、附子。

按语： 萎缩性胃炎。一般为正气不足所致，多为气阴两虚。胃者中土也，必得温煦之气、濡养之血纳运才能正常。若饮食不节、情志失调、劳累伤身，引起气血失调，阴津衰少，胃失濡养，脾失健运，阴虚郁火，中焦痞塞，清气不升，浊气上逆导致胃痛。临床治疗遵仲景芍药甘草汤甘酸化阴、李东垣的甘温升阳、叶天士的甘寒养阴的用药经验，起因势利导作用。以养阴益胃为主，随症加减，可以提高疗效。故本方屡用奏效。

呃 逆

概述： 呃逆，古代称"哕"，俗称"打嗝"。呃逆是胸膈间气逆上冲，出于喉间，声短而频，不能自止，连声呃逆。在《黄帝内经》只有"哕"的记载，其"哕"即指呃逆而言。到元代朱丹溪《丹溪心法·呃逆》载："古谓之哕，近谓之呃，乃胃寒所生，寒气自逆而呃上，亦有热呃，亦有其他病发呃者，视其有余不足治之。"在宋以前多称"哕"。元代朱丹溪开始称呃，明末以后才统称呃逆。

本病发生是由外感、内伤各种因素导致胃失和降，胃气上逆而成。其病证有虚实之分，寒热区别，多因寒邪、胃火、气郁、食滞，或下元亏损、中焦虚寒致使胃气上逆，失于和降出现呃逆。

呃逆主要由胃气上逆而致，一般呃声洪亮有力，频繁相连多实，呃声怯弱无力多虚。身体状况好，突然发病多实，全身虚弱者，呃逆多虚。热者呃逆伴有火热症状，寒者呃逆伴有虚寒症状。呃逆一证，轻者可以不治而愈，呃逆屡犯可深及脾肾。临床要审因辨证，祛除病因，降逆平呃为基本治疗原则。一般来说，呃逆实者宜清降，虚者多温补，寒者可温散，热者可清可降。气郁者应顺气利痰，食滞者用清利之法。应当注意，胃阴不足者养胃生津，加入和胃止呃及降气逆之品，元气衰败之证，当温补脾肾，扶持元气，或益气养阴进行调治。应注意在慢性病过程中出现呃逆，为病势转向严重的预兆。病重中出现呃逆，多为元气衰败之象，急需温补脾肾，扶持元气，或以滋养阴液来进行调治。

方：止呃神效汤

组成：韭菜子 15g，柿蒂 30g，公丁香 10g，炒香附 10g，姜半夏 10g，茯苓 10g，陈皮 10g，生姜 6g，枳壳 10g，地龙 10g。

用法：水煎服。

功效：调和肝胃，降逆止呃。

主治：呃逆。气逆上冲，呃逆连声，不能自止的病症，以及顽固性呃逆，舌苔白润，脉象迟缓。亦治西医由膈肌痉挛所致的呃逆，或胃肠神经官能症、胃炎、胃扩张、肝硬化、脑血管疾病晚期、尿毒症所出现的呃逆症状。

临床加减：有外感者选用桂枝、白芍，或防风、荆芥；有热者选用石膏、竹叶、竹茹；胃寒者选用干姜、吴茱萸、高良姜；脾湿者选用厚朴、豆蔻、砂仁；阳虚者去半夏加附子、小茴香；气虚者加党参、白术；血虚者加当归、白芍；阴虚者加沙参、玉竹；气郁者选用青皮、木香、乌药、沉香；食滞者选用焦山楂、焦神曲、焦麦芽，或鸡内金、莱菔子；冲逆甚者选用代赭石、旋覆花，或生龙骨、生牡蛎；病久者选用丹参、桂枝；膈肌痉挛重者用枳壳、地龙。

按语：呃逆，古代名为"哕"。元代《丹溪心法》中始称"呃逆"，明朝后期才统称"呃逆"，俗称"打嗝"。治疗以降逆止呃、祛除病因为治疗原则。轻者可自愈，若在慢性病过程中出现呃逆，是为病势转向严重的预兆，多为元气衰败之象，急需温补脾肾、扶持元气，或养阴滋液为主的治疗。余在临证常自拟止呃神效汤调治。或在膻中穴拔罐

20~30分钟，也用针刺天突、足三里、太冲、翳风等穴的方法，屡用屡效。

腹 胀

概述： 腹胀是指胃脘以下，耻骨毛际以上的部位满、胀、憋而言。腹部胀满，胀是内胀而外有形。满是闭而不通，闷而不舒，外无胀急形象。满是胀之轻，胀是满而重。临床可见腹内胀满、闷而不舒、胀急，外见腹部胀大之形，但触之无形、濡软，并无触痛，叩之如鼓，如空瓮之声。腹胀者中空无物，腹中胀满，多属气也。重者腹大胀满不得卧、气紧，或喘不得卧，但四肢面目皆不肿，腹部无触痛或腹痛的症状。

腹胀名称最早记载于《黄帝内经》，如《素问·玉机真脏论》篇"岐伯曰：脉盛，皮热，腹胀，前后不通，闷瞀，此为五实"。但以后历代医籍中腹胀病症散载在"痞满""胸痞""结胸""膨胀"及"胃脘痛""腹痛""泄泻""便秘"等病症中。

腹胀在临床上须与几种病症区别。

痞满：在《黄帝内经》中称"否""满"。《伤寒论》中称"痞"。明代王肯堂《证治准绳》始列"痞"门。清代李中梓《证治汇补·痞满》始列专门。痞满见自觉心下闭塞不通、胸膈满闷不舒而外无胀急之形、但满而无痛无肿等症。腹胀与胸膈痞满有着密切的联系，有的胸膈痞满影响腹部，而有的腹胀影响胸膈。《素问病机气宜保命集》所说"脾不行气于肺胃"便是包括胸腹两部分而言。大致是脾胃失健，升降失调，治疗需辨有邪无邪、虚实寒热而给予恰当治疗。

胸痹：语出《灵枢·本脏篇》是指胸中痞塞不通，因而引起胸膺部内外疼痛的病症，临床以胸闷、胸痛、气憋、短气症状为主症。治宜温阳益气、疏气豁痰，佐以化瘀通络。

结胸：语出《伤寒论》，指邪气结于胸中而出现心下痛，或心下至少腹硬满而痛，手不可近的一种病症。多因太阳病攻下太早，以致表热内陷，与胸中原有水饮结聚，或不因误下由太阳病内传阳明，阳明实热与腹中原有水饮互结而成。根据病因和临床表现不同，可分大结胸、小结胸、热实结胸、寒实结胸、水结胸、血结胸等。临床分别用解表、泻热、化饮、行气、活血等法治疗。

臌胀：病名出自《灵枢·水胀篇》，指腹部胀大，皮色苍黄，甚则腹皮青筋显露，四肢不肿或微肿的病症。多因情志郁结、饮食不节、嗜酒过度、劳欲过度及黄疸、积聚失治，聚积日久，使肝、脾、肾功能失调，气血瘀滞，水湿不运，常由癥瘕积块发展为气、血、水，瘀积于腹内形成。有虫臌、血臌、气臌、水臌、蛊胀、单腹胀等名称。对于臌胀的治疗首先要辨明虚实，实者多选用行气、利水、消瘀化积以消其胀。虚者选用温补脾肾，或滋养肝肾以培其本。虚实之证注意标本缓急结合治疗。

胃脘痛、腹痛、泄泻、便秘：胃痛以胃脘部疼痛为主要症状。腹痛以胃脘部以下，耻骨以上部位发生疼痛而言。泄泻是以大便次数增多、粪质清薄、完谷不化，或泻出水样便为主要症状的疾病。便秘症见大便秘结不通、排便时间延长及排便困难。尽管以上疾病临床都会出现腹胀症状，但各个病症都各有特征，且有疼痛，触之痛，或拒按，或喜按之区别，是容易区别的。

腹胀是由食积肠胃、湿热蕴结、寒湿困脾、情志郁结，以及腹部手术与内伤杂病致脾气虚弱，脾肾阳虚等因素导致腹胀。多因中焦升降失司，脾运化功能和肠传导功能失调引起。

在治疗上《黄帝内经》谓："中满者泻之于内。"《伤寒论》有"心下痞"证，系中脘满闷，因表邪入里，需苦寒以泻，辛甘以散，用半夏泻心汤，或加生姜为生姜泻心汤，或去人参加重甘草用量为甘草泻心汤，是以辛开苦降为法。清代徐灵胎说："胀满证即使正虚，终属邪实，古人慎用补法。又胀必有湿热，尚胀满，或有形之物宜缓下之。"总之，治疗腹胀以调气为主，胀在肠胃者，治以疏腑通调，胀在脏者宜温中健脾。单纯中虚生满者宜塞因塞用法。在临证时须分虚实寒热的程度，适当地用消食导滞、清化湿热、温中化湿、疏肝理气、补中健脾和健脾温肾等治法。

腹胀的治疗如下。

食积肠胃：《黄帝内经》曰："饮食自倍，肠胃乃伤。"多因暴饮暴食，或饱食太过，或硬食难化，以致肠胃呆滞，不能运化，饮停腹中，或湿气阻滞，脘满腹胀，食欲不振，食后饱闷，嗳腐吞酸，恶心噫气，食入胀加，甚欲大便，利后胀减，四肢沉困，舌苔厚腻，脉滑实。治宜消食导滞，理气化浊。拟用大和中饮，或枳实导滞丸，或保和丸，或用排气饮（藿香、木香、乌药、厚朴、枳壳、香附、陈皮、泽泻）。

温热蕴结：因过食厚味、醇酒湿热之物积滞肠胃，或外受暑天湿热熏蒸，则湿热郁遏胃肠，中土升降失司，运化失权，传导失常则腹胀纳呆，胸闷脘痞，发热口渴而不欲饮，口中或苦，或甘，或淡腻，小便黄赤，大便不爽，或见黄疸，舌苔黄腻，脉滑数或濡数。治宜清化湿热，拟用苍术、厚朴、陈皮、枳壳、川黄连、栀子、茯苓、半夏、木香。或用三仁汤、茵陈蒿汤。

寒湿困脾：因饮食劳倦，过饮寒食而伤中，或阳气不足，寒湿内停，症见腹胀身重、手足厥冷、气短懒言，腹胀有时轻，有时加剧，食后较重，得矢气稍松。舌苔白腻，脉沉迟或弦紧。治宜中焦化湿，拟用木香、胡椒、吴茱萸、青皮、陈皮、厚朴、枳壳、莱菔子、草豆蔻、小茴香、乌药，或理中汤加味。

情志郁结：多因忧思忿怒致肝失条达，气机失常，故腹胀，胸脘满闷，喜作嗳气，食欲减退，若恼怒忧思则加重。舌苔薄白，脉沉弦或弦涩。治宜疏肝理气，拟用七气汤，或柴胡疏肝汤加减，或木香顺气散。

脾气虚弱：脾胃居中焦，主运化，司升降，因气虚则中满，运化功能失司，并影响传导功能，故见腹部有时作胀，朝轻暮重，见热稍轻，食少身倦，言语轻微，二便清利，舌淡苔薄，脉多虚软。治宜补中健脾，拟用宽中汤（厚朴、陈皮、白术、茯苓、半夏、枳实、山楂、神曲、莱菔子、姜）。单纯中虚生满者宜塞因塞用，拟异功散，或参苓白术散加减。

脾肾阳虚：脾为后天之本，肾为先天之根，脾主运化，主肌肉，主四肢。但全赖命火以温煦，当脾失健，脾肾两脏阳气俱虚，肾阳不足，命门火衰，导致脾肾阳虚则腹胀脘满，倦怠无力，少气懒言，神疲纳呆，畏寒自汗，四肢不温，二便清利，若天变阴寒，腹胀更甚，见暖稍舒适，面色苍白或萎黄。舌质淡，脉细无力。治宜健脾温肾，拟用附子理中汤和五苓散，或金匮肾气丸。

总之，临证治疗腹胀，要分清寒热虚实，调理以中焦升降、脾的运化功能、肠的传导功能、膀胱的气化功能，以及整个腹部的气机失常等综合调治，需审因辨证，恰当施药，才能提高疗效。

方：消胀除满汤

组成：厚朴 15g，青皮 10g，木香 6g，小茴香 10g，草豆蔻 10g，枳壳 10g，莱菔子 10g。

用法：水煎服。

功效：调中燥湿，行气散满。

主治：腹大胀满，按之不痛，仅有胀憋，痞满纳呆，唇淡，面无华色，气短无力，动则气紧，甚则喘不得卧，夜间腹胀更甚，但四肢面目皆不肿者。舌苔白腻，脉象弦滑或细缓。

临床加减：喘促不得卧者加紫苏子、葶苈子；气郁者加柴胡、白芍、香附；胀满纳呆者加鸡内金、陈皮，或加苍术，或用附子理中丸；胀满夜间甚者加附子、肉桂，或配金匮肾气丸。

按语：腹胀是指胃脘以下，耻骨毛际以上的部位胀满、胀憋而言。民间俗称"肚胀""腹满""肚满"等。腹胀是由食积肠胃、湿热蕴积、寒湿困脾、情志郁结、腹部手术及内伤杂症引起脾气虚弱、脾肾阳虚等因素导致的。多因中焦升降失司，气机失常，脾运化功能和肠传导功能失调引起。在中医很多医籍中和民间俗称，对腹胀与臌胀等病症颇多混淆，故现将腹胀另立一门专篇论述，方便临床应用。

腹 痛

概述： 腹痛是指胃脘以下，耻骨以上发生疼痛的病症。俗称"肚子痛"。

腹痛这一病名，首见于《黄帝内经》。在《素问·气交变大论》曰："岁土太过，雨湿流行，肾水受邪，民病腹痛。"《灵枢·五邪篇》亦曰："邪在脾胃……阳气不足，阴气有余，则寒中肠鸣腹痛。"

汉代张仲景《金匮要略》说："病者腹满，按之不痛为虚，痛者为实，可下之。舌黄未下者，下之黄自去。"并且指出按之而痛，为有形之邪，结而不行，其满为痛，并以舌黄作为实热积滞的征象，法当攻下。对脾胃虚寒，水湿内停及寒邪攻冲之腹满痛证，分别提出了附子粳米汤、大建中汤的治疗方药，"心下满痛""痛而闭"则用大柴胡汤、厚朴三物汤治热结，气滞腹痛，并对"肠痈"腹痛进行了论述。在《金匮要略》中，对腹痛一病，辨证确切，并创立了许多有效治法与方剂。对理论与实践均有很大的指导价值。

隋代巢元方《诸病源候论》始将腹痛专立为单独的病候，并指出："腹痛者，因腑脏虚，寒冷之气客于肠胃膜原之间，结聚不散，正气与邪气交争相击故痛。"该书对病因证候等描述较为详细。

金元时期，李东垣在《医学发明》中明确提出"痛则不通"的病理学说。并在治疗上确立了"痛随利减，当通其经络，则疼痛去矣"之说。临证腹痛按三阴经及杂症辨证论治，如"中脘痛太阴也，理中汤、加味小建中汤、草豆蔻丸之类主之；脐腹痛，少阴也，四逆汤、姜附汤，或五积散加吴茱萸主之；少腹痛，厥阴也，当归四逆汤加吴茱萸主之；杂症腹痛以四物苦楝汤或芍药甘草汤等为主方"。这些理论与实践对后世有很大启示及影响。

明代《古今医鉴》在腹痛治法上提出："是寒则温之，是热则清之，是痰则化之，是血则散之，是气则顺之，是虫则杀之，临证不可惑也。"《医学正传》提出"浊气在上者涌之，清气在下者提之，寒者温之，热者清之，虚者培之，实者泻之，结者散之，留者行之，此治法之大要也"等原则。明代大医家张景岳对腹痛的虚实辨证尤为精详。

清代医家对腹痛证治更有发展，如《张氏医通》对腹痛证候方药详备，其理、法、方、药皆可体现。再如叶天士《临证指南医案》中，对腹痛辨证强调其无形与有形之辨，对有形的患者，治法强调以"通"为主。清代对腹痛的理、法、方、药，基本形成较完整的理论。

腹痛的原因：外感六淫、内伤饮食、气滞、血瘀、寒、热、虚、实、虫积、癥闭等原因均可导致腹痛。

腹痛要辨其部位：痛在脐上属太阴脾，痛在小腹左右属厥阴肝。若小腹疼痛偏于右侧，按之更剧，常欲蜷缩而卧，发热恶心，大便欲解不利为"肠痈"证。小腹痛，或左，或右，或两侧皆痛者，多属肝经症状。脐腹痛者，肠中绞痛，欲吐不吐，欲泻不泻，烦躁闷乱，头汗出，脉沉伏者为干霍乱。若时痛时止，痛时剧烈难忍，或吐青黄绿水，或吐蛔虫，痛止饮食如常，为虫积痛。若腹中拘挛，绕脐疼痛，出冷汗，怯寒肢冷，脉沉紧者为寒疝。小腹痛，偏在脐下，痛时拘急，结聚硬满，小便血利，甚则发狂者为下焦蓄血。小便不利，热结膀胱，小腹阵阵急痛者为淋证等。在临床腹痛一定要分清部位，有助于辨证施药。

腹痛要辨性质：寒痛多为寒气所客，得温而减，痛多拘急，肠鸣切痛。热痛得冷则缓，多在脐腹，痛处亦热，或伴泄泻，或伴便秘，喜冷饮。虚痛久痛属虚，痛势绵绵，喜按喜温，痛而无形，饥时疼痛为多，痛而不实。实痛，痛而胀满，暴痛为多，实而拒按，痛而有形，饱则疼痛。气滞痛疼痛时轻时重，痛时有形，痛止则散，攻冲走窜，部位不定，常伴胸胁不舒，嗳气腹胀，矢气缓解。伤食痛多因饮食太过，或食积不化，肠胃作痛，嗳腐吞酸，痛甚欲便，便则痛减，或吐则痛减。瘀血痛，痛有定处，按之有形，始终不散，刺痛拒按，夜间加剧，一般伴有面色晦暗、唇舌紫青等症状。

腹痛的治疗：腹痛按"不通则痛，通则不痛"之理，以"通"为总的治疗总则。针对病因，以"实则攻之，虚则补之，热者寒之。寒者热之，滞者通之，积者散之"临证以病因辨证和脏腑辨证，选用恰当的药物治疗。若虚实夹杂，寒热混淆时，当根据具体情况，或攻补兼施，或寒热并用，或塞因塞用，或通因通用等方法。不可拘于一方一法，要灵活变通。

　　临证有寒气腹痛，亦叫寒冷腹痛。因脾胃虚寒，感受风与寒引起腹痛，治宜温中散寒、理气止痛。寒积腹痛也叫寒凝腹痛，伤于生冷，或身受寒邪。寒属阴邪，寒入于里，寒则凝滞，阳气不通，气机不畅，凝则气逆不通，则痛胀由生，治宜温健脾阳，散寒行气。实寒腹痛因冷积停于胃肠间，寒实内结，气机阻滞，阳气不通，腹痛剧烈，治宜温里散寒、通便止痛。虚寒腹痛亦叫气虚腹痛，中阳虚寒，肠胃不和，治宜补气温中。伤暑腹痛因夏日湿热熏蒸，贪凉冷饮，不避风寒，暑湿相夹而引起，治宜祛暑解表、化湿和中。湿热腹痛因过食厚味醇酒，湿热内留，郁滞肠中，传导失常而腹痛，治宜清热化湿。实热腹痛亦叫热结腹痛。多因热结于里，腑气不通，不通则痛，治宜清热通腑。气滞腹痛亦叫气结腹痛，因情志不舒，气机阻滞，升降失司，若七情刺激，则痛加剧，治宜疏肝解郁、理气止痛。血虚腹痛多因思虑过度，耗伤阴血，或失血过多，《素问·举痛论》曰"血虚则痛"，治宜补血缓中。血瘀腹痛又称血滞腹痛，或因气滞不愈，久痛入络，或跌打损伤血瘀而成，治宜活血化瘀。食积腹痛亦叫停食肠胃，或食滞肠胃。由饮食不节，暴饮暴食，致食积不化，肠胃壅滞，治宜消食导滞。虫积腹痛因肠胃虫扰所致，治宜驱虫消积。小腹疼痛：又名少腹疼痛，俗称"小肚疼痛"。指腹部脐下部分，或脐下两旁，多因湿热，瘀血，腑气不通，或肾虚所致。如膀胱湿热引起小腹胀痛、小便不利，治宜清热利湿。因血结膀胱，所见小腹痛而胀急、小便自利，治宜活血逐瘀。因大肠燥结，小腹及脐周攻痛，大便秘结不通，治宜润肠通下。因酒色过度，肾与任脉、督脉受伤者，症见小腹痛、小便涩数如淋，治宜补肾利湿。小腹痛还有疝气、痛经、带下、肠痈、儿枕痛、淋证等疾病。若见小腹痛者，当根据临证具体情况，分别治疗。

腹痛临床所见各类证型，可互相转化，互为因果，互相兼夹，如寒郁可化热，气虚、血虚并见，气滞可导致血瘀，停食寒滞并存等多种情况，千变万化，故临证时要注意观察，据证候全面分析，抓住重点，审因施治，才可以取得良好疗效。

方：温里调气汤

组成：党参15g，白术10g，白芍10g，桂枝10g，干姜10g，香附10g，乌药10g，延胡索15g，甘草3g。

功效：温中补虚，调气止痛。

主治：腹中疼痛，喜温喜按，面色无华，神疲气短，遇冷劳累加重，或恶心干呕，或呕吐，腹满纳呆，小便自利，大便疏散，或肠鸣辘辘，或便溏，或秘结，或腹胀痞满，或咳唾痰涎，或食之欲呕、吞酸嘈杂、烦躁不宁，或脐中动悸，或脘腹剧痛，或呕吐不止，或上冲皮起，按之似有头足，上下攻痛，或四肢不温、手足发凉，或外感风寒、恶寒发热等证。舌苔白，或白腻，脉象沉弦或沉细而迟。

临床加减：外感风寒，恶寒发热腹痛者加紫苏、防风，或藿香、荆芥；无汗者加炙麻黄；腹胀痛，苔白腻者加苍术、厚朴、枳壳；脘腹痞满者加枳实、茯苓；食之欲呕，吞酸嘈杂，烦躁吐涎者加吴茱萸、半夏；口苦，呕吐酸水，舌质红有热者加黄连；大便不实，饮食难化，咳吐痰涎者加半夏、茯苓、陈皮；脐下动悸，虚烦不宁者加茯苓、倍桂枝；腹中痛甚，呕吐不止，上冲皮起，按之似有头足，上下攻痛者加陈皮、茯苓、生龙骨、生牡蛎；腹中冷痛，手足逆冷，神疲欲卧者加附子；腹中刺痛，痛处不移者加蒲黄、五灵脂；脘腹疼痛，嗳气，或矢气痛缓解者加木香、枳壳，小腹痛加小茴香；腹痛泄泻清稀者加肉豆蔻、山药；便结者加肉苁蓉、枳实。体虚气血弱者加黄芪、当归。

按语：本方治疗虚寒腹痛之病症。中焦者脾与胃，脾与胃以膜相连，脾主运化，主升，主统血，主四肢肌肉。其特征是喜燥恶湿，与胃相表里。胃主受纳，主消化，主降。其特征喜润恶燥。小肠主化物而分别清浊，与心相表里，大肠主传导，传送糟粕，与肺相表里，里虚者为阳气虚寒，则中气不运，寒凝不通，升降失常，阻滞不畅，故"不通则痛"，亦出现上述诸证候。当温里补虚，调气和里，拟用温里调气汤，若外感寒袭，脘腹痛甚加解表发散药，紧痛温散自然安，故据证加减，即取得应有疗效。

腹部是一个广阔的区域，腹内有肝、胆、脾、胃、大小肠、膀胱、胞宫等脏器。又是手足三阴、足少阳、足阳明、冲、任、带等经脉循行之处。因此凡有关脏腑及经脉受到病邪侵袭，使气机不畅，气血运行受阻均可导致腹痛。临证常见腹痛来势急暴，或脘腹胀满，或痛无定处，疼痛呈滚痛、刺痛或胀痛、冲逆之痛，痛则难忍，在临床配用针灸、拔罐，屡出奇效。

针灸以中脘、天枢、内关、足三里为主穴，针刺用泻法，留针，或间歇行针。若寒邪内滞腹痛者加关元、神阙穴拔罐，若外感风寒腹痛者加合谷、尺泽穴；若感秽浊之邪，胸闷，欲吐欲泻，或呕吐，烦躁不安，腹痛者加用放血疗法，如在曲泽穴用注射器抽1~2毫升血，代替三棱针点刺出血，有立竿见影之效。若肝郁气滞腹痛者加气海、膻中、太冲穴针刺；若痰湿水饮，肠中辘辘之声腹痛者加丰隆、阴陵泉；瘀血凝滞腹痛者加三阴交、公孙穴；胃肠郁热腹痛者加陷谷、内庭、建里穴；食滞腹痛者加气海、内庭穴；虚寒腹痛者，在中脘、天枢，或神阙穴上拔罐，或用灸法。临证据情应用针刺、放血、拔罐，治疗胃痛、腹痛，疗效较速且方便。

泄 泻

概述：泄泻是指排便次数增多，粪质稀溏，完谷不化，或泻出如水样物质。泄有漏泄之意，粪便稀薄，其势较缓。泻有倾泻的含意，粪出如水样，其势较急，主要由湿胜与脾、胃、肠道功能失调，而致清浊不分，水谷混杂，串走肠道。此病一年四季均可发生，但以夏秋季较为常见。

泄泻一病，最早见于《黄帝内经》，称之为"泄"。汉唐时代称为"下利"，宋以后统称"泄泻"，现代亦叫"腹泻"。其致病原因比较复杂，多为感受外邪、饮食所伤、情志失调、脏腑虚弱、命门火衰等因素。腹泻与脾、肾、胃、肠有密切关系，但主要与脾、胃、肠道功能紊乱及湿邪障碍有关。脾恶湿而喜燥，湿邪易困阻脾土，脾失健运，水谷湿杂而下，故有"湿多成五泄"和"无湿不成泻"之说。湿邪并不单一，有寒湿互合，亦有湿热相搏。还有肾虚、命门火衰，不能温煦脾土，则不能助脾胃腐熟水谷，帮助胃肠消化吸收，致运化失常，故有"肾为胃关"之说。

腹泻一证，分急性泄泻和慢性泄泻。历代治疗泄泻的方法很多，明代李中梓在《医家必读·泄泻》提出了著名的治泻九法，为后世所推崇。基本上概括了腹泻的治法。其一为"淡渗"，二为"升提"，三为"清凉"，四为"疏利"，五为"甘缓"，六为"酸收"，七为"燥脾"，八为"温肾"，九为"固涩"。

现在临床对泄泻治疗，一般寒湿泄泻，治宜芳香化湿、解表散寒。轻证用平胃散，重证用胃苓汤，兼寒表证者用藿香正气散加减。湿热下注者，治宜清热化湿、利尿厚肠，拟用葛根芩连汤加减或清热利湿止泻汤。伤食泄泻者，治宜消食导滞、健脾和胃，拟用保和丸或枳实导滞丸。脾胃虚弱者，治宜健脾补脾、温阳运中，拟用参苓白术散或补中益气汤加减。水湿留肠者，治宜健脾利湿、前后分消，拟用苓桂术甘汤合己椒苈黄丸加减。若腹中攻痛合桂枝汤同用，以和营止痛。命门火衰，肾虚泄泻者，治宜温肾运脾、固涩止泻，拟用理中汤合四神丸。瘀阻肠络者，治宜化瘀通络、和营止泻，拟用少腹逐瘀汤加减。肝气乘脾，腹痛泄泻者，治宜疏肝补脾，止痛止泻，拟用痛泻要方加减。

总之，腹泻是个常见病，治法虽多，但关键在于辨证准确，只有在正确求因辨证的基础上，才能有恰当的治法，精确用药，并在治疗期间还应做到饮食有节，忌生冷腥荤等食物，才能有预期的治疗效果。

方1：五更止泻散

组成： 生山药 200g，补骨脂 120g，肉豆蔻 60g，吴茱萸 30g，五味子 60g，车前子 30g，诃子肉 120g，党参 100g，鸡内金 60g。

用法： 合研细末，1日3次，每次5g，1个月为一疗程。用淡盐汤或白开水送下。

功效： 补肾运脾，涩肠止泻。

主治： 脾肾虚寒，命门火衰，在黎明之前脐下作痛，或肠鸣，或腹胀，继则泄泻，泻后稍安。日泻二三次，腹部发凉，喜暖畏寒，食欲不振，食不消化。平时形寒怕冷，四肢不温，伴有腰膝酸困，神疲乏力。舌淡边有齿痕，或舌胖大，舌苔薄白，脉沉细无力。

按语： 本证因命门火衰，不能助脾腐熟水谷，发为五更泄泻。其标在脾，其本在肾，故名"肾泻"或"五更泻"。俗称"黎明泻"。多因病程日久，脾阳不足，不能运化精微，以致肾失充养、命门火衰、胃关不固，皆由脾肾阳气不足引起泄泻。因黎明泄泻病程较长，用散药以缓图治，且用之方便。若用汤剂，剂量缩至十分之一，每日1剂即可。

方2：周氏止泻散

组成： 生山药 120g，薏苡仁 20g，鸡内金 20g，车前子 6g，党参 20g。

用法： 研细末，每日3次，每次5g。

功效： 补脾益气，利湿止泻。

主治： 慢性腹泻，久治不愈者。病人大便次数增多，大便稀薄，甚则水样便，但不夹脓血，无里急后重。面色萎黄，疲倦乏力，腹部胃寒，偶有疼痛，下肢不温。舌淡苔白，脉沉细或沉弱。

按语： 止泻散是补脾益肺肾，利水湿专治慢性腹泻以缓图治的经验方。方中生山药甘平，既能补脾气又能滋胃阴，还可补益肺肾，是平补之药，补而不滞，不热不燥，作用和缓。薏苡仁甘淡，清肺利气，健脾除湿，尤擅祛除肠道之湿，微寒而不伤胃，益脾而不滋腻，药性和缓，是一味清补利湿之药。车前子渗湿利尿，分利大肠。鸡内金有消食、促进胃肠分泌之功。党参，既补脾胃而益肺气，又能益气补血，诸药相伍，既补脾肾之虚，又化肠道之湿，还调肺肾之水道气化，故共奏健脾止泻之力。

方3：清热利湿止泻汤

组成：葛根 15g，黄芩 10g，黄连 6g，金银花 15g，茯苓 15g，猪苓 10g，滑石 10g，车前子 6g，佩兰 10g，竹茹 10g，生甘草 3g。

用法：水煎服。

功效：清热利湿。

主治：呕吐，脘腹胀闷，心烦口渴，或不多饮，腹痛即泻，肛门灼热，大便臭秽，大便呈黄褐色稀便，或水样便，或带黏液，小便短赤，或身热。重者皮肤松弛，眼窝下陷。舌苔黄而厚腻，脉濡数或滑数。

临床加减：腹痛甚者加白芍、木香、延胡索；肛门灼热甚者加黄柏、苦参；口渴甚者加乌梅、芦根；夹食滞者加焦山楂、焦神曲；脘腹胀闷甚者加厚朴、陈皮；呕吐甚者加藿香、伏龙肝；有恶寒发热、头痛、四肢酸困者加紫苏、白芷。

按语：湿热泄泻包括西医的急性胃肠炎，多发生于夏、秋两季。以葛根解肌清热、升举内陷为主药；黄芩、黄连燥湿清热解毒，再以金银花、茯苓、猪苓，增强其利湿解毒之力，共为辅药；滑石配车前子、甘草能清暑利尿，湿热分消；竹茹、佩兰芳香化湿，止烦止呕，为佐使。全方共奏清热利湿、分消解毒、止吐止泻之功效。

在春秋季节，要以预防为主，注意饮食卫生，不吃生冷、不洁和变质食物，并每餐食数瓣大蒜，或用藿香、佩兰、桔梗开水泡之，代茶饮用。

方4：愈疡止泻散

组成：败酱草 30g，白及 15g，乌贼骨 30g，地榆 20g，椿根皮 15g，白芍 30g，延胡索 30g，诃子 15g，肉豆蔻 10g，吴茱萸 3g，甘草 5g。

用法：水煎服。

功效：敛疡燥湿，抑肝安脾，活血利气，涩肠止泻。

主治：慢性腹泻，溃疡性结肠炎。临床以腹泻、黏液脓血便、腹痛和里急后重、易反复发作为特点。其病程为慢性迁延数年，腹泻轻则每日三四次，重则七八次或十多次。大便多呈糊状，不成形，混有黏液、脓血，或只排黏液、脓血，无粪便，腹痛呈隐痛或绞痛，多限于脐下及左下腹，亦有全腹疼痛。有疼痛—便意—便后缓解的规律，或伴有腹胀肠鸣，或有完谷不化、排便不畅、排便不尽之感觉，或里急后重现象，或有头晕心悸，或有出汗烦躁，或食欲不振、恶心呕吐，或发热，病程长者神疲体倦，胃寒，面色萎黄，或腹中冲逆动悸。舌淡苔白，或白腻，或舌边有齿痕，脉濡缓或沉细微。

临床加减：腹泻次数多者加赤石脂、五味子，或赤石脂、乌梅；便不成形者加茯苓、泽泻，或薏苡仁、车前子；便血鲜红者加槐花；完谷不化者加焦山楂、焦神曲、焦麦芽；腹痛甚者加白及、延胡索、川楝子；腹胀加厚朴、木香，或乌药、小茴香；里急后重者加黄芪、升麻、枳壳；腹寒者去败酱草；脾阳虚者加干姜、肉桂；肾阳虚者加附子、肉桂；腹中冲逆、动悸者加生龙骨、生牡蛎、桂枝；有外寒者加防风或桂枝；湿偏盛口黏口淡者加藿香或佩兰；纳呆者加鸡内金、砂仁；气虚者加党参、白术，或黄芪、山药；血虚者加当归、阿胶，或熟地黄、何首乌。

按语：溃疡性结肠炎迁延日久、精神刺激、劳累、饮食失调为慢性泄泻的诱因。西医对本病原因尚未完全明确，治疗效果较差。中医对本病认为其本脾虚，湿滞化热，则湿热易成疮疡，溃疡性结肠炎是肠道生疮疡之病，属中医内疡病之一。治疗以愈疡燥湿为主，但久泻当以扶正，浅者在脾，深者在肾。脾虚者健脾益气，肾虚者温肾固涩，肝旺脾弱者宜抑肝扶脾。临证便红者重用血药，便白者重用气药，行血则便脓自愈，调气则后重自除。故上方用敛疡燥湿、抑肝安脾、活血利气、涩肠止泻之药，熔于一炉治疗溃疡性结肠炎疗效显著。在整个治疗中配用周氏止泻散，脓血黏液多者可配合锡类散灌肠，但不宜久用，中病即止。待大便正常后，使用脾肾二助丸巩固治疗。

溃疡性结肠炎是慢性肠道生疮疡而导致泄泻，属中医内疡病之一，临床以泄泻、脓血黏液便、腹痛和里急后重为主症。病性轻重不一，多迁延反复发作，本病可发生于任何年龄，以20至50岁为多见。

溃疡性结肠炎其病变主要在于脾胃与大小肠，而脾虚湿性郁热成疮疡是导致本病发生的重要因素。其外因与湿邪关系最大，湿邪入侵损伤脾胃，运化失常。内因与脾虚关系最密切，脾虚失运，水谷不化精微，脾虚与湿胜互为因果。湿浊内生，湿滞化热，湿热最易成疮疡。气血瘀滞则化为脓血，大便夹赤白黏液，瘀滞不通则疼痛。部位常在脐下或左下腹部。气虚则里急后重。脾的阳气与肾中真阳密切相关，久病损伤肾阳，命门火衰不能温煦脾土，运化失常，且"肾为胃之关"，肾阳不足，关闭不密，故引起泄泻。

在治疗上应以运脾化湿为原则，但有寒湿与湿热之不同，分别采用温化寒湿和清化湿热之法。久泻以脾虚者健脾，肝气乘脾者，宜抑肝扶脾，因肾阳虚者，宜温肾健脾，或加升提固涩之法。临证若虚实相间，应补兼祛邪并施，若寒热错杂者须温清并用。治疗中应注意暴泻者切忌骤用补涩，久泻者不宜漫投分利，清热者不可过用苦寒，以免苦寒伤脾，补虚不可纯用甘温，因甘能满中生湿，治腑疡宜以通为主导。

慢性腹泻病缓迁延，反复发作，要避免精神刺激、劳累、饮食失调，要有信心地接受治疗才能有助于疾病的康复。

肠 痈

概述：肠痈是指肠内邪热、痰毒血瘀的聚结而发生痈肿疼痛的疾患，临床以发热恶寒、小腹肿痞、疼痛拘急为主要症状。

肠痈病名首见于《黄帝内经》。在《素问·厥论》曰："少阳厥逆，机关不利，机关不利者，腰不可行，项不可以顾，发为肠痈。"汉代张仲景在《金匮要略》中总结前人的理论和经验，对本病论述甚详，提出"诸痈肿，欲知有脓无脓，以手掩肿上，热者为有脓，不热者为无脓"。这是我国医学文献上最早记载的一种辨别有脓无脓的方法，并创立治疗肠痈的大黄牡丹汤和薏苡附子败酱汤，至今仍在临床上有所应用。之后隋、唐、宋、明时期的医家对肠痈的病因、病机、诊断和治疗均有较详细的论述。清代陈士铎在《石室秘录》中指出："人腹中痛，手不可按，右足屈而不伸，谁知大肠生痈乎。"又说："腹痛足不能伸者，俱肠痈也。"这是诊断肠痈的一个重要体征。新中国成立以来医务人员以肠痈的理论和方药，在实践中治疗急慢性阑尾炎、阑尾脓肿、腹腔脓疡、腹膜炎、盆腔炎、盆腔脓肿等都取得了显著疗效，推动了中医治疗急腹症的进步。

肠痈以外邪侵袭、饮食不节、情志所伤、劳伤过度等为发病的主要原因。由于这些病因往往是综合致病，导致了肠道湿热壅滞，运化不通，气滞血凝，使肠道湿热痰郁，瘀血聚结而形成肠痈。

临床诊断肠痈以小腹痛、腹皮紧急，伴发热恶寒、自汗或腿缩难伸为主症。在脐左侧疼痛，左腿不能屈伸，伸者痛甚为小肠痈。脐右部疼痛，常喜蜷曲，右腿伸直，或牵拉右腿，可使腹痛加重，多有腹皮急绷，在右小腹有明显按痛、反跳痛者为大肠痈。绕脐生疮，或脐中脓者为盘肠痈。

肠痈的临床治疗以"六腑以通为顺"的原则，根据临证情况，应用通里攻下、清热解毒、活血化瘀三大法，进行综合治疗。临床可选用大黄牡丹汤、仙方活命饮、大承气汤、大陷胸汤、红藤煎剂（《中医外科讲义》）、薏苡附子败酱散、冲和汤（《外科准绳》）。

总之，肠痈是临床常见病之一，以热毒瘀结于肠中为其主要病机，根据临床病症及时治疗，以免延误病情。

方：通腑解毒汤

组成： 生大黄 9g，牡丹皮 6g，桃仁 10g，冬瓜仁 10g，枳实 10g，白花蛇舌草 30g，蒲公英 30g，忍冬藤 15g，红藤 30g。

用法： 水煎服。

功效： 通腑泄热，凉血解毒。

主治： 肠痈。腹痛阵作，按之加剧，腹皮急绷，拒按，右小腹处可扪及肿块，右腿弯曲，伸则甚。苔薄黄，脉弦紧。

临床加减： 发热加芦根；热重加瓜蒌；便秘加芒硝；湿重者加薏苡仁、佩兰；肿块明显者加皂角刺、穿山甲，或外敷大黄、红花、没药，研细末以白酒调之；气滞腹胀甚者加木香、乌药；腹痛剧烈加延胡索、白芷，或针刺双侧足三里、双侧阑尾穴，留针 10～20 分钟，给予强刺激。若气虚者加四君子汤，或黄芪益气内托；若血虚者加四物汤；若发病较缓，胸膈满闷，脘腹痞满，呕恶者加藿香正气丸。

按语： 肠痈是指肠内生疮，形成脓物的一种病症，属于内痈之一。病名首见于《黄帝内经》，以后诸家又因其病痛部位不同，而分为大肠痈、小肠痈等。如在天枢穴附近作痛的名为大肠痈，关元穴附近作痛者为小肠痈，绕脐生疮的名为盘肠痈。尽管名称众多，但病因证治基本相同。本方治疗急慢性阑尾炎、阑尾脓肿之病症，屡用屡效。

便　秘

概述： 便秘，凡粪质干燥坚硬、排便艰涩不畅、排便时间延长、大便秘结不通谓之。

在古代医籍中，便秘有很多名称，《黄帝内经》称便秘为"后不利""大便难"。汉代张仲景称便秘为"脾约""闭""阴结""阳结"。明代《景岳全书·秘结》将其归纳为阴结与阳结，指出："盖阳结者邪有余，宜攻宜泻者也，阴结者正不足，宜补宜滋者也……有火者便是阳结，无火者便是阴结。"现代一般分实证与虚证，实者热结、气滞。虚者有气虚、血虚、阳虚。以病因分为热秘、气秘、虚秘、冷秘，是临床常见分类法。

便秘致病因素不外胃肠积热、津液不足、气机郁滞、劳倦内伤、身体衰弱、气血不足等原因。

便秘的病变是属大肠传导功能失司所致，但与五脏六腑有密切关系，如胃与大肠相通，胃热胃燥下移于肠；脾司运化，主中气，脾气虚亏，运下无力；肾主开阖，司二便，肾阴肾阳虚损，开阖功能失常；肺与大肠相表里，肺燥则清肃气机不能下行于肠道，或肺热移于大肠，致大肠功能失常；肝主疏泄，肝郁气滞，气机不利，导致大肠功能失调；心与小肠相表里，心火偏亢，热移于小肠，溲赤便秘。故五脏六腑皆可引起便秘。

治疗便秘以通为主，但要辨清证候，审察病因，分清寒热虚实，辨证分治，分别调理，以达到通便目的。一般实证为热秘者，治宜泻热通腑、导滞通便；气秘者，肝脾气郁，肺胃气不降，治宜顺气行滞、降气通秘；一般虚证为气虚者，脾肺气虚，大肠弛缓，传送无力，治宜补气健脾益肺，佐以润肠通便；血虚者，血虚阴亏，肠道失润，治宜养血润燥；阴虚者，治宜滋阴补肾；若温病引起的便秘，治宜增水行舟，选用增液汤，或益胃汤；冷秘者，脾肾阳虚，传送无力，治宜温补脾肾，佐以通润。总之，临床治疗便秘，要根据临床症状，综合分析，辨证论治。

方：通便灵

组成：当归 10g，何首乌 15g，肉苁蓉 10g，决明子 10g，黑芝麻 15g，女贞子 10g，知母 10g，枳壳 10g，乌药 15g，党参 15g，桑叶 10g。

用法：（1）水煎服。

（2）上方加倍剂量研末，炼蜜为丸，一丸 9g，每日 2 次，每次 2 丸。

功效：润肠通便，排毒滋液。

主治：肠燥便秘，排便艰涩不畅。

临床加减： 热结者舌苔黄燥，脉滑实，加瓜蒌、大黄，枳壳易枳实；气结者舌苔薄白，脉弦，加木香、槟榔；年老久病虚结者舌淡苔薄，脉虚细，加黄芪、火麻仁；冷结者舌淡苔润，脉象沉迟，肉苁蓉加倍，或加附子、肉桂。

按语： 便秘是大便秘结，不通不畅。病因很多，其病机是大肠传导功能失常所致，但与五脏六腑有密切关系。临证要分清寒、热、虚、实，并非单独用些泻药就能解决问题，必须根据临床症状，分析求因，辨证论治。根据治病必求本的精神进行调治。

临证常见年老体虚之人大便排出困难，秘结不通，余对气虚者配用生黄芪、当归、枸杞子、党参各10克；阴虚者用何首乌、女贞子、枸杞子、石斛各10克；阳虚者用肉苁蓉、升麻、桑叶、当归各10克，水煎，代茶频饮以缓图治。有高血压病的人加决明子，一般在10天后即可见效。患者日常适当多吃蔬菜和水果，可保持大便通畅。

脱 肛

概述： 肛管直肠，或部分乙状结肠黏膜向下移位，脱出肛门外者称为脱肛，又名肛管直肠脱垂，脱肛痔、截肠等，多发生于儿童和老年人。

脱肛病名在《神农本草经》中首先提出，并记载了药物治疗方法。

脱肛最早称为"人洲出"，早在《五十二病方》中有记载。晋代《针灸甲乙经》有"脱肛、下痢，气街主之"的记载，用针灸治疗脱肛。隋代《诸病源候论》指出："脱肛者，肛门脱出也。多因久痢后大肠虚冷所为。肛门为大肠之候，大肠虚而伤于寒痢，而用气堰，其气下冲，则肛门脱出，因谓脱肛也。"明代李梴《医学入门》说："脱肛全是气下陷。"清代张璐在《张氏医通》中说："《难经》云出者为虚，肛门之脱，非虚而何，况大肠与肺为表里，肺脏蕴热则闭，虚则脱，须升举而补之，慎不可用坠气之药。产育及久痢，用力过多，小儿气血未壮，若人气血衰，故多患此疾，是气虚不能约束固也。"由此可见，历代医家经过不断地探索脱肛的病因病机，积累了丰富的临床经验。

脱肛是气血不足，气虚下陷，不能收摄而导致肛管直肠向外脱出的疾病。多因儿时发育不全，气血未盛，或久病体弱、营养不良，或年老体弱、气血衰退，或妇人多次分娩，肌肉张力减退，失去支持固定作用，或长期腹泻、便秘、前列腺肥大、膀胱结石、慢性咳嗽等持续增加腹压，或内痔、肠息肉、肿瘤等病长期的向下牵引所致。

脱肛一证，初起排便时脱出，大便后能自行回纳，或卧后复回。继则反复脱出，不能自行复回，须用手托，最后不仅大便时脱出，而且在咳嗽、啼哭、喷嚏、下蹲或用力时亦可脱出。并常伴有下坠胀的感觉或肛门周围瘙痒。

脱肛治疗以补气升提、固摄为主，常用补中益气汤加减，或用针灸及熏洗、外敷等方法治疗。

方：回肛汤

组成： 生黄芪 30g，升麻 10g，枳壳 15g，地龙 15g，荆芥穗 10g，肉桂 5g，芒硝 30g。

用法： 前六味药水煎 20～30 分钟，将热药汁冲芒硝于痰盂中，乘热熏之，每次 15～30 分钟，每日 2 次。

功效： 补中益气，提肛固涩。

主治： 脱肛。

按语： 脱肛多见于小儿和老人，因小儿气血未盛，老年人气血衰退，感受风寒而造成。亦有分娩过多，或长期腹泻、痢疾，或久咳者，或内痔手术后遗症等，因中气不足，气虚下陷，不能摄纳，肛门松弛而导致脱肛。

脱肛不能自行复回，用回肛汤治疗。若有严重气虚，要配合补中益气汤，或用艾条灸百会，或外敷七叶一枝花 30g（又名重楼、蚤休、草河车）、升麻6g、五倍子6g、明矾3g研细末，陈醋调之，外涂患部，用纱布压送复位。临床综合调治，疗效更佳。

痔

概述：痔疮是常见病、多发病，民间有"十人九痔"的说法。痔的含义，《增韵》谓："隐疮也。"《说文解字》指出："痔，后病也。"后病即指肛门部的病。《医学纲目》谓："如大泽之中，有小山突出为痔。""在人九窍中凡有小肉突出为痔，不独生于肛门也。"

痔的病名，始见于《庄子·列御寇》篇。我国有关痔的记载有三千年的历史，在《五十二病方》中将痔分成牡痔、牝痔、脉痔、血痔。《黄帝内经·素问·生气通天论》曰："因而饱食，筋脉横解，肠澼为痔。"隋朝《诸病源候论》将痔分成牡、牝、脉、肠、血五痔，并阐述了五痔的症状。之后历代医家对痔的治疗，在继承过去的基础上加以发展。如宋代《太平圣惠方》中，记载了用砒剂治疗痔疾。明代《外科正宗》中阐述了枯痔疗法。明朝痔瘘专家李春山应用肛瘘挂线疗法。三千年来痔瘘的理论和治疗经验，在不断地充实和发展。目前临床是根据其发生的部位及病理变化的不同，将痔分为三大类，即内痔、外痔、混合痔，进行治疗。

痔的形成原因，在《丹溪心法》中说："痔者皆因脏腑本虚，外伤风湿，内蕴湿毒，以致气血下坠，结聚肛门，宿滞不散而冲突为痔也。"在《疮疡经验全书》中指出："脏腑所发，多由饮食不节，醉饱无恒……久忍大便……乃生五痔。"《外科正宗》说："久坐而血脉不行……及担轻负重，竭力远行……俱能发痔。"历代医家均有论述。总之，脏腑虚弱、气血不足、气血统摄无权，导致静脉壁薄弱，失去了正常的弹性，兼因风热、燥热、湿热、饮食不节，湿热内生，下迫大肠，以及久坐、负重远行、妊娠等诱因造成。腹压持续增高，引起肛门直肠末端血行不畅，气血纵横，经脉交错，宿滞不散而引起痔疮。若气虚统摄无权，尚可造成痔核脱出不纳。

痔疮的主要症状：有痔核，便血，较大的内痔伴有脱垂，甚者肿痛，痔核糜烂，坏死，长期的便血引起贫血。《外科大臣》说："内、外痔，肛门内外皆有，遇大便即出血疼痛。"

痔的治疗：内治法以出血者，实证宜清热凉血；若湿热下注，宜清利湿热；若虚证宜养心健脾；脱出者，气虚宜补气升提；血虚宜补血养血；肿胀疼痛者，宜祛风清热，除湿活血；糜烂流脓臭水者，宜清热解毒；便秘者，实证宜通腑泄热，虚证宜润肠通便。外治法以熏洗法、塞药法、枯痔法，或者用手术治疗，包括注射法、插药法（枯痔钉疗法）、结扎疗法。

方1：痔血停

组成： 槐花 30g，地榆 30g，椿根皮 15g，仙鹤草 15g，当归 10g，生地黄 10g，白术 10g，防风 10g，枳壳 10g。

用法： 水煎服。

功效： 祛风清热，凉血止血。

主治： 痔出血。患者出血多者，面色萎黄，四肢无力，体倦心慌等。重者可造成贫血。

临床加减： 气虚者，选用黄芪、升麻、党参、山药；血虚者，选用熟地黄、何首乌；风热者选用荆芥、黄芩；湿热者选用萆薢、茯苓，或黄柏、黄芩；肿痛者，选用蒲公英、金银花、连翘、赤芍、川牛膝；便秘者选用大黄、枳壳易枳实，或用火麻仁、郁李仁、肉苁蓉；虚寒者选用艾叶、干姜、肉桂。

按语： 痔是常见病，多发病，民间有"十人九痔"之语。痔是因久坐湿地、外伤、风湿、内蕴湿毒，以及负重、妊娠、饮食不节，腹内压力持续增高，引起肛门直肠周围的经脉络脉纵横交错，气血结滞不散而形成。

痔形成后，常由于多种原因如风热、燥热、湿热等因素将内痔脉络损伤而引起出血。长期便血可导致气血不足，气血虚亏，或西医的贫血。气虚统摄无权，痔核脱出，或脱出不能自行还纳。在治疗过程，根据病情，给予止血、消炎、通便等主要治疗方法。

方2：栓痔消

组成： 槐花 15g，椿根皮 15g，川牛膝 10g，生黄芪 10g，川续断 15g，桑寄生 15g，当归 10g，白芍 10g，郁金 10g，昆布 10g，海藻 10g，白术 10g，茯苓 10g，党参 15g。

用法： 水煎服。

功效： 清热燥湿，活血化瘀。

主治： 血栓痔。临床以内热血燥，或便时努挣，或用力负重等致血络破裂，瘀血栓塞而成。在肛门边缘疼痛，很快肿胀隆起，呈半圆形球状似长葡萄，表面呈青紫色，肛周围不舒服，微痒。

按语： 栓痔消之方余临床用来治疗动脉硬化、血黏稠度高、血脂高的患者，曾有一例病人，兼患血栓痔，服十剂后痔全部消失。后来临床实践中我又在方中加槐花、椿根皮、川牛膝等药，专治血栓痔，并介绍给肛肠科同仁。有不愿意做手术的患者，用此方屡用屡效。

心 悸

概述： 心悸是惊悸、怔忡的合称，指病人自觉心脏跳动异常的一个病症。俗称"心跳""心慌"。

悸字在《说文解字》曰："悸，心动也。"心悸往往兼有胸前不适，或惊慌不安，不能自主，或见脉参伍不调，或呈阵发性发作。惊悸、怔忡虽属同类，但二者亦有区别。惊悸者多由惊恐等外因引起，或因情绪激动、劳累而诱发，时作时止，不发时如常人，其病情较轻。所谓怔忡者，怔者惧怕之貌，忡者，是指忧心、劳心之极的表现，多由内因形成。常见终日自觉心中惕而不安，稍劳尤甚，全身情况较差，病情较重。惊悸经久不愈，可发展为怔忡。一般说因惊而致心动不安者谓惊悸。无惊而自觉心跳不安叫怔忡。

心悸在《黄帝内经》中有对其临床症状及脉象的一些描述，如《素问·平人气象论》载："胃之大络，名曰虚里，贯膈络肺，出左乳下，其动应衣……"《素问·痹论》曰："心痹者，脉不通，烦则心下鼓。"《灵枢·经脉篇》有"心中憺憺大动"的症状。《灵枢·根结篇》曰："予之短期者，乍数乍疏也。"与心悸脉象变化颇为吻合。

惊悸、心悸之名，首见于《伤寒论》及《金匮要略》。书中有"动即为惊，弱则为悸""心下悸""水在肾，心下悸"的记载。治疗有"伤寒脉结代，心动悸，炙甘草汤主之"的经验，至今仍是治疗心悸的重要方剂。

由此以降，历代医家论述渐丰，相继补充有所发展。新中国成立后用中医和西医相结合的方法，对各种原因引起的心律失常，尤对中医药治疗缓慢性心律失常，以及快速性心律失常取得了一定疗效。

心悸之病变部位主要在心，但与五脏有密切关系，正如《灵枢·口问篇》曰："心动则五脏六腑皆摇。"临床辨证首当辨明是心阳虚，或心阴虚，以及夹痰、夹瘀、火邪夹杂，其证候多虚实相兼，以虚为主。临证时应分别进行治疗。临证在补虚与祛邪的基础上，多以益气养血、滋阴温阳、化痰涤饮、活血化瘀，或养心安神为治疗心悸的主要治则。在临床上心悸可单独出现，亦可常与失眠、健忘、眩晕、心痛、头痛等病症同时出现。故临证之时要辨清何为主证，何为兼证，并应联系互参。在治疗中注意在补泻调理的基础上，均适当加用镇惊安神药物，方可提高疗效。

方1：定悸汤

组成： 苦参10g，桑寄生15g，丹参10g，葛根15g，生黄芪10g，党参 15g，麦冬 10g，五味子 10g。

用法：水煎服。

功效：益气生津，清热敛阴，活血化瘀，平律定悸。

主治：心悸失眠，心慌心跳，胸中不适，烦躁不安，少气无力，体倦气短，口干自汗。舌滑或少津，脉数促或细虚或结代。

临床加减：体虚弱者，病重者，党参改为人参；伴有口干者改为西洋参；早搏者桑寄生可用至 40g；生气者加檀香 6～10g；伴胸痛者加延胡索 15～30g。

按语：经多年临床实践用定悸汤，不论是惊悸还是怔忡屡用屡效。在治疗心悸中多用党参，可用至 30g，党参既可补脾肾而益肺气，又能益气补血。《本草正义》说："力能补脾养胃，润肺生津，健运中气，本与人参不甚相近，尤可贵者，则健脾运而不燥，滋胃阴而不湿，润肺而不犯寒凉，养血而不偏滋腻，鼓舞清阳，振动中气而无刚燥之弊。"且产量较人参更多，价亦较廉，故一般补益剂中多用党参。临证治疗心悸，在活动之后心悸减轻者，一般是心脉不通，加郁金、川芎，可助活血化瘀，增强通脉之力。若活动后心悸加重者，加远志、炒枣仁、柏子仁，以助宁心之功。胸闷烦躁，心悸失眠者加半夏、陈皮、茯苓、夜交藤，有清热豁痰、养血通络之效。病久或病晚期患者，用益气与温阳育阴之大法。形瘦气短，体弱血虚者加阿胶、生地黄，滋阴养血。寒水上冲，气逆呕恶者，选用桂枝、白芍、生龙骨、生牡蛎，可降逆平冲，潜阳镇悸。颈椎部受阻，供血不足，导致头晕，心慌者加天麻、葛根，葛根可用至 40g，可获奇效。诸实属经验之谈，仅供医者参考。

方 2：升脉散

组成：人参 10g，制附子 10g，干姜 10g，炙麻黄 6g，细辛 3g，当归 15g，丹参 25g，郁金 10g，麦冬 10g。

用法：水煎服。

功效：益气养血，活血化瘀，回阳生脉。

主治：阳虚心悸，气短喘促，神衰欲寐，或兼外感，恶寒无汗，身痛蜷卧，四肢逆冷，或头晕自汗，或身面浮肿，或指唇青紫，或脘腹胀满。舌质暗，舌胖大，或有紫斑，苔白薄，脉沉微或微细，或脉搏在52次/分以下。

临床加减：若自汗者去麻黄用桂枝温通经脉，通阳化气，亦遵"无汗用麻黄，有汗用桂枝"的原则。若有早搏者加桑寄生。若纳呆加鸡内金、焦山楂。一般病人可以用党参，既可补脾胃而益肺气，又能益气补血，重在鼓舞胃气。党参的补气作用与人参相似，但功力较弱，故在危重之症急需补气固脱，当用人参为宜。病重者人参、附子可以用到20g，但要慎用，附子要先煎30分钟至1小时，以防止附子中毒。有高血压病者应慎用和不用麻黄之药。

按语：升脉散可助阳定悸，最适用于心肾阳衰，或外感直中之心悸之证。肾阳为人体阳气之根，能温煦五脏六腑。心为一身之主，主血藏神。阳气不足无力鼓动血脉，则血脉瘀滞。肾阳虚衰，脾失温养，脾阳不足，运化失职，寒阴之邪入里又累及肾心，故用益气生津之法以回阳复阴，温肾回阳救逆。活血化瘀之品和宣散温经并用的方法，可以相得益彰，达到回阳生脉之功效。西医缓慢性心律失常，多数表现阳虚之证，宜用温补之法调理，效果颇佳。

不　寐

概述：不寐，亦叫失眠。古代书籍中称"不得眠""不得卧""目不暝"及"卧不安""夜不暝"等，是由于外感或内伤等病因引起，以经常不能正常睡眠为特征的一种病症。

不寐证轻重不一，轻者有入寐困难，有寐而易醒，有醒后不能再寐，亦有时寐时醒等；重者则彻夜不寐。

早在《素问·逆调论》篇中曰："胃不和则卧不安。"《灵枢·大惑论》曰："卫气不得入于阴，常留于阳。留于阳则阳气满，阳气满则阳跷盛；不得入阴则阴气虚，故目不瞑矣。"《灵枢·营卫生会篇》亦曰："老者之气血衰，其肌肉枯，气道涩，五脏之气相搏，其营气衰少而卫气内伐，故昼不精，夜不寐。"

汉代张仲景在《金匮要略·血痹虚劳病》中亦有"虚劳虚烦不得眠"的论述，并在临床上丰富了《黄帝内经》的内容。在《伤寒论》《金匮要略》中有黄连阿胶汤、酸枣仁汤治疗失眠之名方，至今仍为临床常用。

隋代巢元方《诸病源候论》曰："大病之后，脏腑尚虚，营卫不和，故生于冷热。阴气虚，卫气独行于阳，不入于阴，故不得眠。若心烦，不得眠者，心热也。若胆虚烦而又不得眠者，胆冷也。"

唐代孙思邈《千金翼方·卷一》记载了朱砂、琥珀等一些重镇安神药，并且在半夏秫米汤的基础上，拟选温胆汤治疗"大病后虚烦不眠"，增加了新的内容。

宋代许叔微《普济本事方》论述不寐的原因说："平人肝不受邪，故卧则魂归于肝，神静而得寐。今肝有邪魂不得归，足以卧则魂扬若离体也。"在服药方法上提出了"日午夜卧服"的观点。

明代张介宾《景岳全书·不寐》指出："不寐证虽病不一，然惟知邪正二字则尽之矣。盖寐本乎阴，神其主也。神安则寐，神不安则不寐；其所以不安者，一由邪气之扰，一由营气不足耳。有邪者多实，无邪者皆虚。"明确提出邪正虚实为本病辨证纲要。还提出"饮浓茶则不寐"，亦在病因病机治疗方面都进行了系统的论述。

明代李中梓在《医宗必读》提出："不寐之故，大约有五。一曰气虚，六君子汤加酸枣仁、黄芪；一曰阴虚，血少心烦，酸枣仁一两，生地黄五钱，米二合煮粥食之；一曰痰滞，温胆汤加胆南星、酸枣仁、雄黄末；一曰水停，轻者六君子汤加菖蒲、远志、苍术。重者控涎丹；一曰胃不和，橘红、甘草、石斛、茯苓、半夏、神曲、山楂之类。大端虽五，虚实寒热互有不齐，神而明之，存乎其人耳。"

明代戴元礼在《证治要诀·虚损门》中提出"年高人阴衰不寐"

之论。

清代《冯氏锦囊卷十二·杂症》说："壮人肾阴强盛则成熟而长，老年人阴气衰弱则睡轻微易知。"指出不寐与肾阴盛衰有关。

清代之后医家以《黄帝内经》《难经》《伤寒论》《金匮要略》的理论为指导，总结历代医家的观点和自己临床经验，对不寐证在病因病机、治疗方药方面都有所发挥。

人的睡眠由心神所主。不寐的原因大致分外感与内伤两个方面，一般来说外感所致不寐实证比较多，内伤所致不寐以虚证为主。

不寐一证，既可单独出现，也可与头痛、眩晕、心悸、健忘等症同时出现。

不寐的证型分为以下 7 种。

（1）情志所伤：情志活动以五脏的精气为物质基础。情志之伤，过喜、过怒、过思、过悲等均可发生不寐。因情志的活动，损伤五脏的精气，使脏腑功能失调，与心藏神、肝藏血、脾藏意的三脏功能关系密切。

（2）心脾两虚：若劳心过度，伤心耗血，或失血后，以及老人气虚血少，均可导致气血不足，无以奉养心神而致不寐。或大吐大泻、饮食劳倦等伤及脾胃，使胃气不和，脾阳不运，食少纳呆，气血化生之来源不足，无以上奉于心，影响心神而致不寐。

（3）心肾不交：心主火，肾主水，心火下降，肾水上升，水火相济，心肾交通，才能睡眠正常。若先天不足，房劳过度致肾水不足，肾阴亏损，不能上济心火，或心阴衰弱，心火不能下温肾水，均可导致不寐。

（4）血虚肝旺：肝藏血、藏魂。若暴怒伤肝，或肝脏受外邪，而伤血、伤气，肝阳浮于外，魂不入肝，则可致不寐。

（5）心虚胆怯：心乃藏神，气虚则心神不安。胆属少阳，具有升发之气，胆气升，则十一脏之气皆升，故《黄帝内经》曰："凡十一脏取决于胆也。"若平时心气素虚，遇事则惊喜恐，心神不安，终日惕惕，或谋事不决，心神劳思，易致不寐。

（6）痰热内扰：热者，温热火同类，基本性质相同，所谓"温为热之渐，火为热之极"。热之谓邪，其性燔灼上炎，耗伤阴津，易生风动血，心与火热相应。痰饮者是机体水液代谢障碍所形成的一种病理产物。由痰、饮、水、湿同源而异流，有"湿聚为水，积水成饮，饮凝成痰"之说。痰饮所致病症较多，故有"百病多由痰作祟"的说法。痰与热相合，若肝气郁滞，气有余便是火，火热成痰，或胆火郁热，或外感内热成痰，或思虑过伤，火炽痰郁，或热伤津液，煎熬成痰，引起痰热扰乱、心神不宁，导致不寐。

（7）胃气不和：若饮食不节，宿食停滞，影响中焦不和，升降失常，以致睡卧不安，导致不寐。故《黄帝内经》有"胃不和则卧不安"的论述。

不寐一证的治疗：若肝气郁结，善疑多虑者，治宜疏肝解郁、健脾理气，拟用逍遥散加减；若肝郁化火者，治宜疏肝泻火，佐以安神，拟用龙胆泻肝汤加减；若痰火扰心者，治宜清化痰热、和中安神，选用黄连温胆汤或清火涤痰汤；若肝肾阴虚，虚火上扰者，治宜滋下清上、宁志安神，拟用乌菟汤；若心脾亏虚者，治宜补益心脾、养血安神，拟用归脾汤；若心血亏虚较甚，心悸失眠较重，可用养心汤；若心虚胆怯者，治宜益气镇惊、安神定志，选用安神定志丸合归脾丸或温胆汤合养心汤；若阴虚火旺，心肾不交者，治宜滋阴降火、交通心肾，拟用六味地黄丸合朱砂安神丸或黄连阿胶汤合朱砂安神丸；若胃中不和者，治宜消食导滞、和胃健脾，拟用保和汤或保和丸或越鞠丸。

不寐一证，治疗时一要掌握调整脏腑阴阳；二要在辨证论治的基础上安神镇静；三要注重精神治疗；四要注意对严重的不寐同时有精神失常者，应注意安全，以防发生意外。

方：夜合汤

组成：夜交藤 30g，合欢花 30g，花生叶 30g，远志 10g，五味子 10g。

用法：水煎服，午后和晚上服用，半月为一个疗程。

功效：养心安神。

主治：失眠。

临床加减：心悸易惊者加酸枣仁、柏子仁；多梦易惊，神志不安者加生龙骨、生牡蛎；多梦易醒，醒后难入睡，心悸健忘者配归脾丸或柏子养心丸；烦躁易怒者加白芍、郁金、栀子；心烦口干，五心烦热，舌红苔黄，脉细数者加黄连、黄芩、白芍、阿胶，或配朱砂安神丸；若烦热易惊，口苦吐涎者加半夏、陈皮、枳实、天南星；气恼后引起的失眠者加乌药、木香、香附；头晕者加天麻或钩藤；头痛者加川芎、蔓荆子、藁本；体倦气虚者加党参或黄芪；脘闷嗳气，脘腹胀满者加香附、半夏、陈皮、莱菔子，或配保和丸、越鞠丸；吐酸者加乌贼骨、瓦楞子。

按语：不寐一证，是由多种因素造成的失眠。"寐本乎阴，神其主也，神安则寐，神不安则不寐"。在民间流传偏方煎服合欢花或花生叶治疗失眠。合欢花是豆科植物合欢的花蕾，其树的小叶和花白天开放，夜间闭合，又叫夜合花。花生叶也是其叶和花为白天开放，夜间闭合，取其同性相应、同气相求、阴合阳开之理。用于治疗失眠，符合人体生物钟，也叫人体生物节律，亦叫生命节律。人类为了适应地球自转形成的白昼黑夜而形成节律，乃日作而夜息，生物钟的运动可受很多因素干扰而紊乱，亦如失眠，故取生长在阴坡潮湿地带的多年生缠绕草本养血何首乌的藤叶，谓夜交藤，滋阴养血，养心安神，定志；合欢花、花生叶和血安神，定五脏；远志宁心安神、祛痰、定惊悸；五味子敛肺气而滋肾水，益气生津，补元气不足，除烦宁神。全方共奏调五脏治失眠之功，既经济又显效且便于推广。

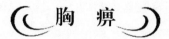

胸　痹

概述：胸痹是指心脉本身脏器病损所致的一种病症，以"两乳之

内
科
病
症
方

059

中，鸠尾之间"即膻中部位及左胸部疼痛为主要临床表现，故又称"心痛"。

心痛病名首见于《黄帝内经》，《素问·标本病传论》有"心病先心痛"之谓，《灵枢·厥病篇》曰："真心痛，手足青至节，心痛甚，旦发夕死，夕发旦死。""手心主少阴厥逆，心痛引喉，身热，死不可治。"又曰："心痛间，动作痛益甚。""色苍苍如死状，终日不得太息。""痛如以锥针刺其心。"《脏气法时论》云："心病者，胸中痛，胁支满，膺背肩胛间痛，两臂内痛。"《素问·刺热篇》曰："心热病者，先不乐，数日乃热，热争则卒心痛。"《素问·举痛论》又曰："经脉流行不止，环周不休，寒气入经而稽迟，泣而不行，客于脉外则血少，客于脉中则气不通，故卒然而痛。"再曰："心痹者脉不通。"都指出心痛与寒凝、气滞、血瘀及热邪有关系。《黄帝内经》为后世对心痛的辨证论治奠定了基础。

（1）胸痹者，乃胸间闭塞而不通，其主症为胸憋、心痛。其形成的原因为胸阳不足，阴乘阳位，气机不畅。

胸痹最早见于《灵枢·本脏》"肺大则多饮，善病胸痹，喉痹逆气"。次见于汉《金匮要略·胸痹心痛短气病脉证治》"胸痹不得卧，心痛彻背者……"在治疗上，根据不同证候制定了瓜蒌薤白白酒汤等九张方剂，取温通散寒、宣痹化湿、豁痰下气等治疗方法。体现了辨证论治的特点。隋代巢元方《诸病源候论·胸痹候》专列一门，论述甚为详尽。在唐、宋、金、元时代，对"心痛""胸痹"的论述更多，在《圣济总录·心痛总论》阐发了心痛的脏腑分类特点，又在"胸痹门"中记载了心痛的症状。

（2）古代医家对心痛和胃脘痛之证认识含糊，很难辨识，至明清时代才明确指出心痛与胃脘痛为两种病，不应混淆。

历代文献虽然有单言胸痹，或单言心痛，或二者一起论述，但因胸痹、心痛二者的病变部位皆在胸部，而且常常共同发生，又互相影响。故二者的病因、证候及治疗有着密切的联系，医者应在临床上细心观察，按其病因与脏腑辨证相结合的原则，认真研讨。

中华人民共和国成立后运用中医和西医结合的手法，对胸痹心痛特别是对冠心病、心绞痛、急性心肌梗死、肺源性心脏病等病症的临床研究和实践取得了较大的进展。诸如辨证治疗心痛的经验，用芳香温通法、活血化瘀法，以及川芎嗪、丹参注射液和降脂中药防治冠心病、心绞痛的治疗。乃至常用的丹参滴丸、速效救心丸等在临床上都取得了很好的疗效。

胸痹心痛其发病与五脏的盛衰有关，可在心气、心阳、心血、心阴不足及肺心衰竭等五脏失调的基础上，结合痰浊、血瘀、气滞、寒凝等病变情况确定治疗方法。

总之胸痹心痛以胸憋心痛为主症，痛有闷痛、胀痛、刺痛、绞痛、灼痛之性质，胸痹心痛是本虚标实之病。实证应当用攻法，但不可一味攻邪，应适当地顾及正气。虚证当用补法，亦不可专持补益，应适当运用"通"法，补中寓"通"。既可补而不滞，亦可通痹止痛，又能防厥防脱。临证据虚实缓急而灵活掌握，贵在临床处裁。

方：丹参郁金薤白汤

组成：丹参 15g，郁金 12g，薤白 10g，川芎 10g，党参 20g，附子（另包）5g，陈皮 10g。

用法：水煎服，制附子先煎 30 分钟。

功效：活血化瘀，行气祛痰。

主治：胸痹憋闷疼痛，或胸痛彻背，或逆气抢心、气急喘促、咳逆痰涎，或呕恶、四肢逆冷、倦怠乏力、体型肥胖、面目浮肿、汗出津津、舌淡胖大、脉沉弦或缓结。包括西医学的心率缓慢、冠心病、心绞痛。

临床加减：胸脘痞满，逆气冲心，选用桂枝、枳实、厚朴、茯苓；胸痛彻背加延胡索、赤芍；胸闷窒息加石菖蒲、檀香；心律不齐加苦参或桑寄生。

按语：胸痹是病人胸部发生胸憋疼痛的一种自觉症状。首见于《黄帝内经》，次见于汉朝张仲景《金匮要略》。胸部主要有心、肺二脏，心主血，是血液运行之主导，肺主气，为气机升降的主要脏器。胸痹一证，一般来说多与心、肺两脏有关。引起胸痹的原因，有气郁结胸，或痰浊壅肺，或血瘀心脉等因素造成肺气不利，胸阳痹阻，心血不畅，血瘀胸络，以气滞、痰浊、瘀血阻滞胸络为多见。临床抓住以上要点，掌握病情变化，在治疗上，以行气为主，或以活血化瘀为主，或以通阳化痰为主，虽各有重点，但必须随证配合，才能取得更好的疗效。

经过临床实践，治胸痹取意于《金匮要略》，拟用丹参郁金薤白汤。主治胸痹痰浊凝结，心脉瘀阻，气机不利，心率缓慢。方中以丹参、郁金活血化瘀。《妇人明理论》说："一味丹参功同四物，能补血活血。"其实丹参一药，活血祛瘀作用甚佳。郁金能行气解郁、疏泄肝气，并能活血止痛、去瘀生新，止血不留瘀。取薤白、陈皮，理气祛痰散结，通胸膈痞塞，胸痹胁痛，薤白理气，温中通阳，下气散结，上开胸痹，下泄气滞，尤对阴邪痰结停在胸中，阻塞阳气所致胸中痰饮、胸胁背痛有效。加川芎，因川芎活血化瘀，祛风止痛，善于走散，兼有行气作用，与丹参配伍增强行血散瘀的作用，与党参相配，通达气血，可使补而不滞。取参附汤，人参或党参补中益气，功在补脾肺之气，又鼓舞胃气。附子药性刚燥，走而不守，能上助心阳以通心脉，中以温脾阳以健运，下补肾阳以益火，是温里扶阳之要药，诸药诸法，熔于一炉，方可奏效。

癫 狂

概述：癫病与狂病，均属于精神失常的疾患，俗称"疯病"。狂病表现为精神亢奋、喧扰不宁、狂躁刚暴、毁物打骂、动而多怒，为重阳之特征，俗称"武疯"。癫病表现为精神抑郁、表情淡漠、语无伦次、沉默痴呆、静而少动，或安而多笑，重阴之特征，俗称"文疯"。在临床上二者可以相互转化，故常并称癫狂。

癫狂病名出自《黄帝内经》，书中对本病的症状、病因、病机及治疗均有较详细的记载。《难经·二十难》指出："重阳者狂，重阴者癫。"明确指出癫与狂的鉴别要点。汉代张仲景提出："阴气衰者为癫，阳气衰者为狂。"因心虚而血气少，邪乘于阴为癫，邪乘于阳则为狂。张仲景对病因进一步探讨，并在《伤寒论》中有蓄血发狂的记载。金元时期，《丹溪心法》首先提出"痰迷心窍"。明代《景岳全书·癫狂痴呆》一书首先提出了"痴呆证"。清代王清任在《医林改错》有癫狂梦醒汤，谓"癫狂一症……乃气血凝滞脑气，与脏腑气不接，如同做梦一样"，提出了血瘀可致癫狂，明确提到本病与脑有密切关系。

癫狂病发生的原因，目前大都认为是七情所伤，多由内脏功能失调，导致气滞、痰结、火郁、血瘀造成阴阳的偏盛偏衰，故发癫发狂。阴阳失调是本病的主要病机。

气滞者，是气运行不畅，气机郁滞。癫狂病多由七情内伤、肝失疏泄、肝气郁滞，可导致血运障碍，气血同病。气为血帅，气行血行，气滞血凝。"气有余便是火"，伤及津液，使之功能失常，火老生痰，故气滞者以疏肝解郁，佐以活血化瘀、祛痰开窍。

痰结者，痰是机体内津液输布失常，水湿内停凝结成痰，对机体是一种有害物质，亦是极为复杂的病变，痰既是病理产物，又是致病因素。故有"痰为百病之源"和"怪病皆由痰生"之说。治痰者，要以宣通气脉为先，宜解郁散结、开窍醒脑。

癫狂之病，多由情志内伤，肝郁气滞，进而化火，火热燔灼津液则为痰结，痰者可阻滞经脉气血运行，形成血瘀、蓄血，可阻遏脏腑升降出入，使之功能失调。痰者可蒙蔽清窍，或阻塞脑窍，或痰火上扰，或痰火扰心、心神被蒙，均可引发癫狂之病症。

火郁者，火指温热而言，为阳盛之气所化生。火热为阳邪，其性燔灼上炎。阳主躁动而上，郁指郁滞，气血同病，津液同病。有"气有余便是火""火老生痰""火热之邪，生风动血""火与心相应"诸说。治火郁者，以涤痰泻火，佐以活血解郁开窍。

火热之邪，扰乱心神，上扰脑窍，轻则烦躁失眠，重则狂躁妄动，神志不清，故《素问·至真要大论》说："诸躁狂越，皆属于火。"

血瘀者，瘀者积血也，是污秽淤积，是病理变化的产物，又是致病因素。由七情内伤，久病之因，外伤之故，或寒凝血滞，或气滞血瘀，导致气不通畅，血瘀心脉，或阻塞脑窍，神明失其所主，引起心悸、失眠、心神不清，进而引发癫狂病症。凡血瘀者以活血化瘀为主，佐以解郁开窍。

癫狂病在临床上，以灵机即记性、思考、谋虑、决断和情志及发病行为来分析，观察临床症状大致分为以下几种。

躁狂症状：急性易暴躁发怒，妄言詈骂，不避亲疏，喜怒无常，哭笑不休，弃衣而走，登高而歌，逾垣上屋，皆非其力所能，妄想丛生，毁物伤人，或自伤自杀。

抑郁症状：性格忧郁，孤僻不开朗，胆怯疑虑，表情淡漠，精神恍惚，沉默痴呆，或喃喃自语，颠倒错乱，语无伦次，或歌或笑，悲泣无常，不知秽洁。

幻觉症状：对客观上不存在的事物，却感到和真实的一样。有幻视、幻听、幻嗅、幻触，言平生未见闻之事及五色神鬼邪祟，声色俱在。

妄想症状：病人坚信与客观实际不符合的现象，其判断推理难以令人信服，或自疑、自罪，或妄想被害、嫉妒等症状。

一般癫病起病缓慢，精神抑郁，表情淡漠，寡言少语，或语无伦次，或喃喃独语，悲泣嬉笑无常，喜静厌人，或妄见妄闻，记忆力差，生活懒散，不知秽洁。有忧思太过，或癫病日久，神思恍惚，心悸易惊，饮食减少，身体倦怠，或性情孤僻退缩，呆滞嗜卧，思维贫乏，音低语减，欲言又止。舌淡苔白或白腻，脉弦滑或弦细。

一般狂病起病急骤，先有性情急躁、头痛、失眠，继则狂躁易怒，情感高涨，詈骂不避亲疏，登高而歌，弃衣而走，逾墙上屋，气力过人，打人毁物，哭笑无常，脉多弦滑数。病久则邪伤阴液，渐变阴虚火旺，可见情绪焦躁，焦虑不安，烦躁失眠，多言善惊，精神疲惫，舌红少苔，或光滑之苔，脉弦细数。至于幻觉和妄想既见于癫病，亦可见于狂病。

癫病与狂病的治疗：总以癫病多虚，为重阴之病，一般多以气滞、痰结为主。治疗宜解郁顺气、宁心安神、化痰开窍、调理气血为主要治则。狂病多实，为重阳之病，多以火郁、痰结、瘀血为主。治疗以泻火涤痰、活血化瘀为治疗原则。总之治疗癫狂病以调整阴阳为目的，正如《素问·生气通天论》曰："阴平阳秘，精神乃治。"

癫狂病治疗后，患者的性格和病前性格有所改变，善言多动之人变得少言少动，急性变慢性，反之如是。

初愈病人要巩固调理，要注意观察病人情绪、睡眠，注意病人有无上火、便秘，若发现情况和病症，及时给予治疗，避免复发。

方1：涤痰泻火开窍汤

组成： 大黄 15g，黄芩 10g，枳实 10g，礞石 15g，半夏 10g，天南星 10g，茯苓 10g，香附 10g，郁金 10g，木香 6g，乌药 15g，远志 10g，菖蒲 10g。

用法： 水煎服，大黄、木香后下。

功效： 涤痰泻火，理气散结，开窍醒脑。

主治： 临床见起病急骤，始有性情急躁、头痛失眠，继则神智昏乱，狂躁易怒，喊骂不休，哭笑无常，不避亲疏，登高而歌，弃衣而走，逾墙上屋，气力过人，毁物打人，整夜不眠，面红耳赤，口目蠕动，拍胸喘息，口渴大饮，大便秘结，溲少黄赤。舌质红绛，舌苔黄腻或焦黄，脉弦滑或实数。

临床加减： 大便燥结者加芒硝 10g 冲服。病情较重，舌苔厚腻，焦黄起刺，或焦黑燥裂者加煨甘遂 1 至 3g，研细末冲服。

按语： 对起病急骤，重阳之证，痰迷心窍，五志化火，火炽生痰，鼓动阳明热痰，痰火上扰清窍的狂病，病状虽急，病情似重，但迅速逐其痰，泻其火，气顺郁散，见效亦捷，病可痊愈。

方2：五圣汤

组成：藜芦 10g，瓜蒂 4g，杏仁 10g，桃仁 10g，赤小豆 30g。

用法：水煎服。

用药吐后，饮 500 毫升含 0.2～0.5g 白矾的温开水或淡盐温开水，配以探吐，以助药力再吐，中病药止。后继以整体调理。

功效：涌吐痰瘀，宣气开窍。

主治：癫狂病。

注意事项：①催吐期间忌大葱、酒、辛辣油腻。②吐不止者，煎葱白汤解之，或用麝香 0.1g 服之。③孕妇禁用。④身体虚弱，五脏有器质性病变者慎用。⑤用此方必须在医生指导下应用。

按语：吐法是中医治疗疾病的方法之一。在《素问·阴阳应象大论》中提出"其高者，因而越之"的治则，确立了吐法理论的渊源。《神农本草经》有瓜蒂、藜芦、大盐等常用催吐药物的记载。汉代张仲景应用催吐法，法度严谨，并首创瓜蒂散，对吐法有所发展。金代张子和在《儒门事亲》一书记载了有效的催吐方剂，并列举 36 味催吐药物，以及相应的止吐方法，可谓对吐法理论和应用达到了高峰。

祖国医学有"痰为百病之源""怪病皆由痰生"及"久病多痰"之论述。瘀滞痰结既是病理产物又是致病因素，可以引起极为复杂的病变。所引起的癫狂病是本虚标实的顽固之疾，故用"急则治其标"法则。中医有"痼疾需用猛药攻"的经验之谈。吾在临床上曾用吐法治疗 150 余例癫狂病。笔者在实践中体会到：催吐可以排出肺胃中宿食瘀滞、痰涎毒物，伴随出汗，可以调和营卫，邪随汗出，祛除病邪；伴随泻下，可以祛陈积而清肠胃。通过催吐可以使血瘀痰涎、邪气污物、风火热毒、宿积水饮随之而去，尽快使五脏六腑之气的升降出入恢复正常。血脉津液畅通，从而正气接顺正常，阴阳得以平衡，邪去人安。

方3：滋阴降火开窍汤

组成：沙参 10g，麦冬 10g，玄参 10g，知母 10g，生地黄 10g，当

归 10g，白芍 10g，墨旱莲 10g，女贞子 10g，郁金 10g，远志 10g，生龙骨 30g，石菖蒲 10g。

用法：水煎服。

功效：滋阴降火，安神定志，解郁开窍。

主治：失眠健忘，夜卧不安，时而狂躁，或多言善惊，情绪焦虑，有幻觉妄想，身倦疲惫，形瘦面赤，口苦咽干。舌淡红少津，脉细数。

临床加减：情绪高涨，烦躁不安加生铁落、磁石，或酸枣仁、茯神，或朱砂、柏子仁；虚热者加白薇、地骨皮；心神不宁者加黄连、竹茹、夜交藤。

按语：上方治狂病与癫病日久，致耗气伤阴，虚火内扰，或肝郁伤阴的神明不清之证候者，据症加减，有较好的疗效。

狂病、癫病，日久不愈，必气阴两伤，气不足者精神疲惫，萎靡恍惚，悲忧善哭，神明不清；阴不足者，虚火旺盛，或肝气久郁，化火伤阴，情绪焦虑，躁动不安。伤阴者多口燥咽干，多暴饮水，舌质红无苔，少津，脉细数。此类病人，时隐时发，时轻时重。这个类型的病，宜滋阴降火，安神定志，或滋阴柔肝，用药喜柔忌刚，慎用一般香燥理气药。因用此类药疏肝理气则肝阴耗伤，愈甚者病情反而加重，或虚火愈旺而阴愈亏，则火愈亢，病症越重。故用性味平和不伤阴之药，临床千万注意。

方4：活血化瘀开窍汤

组成：柴胡 6g，丹参 10g，赤芍 10g，桃仁 10g，红花 10g，三棱 10g，莪术 10g，香附 10g，郁金 10g，青皮 10g，乌药 10g，菖蒲 15g，远志 10g。

用法：水煎服。

功效：活血化瘀，行气解郁。

主治：病人烦躁失眠，头痛易怒，狂语不休，哭笑无常，有妄想幻听。常闻腥臊臭，常听到别人说话，或惊恐不安、心悸烦躁、口渴暴饮、尿急频繁。多见于外感后期，或外伤血瘀，或七情内伤，或寒凝瘀滞，或病久深入，或青年妇女每到月经周期发病，可能与月经血瘀有关。全身症状有月经紫暗，有血块，经期腹痛，两腿皮肤甲错花剥者，易哭笑无常，或打架生气、失眠不宁，或骤然发作，颜面潮红或暗滞或苍白。舌质紫有瘀斑，脉弦涩或沉迟。

临床加减：气滞甚者加木香、苏根；寒甚者加干姜或附子；蕴热者加黄芩或大黄；瘀甚者或蓄血者加水蛭或虻虫；头痛者加白芷、川芎；腹痛者加延胡索、川楝子或没药、小茴香。

按语：凡由气血凝滞，或蓄血者，是由外感久病，七情内伤，饮食劳倦，外伤血瘀，引起血凝血瘀，瘀则气滞，气机紊乱，血脉不畅，气血不接，导致脑气与脏腑之气不相接而出现诸证。瘀热实者多表现为狂的症状，瘀与虚寒者多表现为癫的症状。可谓无瘀不作癫狂之证。故用活血化瘀、祛瘀生新，或攻逐蓄血，佐以行气解郁、疏肝调血，逐渐改善血瘀征象，促使病情好转及痊愈。

方5：定惊安神开窍汤

组成：柴胡10g，白芍10g，黄芩10g，半夏10g，枳实15g，乌药15g，远志10g，香附10g，石菖蒲15g，生龙骨30g，生铁落30g，磁石15g，郁金10g。

用法：水煎服。生铁落、磁石、生龙骨先煎40分钟。

功效：镇静安神，调气开窍。

主治：骤然大惊大恐，起病急骤，烦躁不眠，易恐神怯，闻响即叫，惊悸不宁，缩头抱胸，睡中喊叫，或大哭大闹，狂叫不休，弃衣而跑。舌苔白或白腻，脉弦滑或浮滑。

临床加减：恐叫不宁者配朱砂安神丸或磁朱丸。

按语：大惊大恐，引起气机紊乱。惊则神出，心气涣散，恐则气下，肾气虚陷，气脉不足，病邪乘虚，故出现上述诸症。拟用定惊安神、调气开窍之方，病证相合，可以取得良好效果。

方6：解郁温胆开窍汤

组成：乌药15g，青皮10g，郁金10g，香附10g，菖蒲15g，半夏10g，

竹茹 6g，枳实 10g，陈皮 10g，茯苓 10g，远志 10g，生姜 5g。

用法：水煎服。

功效：和胃开郁，理气祛痰开窍。

主治：七情所伤，精神抑郁，表情淡漠，寡言少语，神志痴呆，频频叹气，呕吐干哕，或喃喃独语，或不厌其烦说一件事，悲忧善哭，喜静厌人，面向暗处，或有妄见妄闻，幻触幻听，动作怪异，心神不安，惊悸不宁，心烦失眠，哭笑无常，或喜怒不定，或记忆减退，生活懒散，甚则不知秽洁，拒食纳少。舌苔薄或白腻，脉沉滑或弦滑。

临床加减：痰热盛者加黄连、天竺黄；神不安宁者配磁朱丸；气滞甚者配木香顺气丸。

按语：七情所伤，气滞肝郁，脾胃不畅，痰涎易生。痰为百病之母，所虚之处即受邪之处，故出现惊悸不安、心神不宁、烦躁失眠等癫病症状，或狂病好转，但痰火未尽，心烦失眠，哭笑无常者，拟用上方治疗效果最佳。

癫与狂皆是精神失常的疾患。凡静而多悲，如痴如呆，表情淡漠，忧郁苦闷，或语无伦次，哭笑无常为癫病。多由于思虑太过，思欲不遂，情志抑郁，或惊恐所伤，致肝失条达，胆气逆乱，脾气失运，心肾亏虚，气血津液失调，气滞血瘀，凝聚为痰。痰浊瘀滞，随气上逆，阻塞清窍，导致神志失常，发为癫证。余在临床上治疗狂病一般不用针刺疗法，但治疗癫病常针药并用，疗效较佳。

癫病在临证以针刺神门、后溪透劳宫、大陵、太冲、丰隆、三阴交、百会、太阳、印堂为主穴。悲泣者加少商；幻听者加听宫、翳风；幻视者加睛明、阳白、攒竹；心悸者加通里、气海，或膻中、阳陵泉；不寐者加四神聪、照海、阴陵泉；患者自感不适处取阿是穴，用捻转平泻手法，留针 30 分钟，起针后，病人取坐位，取大椎穴用快针泻法。

方7：顺气解郁开窍汤

组成：木香 6g，香附 10g，柴胡 6g，白芍 10g，乌药 15g，青皮 10g，郁金 10g，菖蒲 15g，半夏 10g，天南星 10g，远志 10g，茯苓 10g，枳实 10g。

用法：水煎服。

功效：疏肝行气，解郁开窍。

主治：骤然生气，号哭不止，或目瞪口呆、不食不眠、默默不语，或悲泣不休、拍胸叹气、卧床不起，或喜静厌人、喃喃独语，进而如痴如呆、生活懒散，甚则拒食。舌苔白或白腻，脉沉或弦滑。

临床加减：临证常配用木香顺气丸。

按语：骤然生气，或早已生气，怒而不出，气机不畅，则气滞肝郁，或横逆脾胃，脾为生痰之器，痰气郁结，痰者百病之母，怪病之因，故诸症即出。拟用上方调顺逆气，疏肝解郁，祛痰开窍，脑窍开通，病可痊愈。在治疗后期可配合心理调理，效果更佳。

方8：养心安神开窍汤

组成：当归10g，川芎6g，党参15g，白术10g，茯苓10g，炒枣仁10g，远志10g，五味子10g，肉桂3g，夜交藤30g，郁金10g，乌药15g，石菖蒲15g。

用法：水煎服。

功效：健脾益气，养血安神，解郁开窍。

主治：七情所伤，胸憋叹气，心烦失眠，神思恍惚，心悸易惊，情绪不安，善悲欲哭，思维贫乏，语言无序，魂梦颠倒，多有妄想、幻觉，肢体困倦，少气无力，饮食减少。舌质淡，舌边有齿痕，苔薄，脉细弱无力或弦细。

临床加减：惊恐心悸甚者选用生龙骨、生牡蛎、磁石；有畏寒蜷缩、卧姿如弓、小便清长、大便清薄，可选用巴戟天、补骨脂、山药。

按语：身体虚弱，七情所伤，忧思太过，心脾损伤，或癫病日久，气血亏虚，心失所养，病久中气渐衰，脾运失权。当用扶正固本、益气健脾、补养心血。在临床上常被认为是体虚，只重用补气养血，而忽略七情所伤、精神刺激，则病越治越重。故方中加解郁开窍之药，病情方可好转。

方9：二仙壮阳开窍汤

组成： 仙灵脾 15g，仙茅 15g，巴戟天 10g，益智仁 15g，菟丝子 15g，附子 3g，肉桂 3g，龟甲 15g，乌药 15g，青皮 10g，郁金 10g，丹参 10g，石菖蒲 10g，五味子 10g，远志 10g。

用法： 水煎服。

功效： 温肾壮阳，健脾化痰，解郁开窍。

主治： 症见情感淡漠、呆若木鸡、行为退缩、生活疏懒、涎唾自流、被动呆滞、嗜卧失眠、全身倦怠、手足冰凉、思维贫乏、灵机混乱、自责自罪，时有幻觉和妄想，或常想过性生活，但患阳痿、早泄，或常手淫，时有便溏清瘦。舌质淡，苔白腻，舌体胖大有齿痕，脉沉滑或沉弱。

临床加减： 若便溏时选用干姜、吴茱萸，或补骨脂、肉豆蔻。

按语： 本方具有壮阳兴奋，温肾健脾，化痰消瘀，解郁开窍的作用。对癫狂病久、脾肾阳虚、痰瘀脑窍的精神分裂症效果良好。

(癫 痫)

概述： 痫病为发作性疾病。症见突然仆倒、人事不省、口吐涎沫、两目上视、肢体抽搐，或口中发出猪羊叫声，或二便失禁，神志失常，移时苏醒如常人。

痫病始见于《黄帝内经》。在《素问·奇病论》曰："人生而有病癫疾者……病名为胎病，此得之在母腹中时，其母有所大惊，气上而不下，精神并居，故令子发为癫疾也。"并在《灵枢》中有"癫疾始作，而引口啼呼，喘悸者"的记载。

唐代《千金要方》首次提出癫痫的病名。痫病经历代医家总结其病因病机，大致可归纳为痰、火、惊、先天因素及瘀血等引起气机紊乱，气血不接顺而发病。积痰者，有"无痰不作痫"之论。郁火者，谓"无火不动痰"。火邪一方面煎熬津液，炼成热痰。另一方面，火热成痰及内饮痰浊随火而动，引发痫病。惊恐者，惊则气乱，心神失守，恐则气下，气脉不足，强烈的精神刺激导致痫病。先天因素者，以先天元阴不足致心肝之气血受损，肝气横逆，心脑伤害则发痫病。瘀血者，瘀是污浊毒积之意，瘀血是指体内血液瘀滞在一定处所，变为有害物质，成为致病因素，是由六淫外感、七情内伤、饮食劳倦及外伤所引起的血凝成瘀。瘀则气滞，气机紊乱，气血不接，血脉不畅，血瘀心脉，或阻塞脑窍，或阻塞腑窍导致神明失其所主，则痫病发作。

痫病分发作期与间歇期。痫病以卒暴昏仆和四肢抽搐为主症，应属内风病。风聚散无常，痰结、血瘀之深浅，正气的盛衰，郁火的大小，惊恐的强弱，都与痫病的发作与间歇有着密切关系。总之病邪聚则发作，散则间歇。

发作期与间歇期有久暂之别，有日发数次，有每日一发，有数日、数月一发的，甚至一年以上发作一次，或常在白天发作，或常在夜间发作，发病的程度轻重不同，但多数发病急剧。

痫病发作前，大多数患者有先兆，历时数秒钟，常有眩晕、头痛，或有心悸，或胸闷、呵欠，或肢体发麻，或手指抽动，或有恐惧感。旋即昏倒仆地，神志不清，面色苍白，牙关紧闭，口吐涎沫，两眼上视，四肢抽搐，口中发出尖叫声，亦有不叫者，甚则二便失禁，继则昏睡，不久渐苏醒，症状消失。除感觉疲倦无力、思睡或头痛、头闷外，醒后如常人，饮食起居正常。一般舌苔白或白腻，脉多弦滑。

在发作时，急则治其标。发作时，迅速将患者蜷坐，衣领解开，以利呼吸，用纱布或手帕放在病人牙齿间，防止病人咬伤舌头。针刺人中、承浆、十宣，反复发作者，针刺长强、百会，抽搐重者针刺合谷、太冲、阳陵泉，痰盛者针刺丰隆、足三里、内关、三阴交，促其苏醒。药物治疗一般在发作后进行。根据临床情况，发作频繁者用汤剂急治，发作间歇期长者，改用丸、胶囊，以缓图治。发作控制后，要坚持用药半年至1年，甚则3年。

痫病治疗，一般是不论偏阴偏阳，当以开窍定痫为首要之务。治疗要以平肝息风、顺气涤痰、降火祛瘀、补虚调理阴阳为治疗原则。

在发作间歇期，以精神饮食调理，为了防止发作，避免精神刺激，怡养性情，生活起居有节，保持二便通畅，避免外感、生气、上火，注意休息睡眠等诱发因素引起痫病发作。凡发作后，正气亏虚表现较为突出者，宜扶助正气。病久者一般易肝肾亏虚，精气不足，宜培补肝肾，若脾胃虚弱者宜健脾和胃。正气恢复之后，用痫康灵治疗痫病。

方1：止痫汤

组成： 天南星10g，茯苓10g，陈皮10g，远志10g，天麻15g，全蝎6g，蜈蚣3g，僵蚕10g，桂枝6g，白芍15g，柴胡6g，郁金10g，石菖蒲15g。

用法： 水煎服。重者1日2剂。

功效： 理气化痰，息风通络，开窍止痫。

主治： 癫痫。临床发作时有先兆症状，如眩晕，头痛，胸憋，手抽麻，旋即昏倒仆地，不省人事，面色潮红，或紫红青紫，或面色苍白，口唇紫暗，牙关紧闭，口吐白涎沫，或喉中痰鸣，两目上视，颈强侧扭，四肢抽搐，口中发出尖叫声，甚则二便失禁，继则昏睡，旋即症状消失。不久渐渐苏醒，全身疲乏无力，或有头痛头闷，饮食起居如常。舌苔白腻，脉多弦滑，或弦数。亦有发痫时手足清凉，眼半开半阖，僵卧拘急，或不啼叫，或声低音小，也有发呆无知，不闻不听，不动不语，但1日多次发作。舌淡苔白，脉沉细。前者叫阳痫，后者叫阴痫。

临床加减： 有热者选用钩藤、黄连、黄芩、石决明；手足清凉者加白附子、木香；痰涎多者选用竹茹、竹沥、天竺黄、生姜汁、姜半夏；惊悸者选用夜交藤、朱砂、生龙骨、生牡蛎、琥珀；大便秘者选用大黄、礞石，或肉苁蓉、火麻仁；发作频繁者加乌梢蛇、地龙；气血弱者选用党参、当归；有瘀血者加丹参、川芎。

按语： 本方是由精神、饮食、惊恐、瘀血、先天因素等，引起气机紊乱，导致肝气不舒，气郁生痰，化火动风，夹痰上逆，阻塞脑窍，蒙蔽清窍，或横窜经络，阻塞腑窍而突然发作的痫病。以理气化痰、息风通络、开窍止痫药物，在发作期应用。

方2：痫康灵

组成：天麻45g，钩藤30g，僵蚕30g，蝉蜕30g，地龙30g，全蝎9g，蜈蚣9g，乌梢蛇30g，陈皮30g，天南星45g，姜半夏30g，远志18g，白胡椒30g，石菖蒲45g，天竺黄30g，丹参30g，川芎18g，郁金30g，知母30g，枳实30g，柴胡30g，桂枝18g，白芍45g，茯苓45g，党参45g。

用法：研细末装入胶囊，每日3次，每次3粒，3个月为一个疗程。

功效：息风止痉，行气涤痰，清热泻火，活血化瘀，柔肝缓急，健脾益气。

主治：癫痫。

按语：在痫病急性发作时，用汤剂控制后，再用痫康灵于发作间歇期服用，以图缓治，并需坚持服用。服药期间，保持精神舒畅，避免气恼，禁忌羊肉、烟酒、辛辣食品，防止便秘。

癫痫病和心、肝、脾、肾四脏有密切关系，由风、痰、瘀引起。肾藏精，肝藏血，精血互生。若因母体精气耗伤而肾亏损及胎气，或素体肾阴不足时，则精不化血，血不养肝，可引起肝风；若大惊大恐，气机逆乱，损伤脏腑，肝肾受损则易致阴不敛阳而生热生风；脾胃受损则易致精微不布、痰浊内聚、阻塞腑窍而发作；七情所伤易气滞血瘀。故气恼惊恐、饮食不节、劳累过度，使脏腑功能失调，肝风夹痰瘀随气上逆，阻塞腑窍蒙蔽清窍而发作或横窜经络，阻塞腑窍而发作痫疾。

癫痫病在发作期间，余常配合针刺控制发作。以神门、内关、太冲、丰隆、三阴交、阳陵泉、筋缩为主穴，若脾胃虚弱者加足三里，肾虚者加太溪。用捻转进针泻法，留针30分钟。正在发作时，快针刺大椎、人中、风府、鸠尾或长强，以强刺泻法。临床针药配合控制发作，疗效明显。

胁 痛

概述：胁痛是指病人自觉一侧或两侧胁肋部疼痛的一种症状。胁肋主要和肝胆的疾病有关。多由肝气郁结、痰火相搏、血瘀停滞、外邪侵袭、肝阴不足等所致。胁痛一证，最早见于《素问·脏气法时论》曰："肝病者，两胁下痛引少腹，令人善怒。"《灵枢·五邪篇》又曰："邪在肝，则两胁中痛。"以后历代医家不断补充发展，至今认识更加全面，治疗经验更加丰富。

胁痛以一侧或两侧胁肋疼痛为主要临床症状，临床见此症状即可诊断为本病。胁是肝胆之分野，有"肝在右行气在左"之说，所以胁痛多与肝脏胆腑有关。气滞者多为胀痛、嗳气，而疼痛游走不定，时痛时止，是肝气不舒、气阻络痹所致。血瘀者多以刺痛为主，痛有定处，触痛明显。间歇发作，入夜更剧，多为气滞血瘀，瘀血阻滞经脉所致。痰湿者，多重着疼痛，痛有定处，有持续性，多为肝胆疏泄功能障碍所致。血虚阴虚者，多为隐痛，绵绵不止，疲劳后疼痛加重，按之反较舒服。若外感胁痛，起病较急，多为湿热邪气侵犯肝胆，临床常见伴有表证，发热恶寒，或黄疸恶心、呕吐等症状。

临床治疗，外感胁痛多以湿热病邪为患，应以祛邪为主，用清热利湿解毒之药。内伤胁痛，气滞者以疏肝理气为主；血瘀者以活血祛瘀为主；血虚者以滋补肝肾、养血柔肝为主。临床治疗胁痛，常用升降、宣通、利湿、化痰、清热解毒、活血化瘀等方法治疗。在实践中其证型常互相错杂，虚中夹实，实中夹虚，须详细辨证，灵活用药，才能提高疗效。

方1：胁痛要方

组成：柴胡 10g，白芍 15g，郁金 10g，青皮 10g，丹参 10g，延胡索 15g，川芎 10g，枳壳 10g，桔梗 6g。

用法：水煎服，每日 1 剂。

功效：疏肝理气，通络止痛。

主治：胁肋疼痛。凡胁肋刺痛、灼痛、隐痛、呼吸咳嗽，或用力致胁痛，苔白脉弦，或舌质紫暗，脉沉细，或舌红少苔，脉弦细而数者，皆可主之。西医多种疾病，如慢性肝炎、肝硬化、胆囊炎、胆道结石症、肋间神经痛、肋软骨炎等病，凡以胁痛为主要症状者均可参考应用本方。

临床加减：左胁疼痛加檀香；右胁疼痛难忍者加白花蛇舌草；疼痛有胀感者加香附；刺痛，痛处不移，瘀血较重加桃仁、红花、三七；肝胃气滞引起疼痛加香附、陈皮；湿阻气滞疼痛用藿香、佛手；肝气犯胃克脾的疼痛并伴腹胀食呆、嗳气矢气、大便不调者选用厚朴、豆蔻、大腹皮、鸡内金；肠鸣腹泻者用白术、茯苓；胁痛伴腹胀者选用干姜、木香、红花或乌药、小茴香；跌仆闪挫致胁疼者加乌药、木香；气郁化火、烦热口干加牡丹皮、栀子；发热黄疸者用茵陈、黄柏；恶心呕吐选用旋覆花、半夏、生姜；呕吐蛔虫配乌梅丸；有胆结石加鸡内金、金钱草、地龙，枳壳易枳实；胃肠燥热，大便不通，选用大黄、枳实、芒硝；胁下有痞块者选用三棱、莪术，或地鳖虫、鳖甲；心烦失眠者选用酸枣仁、远志、夜交藤、合欢花；痰浊引起胁痛用瓜蒌、薤白；疲乏消瘦者选用黄芪、阿胶；肝阴不足加生地黄、沙参、麦冬、川楝子。

按语：肝脉布两胁，肝与胆为表里，说明胁痛的形成与肝、胆关系甚为密切。本证常见于肝、胆囊及肋间神经痛等急慢性疾患。余在临床常配合针刺，以太冲、阳陵泉、内关、期门为主穴。胸闷者配膻中，有瘀血者配支沟、三阴交，体虚者配足三里。手法皆用平补平泻，瘀血及湿热者用泻法，虚者用补法。临证针药并用，效果更佳。

方2：清肝利胆汤

组成：板蓝根 10g，茵陈 30g，金钱草 30g，白花蛇舌草 15g，蒲公英 30g，柴胡 10g，郁金 10g，白芍 10g，香附 10g，半夏 10g，乌药 10g。

用法：水煎服。

功效：清热利湿，疏肝利胆。

主治：右胁疼痛，寒热往来或但热不寒，身目发黄，口苦或恶心呕吐，饮食不思，尿赤便秘。舌红苔黄腻，脉弦数或弦滑。

临床加减：胁痛甚者加延胡索、川楝子；高热者加石膏、知母；湿热甚者，上焦用黄芩，中焦用黄连，下焦用黄柏，三焦者用栀子；气滞者用木香、青皮；食欲不振者选用藿香、佩兰、焦山楂、焦神曲、焦麦芽。

按语：胁痛早在《灵枢·五邪篇》曰："邪在肝，两胁中痛。"胁为肝之分野，经有两胁。肝属胁下，亦有"肝在右，行气在左"之说。胁痛，主要以气血为主，胁区胀痛者多属气郁；刺痛者多属血郁；憋闷胀痛者多属湿热。肝与胆相表里，肝藏血，主疏泄。胆者，即胆囊，为囊性器官，附于肝脏，内藏精汁为清净之府。肝胆经脉互相络属。胆汁为肝之余气，溢入胆内而聚合而成。肝与胆在生理、病理上都存在密切关系，肝病常影响到胆。胆病亦常波及肝，或肝胆俱病。如肝胆火旺，肝胆湿热等。治疗上亦是肝胆同治。若肝失疏泄，气机不畅，或气血郁滞，胆易形成胆汁聚积、肿块，或胆汁上泛，以及胆汁滞留，导致胁痛，身目发黄，口苦，呕吐，寒热往来或但热不寒等诸症。胆囊发炎有急性和慢性两种，女性发病多于男性，多发生于四十岁以上的肥胖人，属中医的胁痛和黄疸范畴。

方3：舒肝理气汤

组成：柴胡 10g，白芍 15g，枳壳 10g，木香 6g，香附 10g，郁金 10g，茵陈 30g，金钱草 30g，半夏 10g。

用法：水煎服。

功效：疏肝理气，利胆止痛。

主治：右胁窜痛、胀痛，或左肩胛部疼痛，胃脘胀闷，食欲不振，嗳气吐酸，恶心，黄疸或轻或重，反复发作，或口苦咽干、心烦，或头晕。舌苔薄白或薄黄，脉弦数或弦细。

临床加减：痛甚者加延胡索、川楝子；心烦者加黄连；头晕者加钩藤或天麻；气滞者加青皮；血瘀者加丹参、赤芍；气血虚者，体倦神疲选用当归、党参、白术、茯苓。

按语：本病多为情志刺激、肝郁气滞、肝气横逆、肝胆郁热化火所致，以轻重不一的腹胀为主要表现，右上腹部不适或持续性钝痛或右肩胛区疼痛，有恶心嗳气、嗳酸、消化不良症状。西医 B 超诊断为胆囊炎。应用上方治疗，可取得良好效果。

方4：四金排石汤

组成：金钱草 30g，郁金 15g，鸡内金 30g，海金沙 15g，姜黄 10g，茵陈 30g，蒲公英 30g，白花蛇舌草 15g，木香 6g，枳实 15g，大黄 10g，芒硝 6g。

用法：水煎服。用药后疼痛加剧及稀便是药物作用，大便时应注意排石现象。长期服药会对食欲有影响，可采取间断服药的方法。

功效：清热利湿，行气排石。

主治：右胁下剧烈绞痛，或有向右肩部放射，身目发黄，大汗淋漓，面色苍白，寒热往来，口苦，恶心呕吐，尿赤，便秘。舌质红，苔黄腻，脉弦数或弦滑。

临床加减：胁下常痛，或胀痛者，选加香附、延胡索、川楝子，或青皮、乌药；发热者加柴胡、栀子。

按语：胆结石症以中上或右上腹绞痛为主，属祖国医学的"胁痛""腹痛""黄疸"等病的范围，病位在肝胆，但常影响脾胃功能。中药排石对较小的结石或泥沙样结石疗效较好。

黄　疸

概述： 黄疸病以面黄、目黄、身黄、小便黄为主要症状。尤以目睛黄染、小便黄赤为主要特征。轻病者皮肤发黄不明显。

黄疸的记载，最早见于《黄帝内经》，并有"黄瘅"之名。《素问·平人气象论》曰："尿黄赤，安卧者，黄疸……目黄者曰黄疸。"《素问·六元正纪大论》曰："溽暑湿热相薄，争于左之上，民病黄瘅而为胕肿。"同时《素问·玉机真脏论》曰："病入舍于肺……弗治，肺即传而行之肝……弗治，肝传之脾，病名曰脾风发瘅，腹中热，烦心，出黄。"《灵枢·论疾诊尺篇》曰："面色微黄，齿垢黄，爪甲上黄，黄疸也，安卧，小便黄赤，脉小而涩者，不嗜食。"《黄帝内经》最早提出炎暑湿热之邪为黄疸的病因，描述了外邪入侵人体，经过脏腑传变的病机和黄疸病的临床表现。

汉代《伤寒论·辨阳明病脉证并治篇》载："阳明病……此为瘀热在里，身必发黄，茵陈蒿汤主之。"同篇又载："伤寒发汗已，身目为黄，所以然者，以寒湿在里，不解故也，以为不可下也，于寒湿中求之。"指出黄疸的病因不仅有瘀热发黄，而且有寒湿发黄的区别。在《金匮要略》列有专篇论述。

元代罗天益《卫生宝鉴·发黄》将黄疸病症多种病类区分为阳证与阴证二大类，指出阳证用仲景茵陈蒿汤，阴证用茵陈四逆汤。明代张介宾在《景岳全书·黄疸》首见使用"阳黄"和"阴黄"的名称，这一执简驭繁的分类，至今对临床实践仍有一定的指导意义。

黄疸从外邪来说，以湿邪为主，湿与热相合，引起湿热发黄，湿与寒相合，引起寒湿发黄，若感受热毒瘟毒则引起急黄重症。黄疸病者，若具有流行性、传染性，即称为"瘟黄"。其因湿热内蕴者主要是感受

内科病症方

外邪湿热和饮食不节，外邪之湿热，内阻中焦，致脾胃运化失常，湿热相搏肝胆，肝失疏泄，胆汁外溢，浸渍皮肤，下流膀胱，故黄疸也。过度酗酒，饥饱无常，饮食失节，湿浊内生，郁而化热，湿热熏蒸，故黄疸也，此谓阳黄也。其因寒湿内蕴者，凡七情伤脏，湿从寒化，寒湿困脾，胆液被阻，外溢肌表而发黄疸，此谓阴黄也。亦有阳黄迁延失治，阳气受损，脾阳不振，寒湿内阻转为阴黄。其因热毒、瘟毒、外感时邪，其性酷烈，入营血，损及肝肾，陷入心包，蒙蔽神明，急发为急性黄疸重症。其因由外因内伤致瘀血内结，日久积聚不消，瘀血不行，肝胆血瘀阻滞，胆道胆汁外溢，亦为黄疸也。

临床上黄疸病症一般有阳黄、阴黄、急黄三个类型。黄疸一般先从两目黄染开始，继则遍及全身，通常以如橘色而鲜明者为阳黄；黄如烟熏而晦暗者为阴黄；发病急骤，迅速染衣，呈现金黄色，而病性险恶者为急黄。

黄疸的治疗：黄疸病的治疗贵在通利小便，其湿邪、热邪、寒邪亦从小便可出，但据证贵在化裁。阳黄者，热重于湿，治宜清热利湿，佐以泻下；湿重于热，治宜利湿化浊，佐以清热；阴黄者，健脾利湿和胃，或益气养血，或疏肝活血；急黄者以清热解毒、凉血养阴为基本治疗原则。但临证根据病情，贵在化裁。阳黄热重于湿者，拟用清肝利湿汤或茵陈蒿汤加减；湿重于热者，拟用茵陈四苓汤加减；阴黄者拟用茵陈术附汤加减，或逍遥散加减；急黄者拟用犀角散加减。本病若高热、神昏、嗜睡者加至宝丹或安宫牛黄丸，因本病危重常需中西医密切配合抢救。

方：清肝利湿汤

组成：茵陈 30～60g，栀子 10g，大黄 10g，板蓝根 30g，泽泻 15g，苍术 10g，黄柏 10g。

用法：水煎服。

功效：清热利湿。

主治：身目黄色鲜明，发热口渴，心烦欲吐，脘腹闷胀，食欲减退，胁肋疼痛，小便短少、赤黄，大便干结，或身目黄色为暗淡，头重身痛，小便不利，大便稀溏。舌苔黄腻或白腻，脉数或濡滑。

临床加减：湿热兼表证者去大黄，选加麻黄、薄荷、连翘、赤小豆；口苦渴饮，舌苔黄糙者，加龙胆草、黄连、黄芩；便溏，尿少，口中甜者选加猪苓、茯苓、车前草、白茅根；胁下瘀块肿胀、疼痛，皮肤赤纹丝缕，舌紫、瘀斑者选加丹参、郁金、延胡索、川楝子；肢软乏力，心悸气短者，去大黄、栀子，苍术易白术，选加桂枝、白芍、黄芪、甘草；血虚者加当归、熟地黄；痰多者加半夏、天竺黄；气滞者加香附；阳虚者加肉桂；脘闷腹胀，食欲减少，大便溏薄者去大黄、栀子，苍术易白术，加附子、干姜、甘草；检验转氨酶高及肝炎恢复期血清转氨酶超过正常者加五味子。

按语：治疗黄疸一般是以茵陈蒿汤为基础方，临证贵在化裁。在治疗黄疸病的过程中遣方用药，祛湿不可过燥，清热不可过寒，疏泄不可太过，祛瘀不可太破，补脾不可过壅，养阴不可过腻。

臌 胀

概述：臌胀是因腹部胀大如鼓而命名。临床以腹部胀满、皮急如鼓、皮色苍黄，甚则脉络显露、四肢不肿或微肿为主要特征。

早在《黄帝内经》中即有臌胀病的临床症状和治疗方法的记载。如《灵枢·水胀篇》曰："臌胀何如？岐伯曰：腹胀，身皆大，大与肤胀等也。色苍黄，腹筋起，此其候也。"又如《素问·腹中论》曰："有病心腹满，旦食则不能暮食……名为臌胀……治之以鸡矢醴，一剂知，二剂已。"《黄帝内经》中关于"腹胀""腹胀""腹满""支满""中满""胀"等病名和症状的记载，其内容多与臌胀病有密切关系，界畔难分。

汉代张仲景《金匮要略·水气病脉证并治》中有心水、肝水、肺水、脾水、肾水的论述。其中肝水的症状是："其腹大，不能自转侧，胁下腹痛，时时津液微生，小便续痛。"脾水为："其腹大，四肢苦重，津液不生，但苦少气，小便难。"肾水为："其腹大，脐肿腰痛，不得尿，阴上湿如牛鼻上汗，其足逆冷而反瘦。"这三个水病都有腹部胀大的症状，和《黄帝内经》所述的臌胀相当，在病机上已明确指出臌胀和肝、脾、肾三脏的功能障碍有密切的关系。

历代医家在方书中对臌胀病的论述有许多不同的名称，如"蛊胀""胀脖""水蛊""蜘蛛蛊""单腹胀"等。名虽各异，但都是指《黄帝内经》上的臌胀病。古人从《黄帝内经》就对臌胀有了明确的认识，以后历代医家对臌胀病的病因病机、诊断辨证及治疗等方面都有许多论述，在临床上仍是学习和研究臌胀病的有价值资料。

臌胀病主要由饮食不节、嗜酒过度、情志所伤、劳伤过度，或感染血吸虫，积聚失治，导致肝气郁结，气滞血瘀，脉络壅塞。脾功能损伤，运化失司，水湿痰聚。肾脏气化功能失调，不能蒸化水液，水湿停滞。为肝、脾、肾三脏功能障碍，而气滞、血瘀、水停积于腹内而形成臌胀。

本病的分类，前人有"气臌""血臌""水臌""虫臌"之称，但气、血、水三者互为牵连，非单独为病，仅有主次之分。《医碥》说："气、水、血三者，病常相同。有先病气滞而后血结者，有先病血结而后气滞者，有先病水肿而后血随败者，有先病血结而后水随蓄者"。臌胀病机复杂，临床症状变化多端，证候重叠交错，临床辨证一定要抓住重点，辨起病的缓急，辨臌胀病的虚实，辨气结、血瘀、水裹的主次。故临床要详细审因，认真辨证才能恰当地治疗。

臌胀的治疗：在临床上一般臌胀病多为渐成，非一朝一夕之故，没有截然的实胀、虚胀之别。治疗上应以攻补兼施，或先补后攻，或先攻后补为基本原则。用药遣方勿求速度，不要攻伐过猛，要遵照《素问·至真要大论》中"衰其大半而止"的原则，耐心调治。

根据文献资料，临诊实际情况，气滞湿阻者，治宜疏肝理气、运脾燥湿，拟用柴胡疏肝汤合平胃散，或选用越鞠丸加减；寒凝气滞者，治宜温运中阳，化湿行水，拟用实脾饮加减；湿热蕴结者，治宜清热化湿、利水消胀，拟用茵陈五苓散或中满分消丸加减；肝脾血瘀者，治宜化瘀行水、通络散结，拟用复元活血汤或鳖甲煎丸，根据病人体质随症加减；脾肾阳虚者，治宜温补脾肾、化气行水，拟用附子理中汤合五苓散，亦可配用济生肾气丸，以滋肾助阳加强利水之功；肝肾阴虚者，治宜柔肝滋肾、养阴利水，拟用一贯煎合消瘀汤，或选用大补阴丸或乙癸汤或软肝缩脾汤加减；感染血吸虫者，治宜活血化瘀、行气利水，拟用化瘀汤加减。

臌胀病属于难治之症，古有"风、劳、臌、膈"四大难症之说。但只要早发现，早治疗，并且饮食有节，起居有常，慎食盐物，治疗准确，用药恰当，是可以取得良好效果的。

方：柔肝缩脾汤

组成：柴胡 10g，郁金 15g，青皮 10g，枳壳 10g，生黄芪 30g，当归 15g，丹参 15g，鳖甲 30g，生牡蛎 15g。

用法：水煎服，每日 1 剂，3 个月为 1 疗程。

功效：疏肝活血，软坚散瘀。

主治：臌胀病，肝硬化。临床见腹胀，右胁闷胀，偶有牵引之痛，左胁下积块质硬脾大，无黄疸，检验转氨酶正常，或见蜘蛛痣、肝掌，面色晦暗。舌质紫暗，或瘀斑，苔白，脉以弦为主，或脉沉细涩者。

临床加减：血瘀重者选用三棱、莪术、赤芍、红花；纳呆者加鸡内金、山楂；少气无力者加党参、白术、茯苓；有少量腹水者选用泽泻、猪苓、茯苓、白茅根、木香；若腹水多者选用二丑、大腹皮、商陆；或配用舟车丸、十枣汤。

按语：根据文献资料和临床观察，中医的臌胀和西医的肝硬化并发腹水非常类似，是肝脏病损的晚期表现。中医治疗以疏肝、健脾、补肾以治其本，行气逐水、软坚化瘀为治其标。攻伐要掌握用药分寸，适可而止，以免过伤正气，千万不要攻伐过猛。要遵照《素问·至真要大论》"衰其大半而止"的原则，根据病情灵活用药。

眩晕

概述：眩晕是目眩头晕的总称。眩者，是病人自觉眼花或眼前发黑。晕者，是感觉自身和外界景物旋转，站立不稳。目眩、头晕两者常同时并存。轻者闭眼即止，重者如坐舟车，旋转不定。严重者自觉天翻地覆，常伴有恶心、呕吐、出汗等症状，甚至昏倒。眩晕俗称"眼花头晕"。

眩晕最早见于《黄帝内经》，称"眩冒""眩"。如《素问·至真要大论》曰："诸风掉眩，皆属于肝。"《灵枢·海论》曰："髓海不足，则脑转耳鸣，颈酸眩冒。"又《灵枢·大惑论》曰："故邪中于项，因逢其身之虚……入于脑则脑转，脑转则引目系急，目急则目眩以转矣。"在《黄帝内经》中多处指出眩晕与外邪、体虚、肝脏有关，并对其病因、病机进行了论述。

汉代张仲景在《伤寒论》《金匮要略》中对"眩""目眩""头晕""身为振振摇""振振欲擗地"等临证描述拟订出相应的治法方药。如小柴胡汤治少阳眩晕，刺大椎、肺俞、肝俞治太阳、少阳并病之眩晕，大承气汤治阳明腑实之眩晕，真武汤治少阴阳虚水泛之眩晕，苓桂术甘汤、小半夏加茯苓汤、泽泻汤等治痰饮眩晕等，为后世辨证论治奠定了基础。

隋、唐、宋的医学家基本是继承了《黄帝内经》的观点，治疗眩晕的方剂内容丰富。元、明、清时代，刘完素在《素问玄机原病式》中给眩晕下过定义，"掉，摇也；眩，昏乱旋运也"。并在《河间六书》中说"风火皆属阳，多为兼化，阳主乎动，两阳相搏则为之旋转"。认为眩晕是风火所致，其病因病机以"火"立论。张子和在《儒门事亲》

中，眩晕以痰立论，提出了"吐法"为主的治疗方法。李东垣以脾胃虚弱、浊痰上逆致眩晕，并提出"非半夏不能疗眼黑头眩，风虚内作，非天麻不能除"之治法。朱丹溪在《丹溪心法》中说："头眩，痰夹气虚并火，治痰为主，夹补气药及降火药。无痰则不作眩，痰因火动，又有湿痰者。"力倡"无痰不作眩"之说。明代《景岳全书》说："眩晕一证，虚者居其八九，而兼火兼痰者，不过十中一二耳。"提出"无虚不能作眩"之说。清代叶天士《临证指南医案·眩晕》首次以"眩晕"一词，专以列门。在元、明、清阶段，部分医家已认识到眩晕与头痛、头风、肝风、中风诸证之间有一定的内在联系。历代医家对眩晕从不同角度来阐述眩晕的病因、病机，至今对临床实践仍有指导意义。

眩晕的病因、病机比较复杂，虽有气、血、痰、火的分别，然而临证要首先分清内伤与外感，并要了解各种病因之间的相互联系。

外感风寒者，风为百病之长为阳邪，其性开泄，具有升发向上、向外的特点。寒为阴邪，其性凝闭，主收引，最易伤人阳气，使机体失和，外感风寒临证可见头痛、头晕、眼花、肢体拘急、疼痛等病症。

外感暑湿者，暑为阳邪，其性属火，容易耗气伤阴，导致气阴两伤。暑邪上升发散，上犯头目，内扰心神，故见头胀头晕、视物模糊、多汗口渴、心烦口苦症状。湿为阴邪，容易阻遏气机，湿邪趋下，重浊腻滞，为病多缠绵难愈。湿邪为患，头晕目眩头重，肢体沉重酸困，疲倦无力，大便黏滞不爽，小便不畅。

肝阳上亢者，肝为风木之脏，体阴而用阳，其性刚劲，头为诸阳之会，脑为清灵之府，肝之经脉上巅络脑，风气通于肝，风阳内动，上扰干脑，故《黄帝内经》曰："诸风掉眩，皆属于肝。"若平素阳盛之体，肝阳易亢，若肾阴素亏，水不涵木，不能养肝，以致肝阳上亢。或因情志所伤，忧郁恼怒，使肝胆疏泄功能失常。或肝气郁结，郁久化火，暗耗肝阴，下吸肾水，风阳升动，上扰脑窍而致眩晕。甚则肝火上升，上冒巅顶而头昏胀痛，面色潮红，上壅于耳，则耳内轰鸣。肝胆火逆，则口苦。肝火随气走窜，而寒热往来。肝阳上亢，扰乱心神，则寐少梦多，急躁易怒，舌苔薄黄，舌质红，脉弦。皆属肝郁化热、肝阳上亢之象。

肾精不足者，肾精属阴，又称肾阴，对人体各脏腑起着濡润滋养作用。肾主骨生髓，脑为髓聚而成。脑的功能主持精神思维之活动，故称"元神之府"。肾精不足，不能上充于脑，则可出现眩晕。《黄帝内经》曰："阴虚生内热。"故五心烦热，腰膝酸软无力，不耐劳累。肾开窍于耳，肾精不足，故时时耳中如有蝉鸣，舌红，脉弦细，皆肾精不足之象。

气血的生化之源是后天之本，脾胃也。气和血，一阴一阳，互相化生，互相依存，气是人体一切活动的动力，气为血帅。全身脏腑组织器官都赖血濡养，血为气母。若劳损致气血耗伤，或大病之后，损伤气血，或久病年老，失血过多，或脾胃虚弱，皆可致气血虚弱。血虚不能上荣于脑则眩晕，血不能灌溉全身则面色黄白，唇甲淡白不华，发色不泽。气虚则体倦神疲，懒言气短。气虚则清阳不振，血虚不能上荣于脑则眩晕。脾虚则纳少，气血虚不能养心则心悸少寐，舌质淡，脉细弱，皆为气血不足之象。

痰湿中阻者，由饮食不节、肥甘厚味，或忧思劳倦、恼怒气滞、房事不节等，引起肺宣降失司、脾运化失职、肾气化失调，三脏功能失调，再加寒、热、湿、气、火等因素导致水液津气不能通调输布，聚而成痰，又成为新的致病因素。因其所在部位不同而表现为不同的症状。若痰湿上逆头部蒙蔽清窍，则眩晕、头昏、头重。若痰聚中焦、胃气不降、气机不利，可见胸脘痞闷，恶心欲吐，呕吐痰涎。湿困脾阳则少食多寐，甚则中气不足，疲倦气短。痰浊阻滞经络，清阳不升，清窍失养，兼内生之风，邪火作出祟，痰夹风、夹火、夹寒、夹瘀，眩晕为甚，若痰瘀栓塞脑窍，有昏仆之虑。

瘀血内阻者，跌仆坠损，头脑外伤，瘀血停留，阻滞经脉。气为血帅，气行血行，气虚血滞，气滞血瘀，气血不能畅行，失荣于头目脑髓，则头晕目眩。若瘀停胸中，迷闷心窍，心神飘摇不定，或血瘀气逆并走于上，迫乱心神，干扰清窍，皆可发为眩晕及兼证。若痰瘀栓塞脑窍，甚则昏仆。

眩晕的治疗：外感风寒者，治宜祛风散寒，拟用消风散加减；外感暑湿者，治宜清暑祛湿，拟用新加香薷饮，或清络饮；肝阳上亢者，治宜平肝潜阳，清火息风，拟用天麻钩藤饮加减；肾精不足者，治宜补益肾精，充养脑髓，拟用河车大造丸；偏阴虚者用左归丸加龙骨、牡蛎、龟甲、鹿角胶，或用知柏地黄丸加生龙骨、生牡蛎、磁石；偏阳虚者，用右归丸加仙灵脾、仙茅、巴戟天、肉苁蓉；气血亏虚者，治宜益气、养血、补益心脾，常用归脾丸、八珍汤、十全大补汤、人参养营汤；脾虚下陷，中气不足，用补中益气汤；血虚甚者用当归补血汤；若失血过多，气虚血脱，汗出肢冷，脉微弱者急当回阳救脱，拟用参附龙牡汤；痰浊中阻者，治宜燥湿祛痰、健脾和胃，常用半夏白术天麻汤；眩晕较甚，呕吐频作加代赭石、旋覆花、天南星；若舌苔厚腻，水湿重者加五苓散；若寒饮内停者，用苓桂术甘汤加减；若痰郁化火者，拟用温胆汤合礞石滚痰丸；痰火风交织者，用当归龙荟丸合二陈汤；气滞血瘀者，治宜活血祛痰、行气通络，拟用血府逐瘀汤，或复元活血汤加藁本、荆芥。

总之，眩晕多属本虚标实之证，一般是以标本兼顾，或在标证缓解后须调理治本。临床应以辨证论治的精神，据证灵活化裁。

方：止晕定眩汤

组成： 泽泻 30g，半夏 10g，白术 10g，天麻 10g，钩藤 15g，牛膝 15g，生白芍 15g，郁金 10g，生龙骨 15g，生牡蛎 15g，茯苓 10g，陈皮 10g，竹茹 6g。

用法： 水煎服。

功效： 平肝潜阳，化痰息风，健脾和中。

主治： 头晕目眩，似天旋地转，如坐舟车，甚则不能起床，吐痰涎、恶心、呕吐、出汗，或耳鸣，心悸失眠，或腰膝酸困，遇劳累和心情不畅易诱发。舌苔白或白腻，脉濡滑或弦滑。

临床加减： 惊悸不眠者加夜交藤、远志；腰膝酸困者加桑寄生、杜仲；气血虚弱者选用黄芪、党参、当归；纳呆者加鸡内金。

按语：临证头晕甚者泽泻可用至 50g，天麻用至 30g 亦可出奇效。眩晕原因比较复杂，临证必须辨证求因，审因论治，准确用药，才能有较佳疗效。

中 风

概述：中风，又名"卒中"。最早论述见于《黄帝内经》。临床表现以猝然昏仆、口眼㖞斜、半身不遂为主症，亦有未见昏仆，仅见㖞僻不遂者。其病因多由忧思恼怒、饮食不节、恣酒嗜肥之美食、脾失健运、生湿生痰、痰郁化火、劳累过度、房事不节、阴亏于下、肝阳上亢、内风旋动，亦可因气血逆乱夹痰、夹瘀、夹火，或气候变化，寒邪入侵，血脉凝泣，影响循行而导致。经历代总结发展对中风的认识日臻全面，多以气、火、痰、湿、瘀血以阻塞脉络及外风侵袭导致中风。

对于中风的病症可分中络者、中经者、中腑者、中脏者及后遗症。中络者手足发麻，肌肤不仁，或突然口眼㖞斜，语言不利，口角流涎，此是邪侵较浅，病情较轻。中经者，半身不遂，口眼㖞斜，半身麻木，语言不利。中腑者，昏仆，不省人事，半身不遂，口眼歪斜，偏身麻木，言语謇涩而神志不清，意识蒙眬，或思睡及嗜睡，其神志障碍较轻。中脏者，突然昏仆，不省人事，半身不遂，口眼㖞斜，其神志障碍较重，甚则完全昏聩无知，此邪中深，病情较重。中脏中腑皆有昏仆、不省人事、半身不遂等症，但有闭证和脱证的区别。

闭证：牙关紧闭，口噤不开，两手紧固，大小便闭，肢体强痉，邪闭于内，多属实证，急宜祛邪，辛温开窍，祛痰息风。

闭证又分阴与阳，阳闭者兼有热象，见面赤身热，气粗口臭，躁扰不宁，舌质偏红，舌苔黄腻，脉弦滑而数，为痰热郁闭清窍。阴闭者，面白唇黯，静卧不躁，四肢不温，口流痰涎。舌质偏淡，舌苔白腻，脉象沉滑或缓。

脱证：目合口张，鼻鼾息微，手撒遗尿，是阳脱于外，五脏之气衰弱欲绝之象，多属虚证，急宜扶正，回阳固脱。

阴闭与阳闭在临床上互相转化。若呕逆频繁，或四肢抽搐，或呕血便血，或背腹骤然灼热，即胃气衰败，或内风鸱张，气血逆乱，或戴阳之证，或亡血之后，气随血脱等都属危证。

后遗症：有半身不遂和语言不利。半身不遂表现为一侧肢体不能自主活动，有偏身麻木，感觉完全丧失，或肢体强痉，伸屈不利，或肢体瘫软。舌质正常，或紫，或瘀斑，舌苔薄或腻，脉多弦滑无力。语言不利者，舌不灵活，舌形偏歪，口流涎，咽下不利，或伴有半身不遂，或神志障碍，时清时昏，喜笑悲哀有之。舌体多胖，或瘦，舌苔薄，或腻，脉弦，或弦滑。

关于对中风的治疗，在金元以前医家持"外风入侵"之说，故治疗以祛风为主。从金元之后对中风治疗有较大发展，以风、火、痰、气、血立论。根据临床辨证，灵活应用开窍法、固脱法，以及滋阴潜阳、平肝息风、通腑化痰、清热除痰、健脾利湿、活血通络、益气养血的治则，选用方药进行治疗。

方1：周氏涤痰通络丸

组成：党参15g，茯苓10g，姜半夏10g，天南星10g，白芥子10g，郁金10g，丹参10g，鸡血藤15g，牛膝15g，桂枝10g，地龙10g。

用法：水煎服，每日1剂。亦可研细末，炼蜜为丸。

功效：益气化湿，豁痰通络。

主治：半身不遂，口眼㖞斜，言语不利。伴有头晕、头重、目眩、口角流涎、恶心纳呆、脘腹闷胀、倦怠乏力、嗜睡、肢体麻木、手足重滞、体胖肉弛。舌质淡，舌体胖，舌边有齿痕，舌偏斜，苔白腻或黄腻或黑薄而湿润，脉沉濡或沉滑或弦滑。

临床加减：头晕头痛者选用天麻、钩藤，或黄芩、夏枯草；腰膝酸软者加杜仲、桑寄生；肢体不遂者加络石藤、伸筋草；痰多者选用天竺黄、竹沥、川贝母；舌强者加远志、菖蒲；颜面肌肉抽搐者加全蝎、蜈蚣。

按语：涤痰，涤者，洗也，谓洗涤、清除，此乃洗除经脉中的痰液。

痰一般分为风痰、热痰、寒痰、湿痰。风痰是内风旋动夹痰横窜经脉，蒙闷心窍而发病；热痰是痰之内郁而化热；寒痰是外风和阳虚寒凝之痰；湿痰，多由脾土生痰，多由气虚而生。临证见气虚痰湿阻络而见半身不遂、言语不利等症状，治宜益气化湿、祛痰通络，拟用上方效果显著。

方2：永力强步丸

组成：生黄芪30g，桑寄生15g，续断15g，牛膝15g，熟地黄10g，当归10g，远志10g，川芎10g，鹿蹄草15g，地龙10g，茯苓10g，山茱萸10g，枸杞10g。

功效：水煎服，每日1剂。亦可研细末，炼蜜为丸。

功效：补气滋肾，舒筋通络。

主治：半身不遂，口眼㖞斜，语言謇涩，肢体瘫软，下肢无力，腰酸肢冷，或手足心热，尿多，五更泄，或便秘，或有头晕，目眩，耳鸣，少眠多梦，心神昏冒，烦躁易怒。舌质淡红，少苔或白苔，脉弦细或沉细。

临床加减：肢体瘫软，下肢无力甚者，选用杜仲、巴戟天；腰酸困者加狗脊；头晕目眩者加天麻、钩藤；口眼㖞斜加白附子、天南星、白芥子；语言不利者加石菖蒲、地龙；睡眠少者，选用夜交藤、合欢花；易哭笑者选用郁金、僵蚕；烦躁易怒者选用香附、乌药，或生龙骨、生牡蛎；手足心发热甚者选用牡丹皮、白薇、地骨皮；纳呆者加鸡内金。

按语：中风之半身不遂、肢体痿软、语言不利等病症皆可用本方治疗。

中风导致的半身不遂者多气虚肾虚，瘀血阻络。其病机是虚者血行迟缓，致血液凝滞，阻塞经络。治宜益气滋肾，舒筋通络。方中生黄芪补气，与当归、川芎、地龙共用有益气活血、通络利痹的功效；用桑寄生、续断、牛膝补肝肾，强筋骨，舒筋通经络；熟地黄补血滋阴是平补药，无论肾阴亏虚，或肾阳不足，皆可应用。与山茱萸、枸杞、鹿蹄草补肾中阴阳，固肾中精气，培补先天之本。远志、茯苓养心开窍通心肾，协调水火，使浮越在上的虚火重归于肾，肾阴充足后能滋养肝木，则阴阳平衡，五脏皆安，诸症自然消失。

方3：锐气通塞丸

组成：生黄芪 50g，川芎 12g，丹参 15g，水蛭 12g，鸡血藤 15g，地龙 10g，白芥子 10g，桑寄生 15g，牛膝 15g。

用法：水煎服，每日 1 剂。上药可研细末，炼蜜为丸，亦可以细药末装入胶囊服用。

功效：补气活血，通经活络。

主治：半身不遂，口喎眼斜，语言不利，或失语，口角流涎。神疲气弱，懒言少语。肢体麻木不仁，筋脉拘紧，畏寒肢冷，病侧拘挛，手足肿胀。尿频，遗尿，急便。舌淡或舌紫暗，苔白或白腻，脉弦细或沉缓无力。

临床加减：口喎眼斜者加白附子、天南星、僵蚕；语言不利者配解语丹；面部痉挛者加全蝎、蜈蚣；肢体僵硬拘挛者选用络石藤、伸筋草、木瓜、豨莶草；病久者加乌梢蛇；尿频遗尿者选用益智仁、桑螵蛸、覆盆子、金樱子、乌药、鹿角胶；纳差者选用焦山楂、莱菔子、鸡内金。

按语：上方治中风半身不遂。无明显精神障碍，西医诊断为脑梗死、脑萎缩者选用本方临床有良效。

中风导致半身不遂的病人，余临证常针药配合。一般取手足阳明经穴为主，辅以太阳、少阴经穴；上肢以肩髃、曲池、外关、合谷为主穴，配穴为肩髎、阳池、后溪；腕部拘挛者加大陵、后溪透劳宫；手指拘挛者加八邪；下肢以环跳、承扶、阳陵泉、足三里、丰隆、悬钟、解溪、昆仑为主穴，配穴风市、冲阳、阳交；膝部拘挛者加曲泉、阴谷；

踝部拘挛者加太溪、照海；足外翻者加飞扬透筑宾；足内翻者加交信透悬钟；足趾拘挛者加八风。手法以捻转进针法，初病者宜泻，久病者平补平泻，或补法。若语言謇涩者加廉泉、通里；烦躁者加内关、大陵；久病者可配用相应对侧取穴法，或针刺放血疗法。临床实践体会，针药并用疗效更佳。

淋 证

概述：淋证是指小便频急短涩，滴沥刺痛，欲出不尽，小腹拘急，尿道不利者。简而言之谓尿频、尿急、尿痛、尿意不尽。

淋病的记载，最早见于《黄帝内经》。如《素问·六元正纪大论》曰："阳明司天之政，初之气小便黄赤，甚则淋。"并有"淋""淋溲""淋满"等病名。汉代《伤寒论》《金匮要略》中也有淋病的记载。如《伤寒论·太阳篇》曰："淋家不可发汗，汗出必便血。"《金匮要略》曰："淋之为病，小便如粟状，小腹弦急，痛引脐中。"晋代葛洪《肘后备急方》始将淋分五种，曰："淋有五种，一者……石淋也；二者……膏淋也，一名肉淋；三者……气淋也；四者……劳淋也；五者……一名血淋，二名痒淋也。"北周姚僧坦《集验方》提出"五淋"一名。谓："五淋者，石淋、气淋、膏淋、劳淋、热淋。"五淋之名，后世多相沿袭用之，但一般以气、血、石、膏、劳为五淋。隋代《诸病源候论·诸淋病候》中说："诸淋者由肾虚而膀胱热故也。"明确地指出了淋证的病位在肾与膀胱。唐代《千金要方》《外台秘药》始记载治淋病的方剂。由宋、元至明、清指出了热邪、热毒、湿热在淋病中的重要作用。同时又提出淋证的发生与心和小肠及气血病变有关，补充了淋病的病因病机理论。在治疗上确立了辨证论治和治病求本的原则，并积累了很多行之有效的方药。中华人民共和国成立后中西医结合，应用中医淋病的理法，对西医泌尿系的尿路结石、肾盂肾炎、乳糜尿等疾病进行治疗取得了满意疗效，丰富了中医淋证辨证论治的内容。

淋证多以小便频急、淋沥不爽、尿道涩痛、小便拘急为主要症状。淋病初起多以膀胱湿热、气化失司、水道不利和肾虚及病久等导致气化失调引起淋病。其病变部位在肾、膀胱、尿道。目前一般以临床表现为依据，证候分类多以热淋、血淋、气淋、石淋、膏淋、劳淋六种去分类。

淋证的治疗：首先辨明淋证的类别，审查淋证的虚实，注意淋证的标本缓急。一般来说热淋宜利尿除湿、清热解毒；石淋宜利尿通淋、涤荡砂石；劳淋以补肾通淋，脾劳补中升陷；心劳补益气阴，交通肾心；血淋实者，清热通淋、凉血止血，虚者滋补肾阴、清热止血；气淋实者，理气和血、除湿通淋，虚者补中健脾、益气升陷；膏淋实者，清除实热、分清泌浊、清心通络，虚者补肾固涩。在治疗过程中，总宜正气不足者是脏气所损，给予滋肾补中养阴，虚实夹杂者宜攻补兼顾，相间而用。总之据临床病症，审因辨证，灵活用药，方可提高治疗效果。

方1：清热通淋散

组成：萹蓄 15g，瞿麦 15g，石韦 10g，车前子 10g，滑石 10g，泽泻 15g，茯苓 10g，苍术 10g，白茅根 15g，蒲公英 30g，白花蛇舌草 15g。

用法：水煎服，每日 1 剂。若热毒甚者可每日 2 剂，昼夜分 6 次服用，以顿挫热势。

功效：清热解毒，除湿通淋。

主治：淋病。湿热下注，小便频急，小便混赤，排尿中断，尿时急迫，涩痛难忍，淋漓不畅，排尿困难，或伴腰部疼痛等症状。苔黄或黄腻，脉弦滑或沉滑。

临床加减：尿痛者选用生甘草、川牛膝、延胡索、海金沙；小腹坠胀者加川楝子、乌药；小腹硬满，茎中痛者加川牛膝、茜草；大便秘甚者加枳实、大黄；发热者加柴胡、栀子；兼寒热者加柴胡、防己；舌红口干加麦冬、玉竹；尿色紫红如丝如条选用小蓟、大蓟、藕节、地榆、仙鹤草；小便混浊如米泔，有腻滑块，或沉淀如絮状，或浮油如脂加萆薢、菖蒲；心烦加竹叶、灯心草；腰酸痛者选用桑寄生、狗脊，或杜仲、川续断；气虚者选用生黄芪、党参；血虚者选用当归、阿胶；阴虚者选用墨旱莲、生地黄、牡丹皮，或知母、黄柏；低热者选用银柴胡、白薇、地骨皮；骨蒸劳热者选用秦艽、鳖甲；情志不舒，胁痛腹胀者，选用柴胡、白芍，或郁金、青皮，或沉香、木香、乌药。

按语：淋证以湿热蕴毒为主要病因，病位在肾与膀胱。初起多为邪实之证，病久则由实转虚，亦可出现虚实夹杂的证候。在辨证时，一要分清不同淋证的特点，二要审察证候的虚实。初起湿热蕴毒多以膀胱气化失司的实证，治宜清热利湿通淋，佐以行气。病久脾肾两虚，膀胱气化无权，宜培补脾肾，佐以利湿通淋。虚实夹杂者，宜标本兼治，审因辨证，按淋证的特点，虚实的相互转化，临证据情，或参以泻浊，或配伍止血，或加排石，或健脾益胃。在临床上审因辨证，以证用药，才能取得良好疗效。

淋证在临床上多包括西医的泌尿系感染（肾盂肾炎、膀胱炎、尿道炎），亦包括泌尿系肾结石，输尿管结石，膀胱结石，还有肾绞痛。

淋证应多喝水，饮食宜清淡，忌肥腻辛辣香燥之品，禁房事，在治疗中孕妇慎用滑利之药物。

方2：五金二石汤

组成：金钱草 50g，海金沙 40g，鸡内金 15g，郁金 15g，金银花 15g，石韦 30g，滑石 30g，冬葵子 30g，牛膝 15g。

用法：水煎服，每日 1 剂。

功效：排石通淋，清利湿热。

主治：泌尿系结石病。出现小便不畅，排尿困难，或排尿中断，或急迫涩痛难忍，小腹疼痛，甚则打滚，伴有面色苍白、恶心呕吐、出冷汗等症状，绞痛后可出现血尿。或腰部发生剧烈疼痛，或一侧腰部，或腹部发生剧痛，牵引小腹，沿该侧向膀胱、会阴及大腿内侧放射。尿少黄赤，或混浊，或见小砂石，或血尿。舌苔黄腻，脉沉弦，或沉滑。在间歇期无明显症状，或腰部憋胀不适。

临床加减：疼痛甚者选用延胡索、乳香、没药、三七、川芎、沉香；血尿者选用小蓟、藕节、仙鹤草、生地黄、牡丹皮；寒热往来者选用柴胡、黄芩、栀子；高热者选用石膏、知母、蒲公英、败酱草、土茯苓；小腹下坠者加党参、柴胡、升麻；小腹胀者加乌药、小茴香；腰憋困者选用桑寄生、川续断、狗脊；少气无力，体倦神疲者用生黄芪或党参；烦热口干者用生地黄、麦冬，或沙参、玉竹；大便秘结者加大黄、枳实；尿热灼痛者加萹蓄、瞿麦、白茅根。

按语：五金二石汤是治疗泌尿系结石的基础方。本方药峻力猛，功专效宏，清热利水，增加动力，行气降气，化瘀祛痰，迫使结石由静变动，达到排石之功效。对肾盂结石、输尿管结石、膀胱结石之湿热蕴结的结石病有良效。

泌尿系结石症西医诊断为泌尿系结石，包括肾盂结石、输尿管结石、膀胱结石等，属中医"砂淋""石淋""血淋""腰痛"的范围。凡小便频数，淋沥不爽，尿时疼痛，或伴腰痛，中医谓淋证。证候分类为：石淋、气淋、血淋、膏淋、劳淋、热淋。其病变部位主要在肾、膀胱、尿道。其病因是感受湿热之邪，或嗜辛辣肥腻，导致湿热下注，蕴毒结于下焦，或肾虚膀胱蕴热结滞。治疗依据扶正祛邪、以通为用的原则，宜用温阳益气、清利湿热、软坚化石之药物。

临证检查肾区有叩击痛者，提示肾盂及输尿管结石。若见排尿突然中断，改变体位后可继续排尿，或伴有尿频、尿急等膀胱刺激症状及小腹胀痛者，提示膀胱结石。X射线、B超可助结石诊断。尿常规检查，有大量的红细胞是谓血尿。若有脓球、白细胞谓继发尿路感染。输尿管结石迁延日久，或发生梗阻，更应注意肾盂肾炎、尿闭、尿毒症。若泌尿结石直径较大，经用药时间较长，效果不明显者，应采用手术治疗。

泌尿系结石症，在治疗上应以辨证与辨病相结合才能提高疗效。当结石已排，或症状已完全消失，还应坚持一个阶段的用药调理，以免转变或复发。

方3：益气助阳汤

组成：党参 15g，白术 10g，茯苓 15g，黄芪 10g，鹿角霜 30g，仙灵脾 30g，菟丝子 30g，覆盆子 30g，牛膝 15g，王不留行 15g，萹蓄 15g，柴胡 6g，桔梗 6g。

用法：水煎服。

功效：温补肾阳，益气健脾，开宣升提，通利水道。

主治：前列腺增生病。以尿频、尿急、尿痛、尿不尽、尿淋漓、尿等待、夜尿多为主要症状，或伴有小腹坠胀，肛门后憋下坠，或排尿困难，或腰部酸困。舌淡胖滑，或白腻苔，脉沉细，或沉弱。

临床加减：尿痛者选用郁金、海金沙，或延胡索、桃仁；尿灼热者加石韦；尿浊者加萆薢；夜尿多者加益智仁、桑螵蛸；头闷、头重、头晕、血压高者选用天麻、夏枯草、菊花；胃寒手足凉者选用附子、肉桂、桂枝；腹胀者加干姜、吴茱萸；小腹胀，时欲小便不得尿者加沉香、小茴香；肥胖老年人尿痛，淋涩难忍者选加海藻、昆布、桃仁；有外感者加荆芥、防风；尿急、尿痛、尿灼热，或发热者选用蒲公英、紫花地丁、黄柏、知母、生地黄；心悸者选用丹参、川芎、葛根、苦参、桑寄生。

按语：前列腺增生病属于中医的"淋证""腰痛"范畴，是老年人常见病之一。由于脾肾虚弱，过度劳累，或感受风寒，情绪变化，过饮辛辣刺激食物等因素，造成中焦脾虚，湿热下注，膀胱与脾清气不能上升，浊气难降。老年体弱，肾阳不足，膀胱气化无权，下焦积热日久，痰瘀堆积。或肝气郁结，疏泄不畅。或外感后宣降失司，诸因素导致三焦气化功能失司，水道不畅。

益气助阳汤，补益脾肺之气，补肾助阳，益火化气，通利水道。辅以下病治上，提壶揭盖，宣散肃降，通调三焦，故临床应用效果显著。尤其是对伴有心血管功能障碍和肾功能不全病人，不宜用手术治疗者，用上方疗效较好。

腰 痛

概述：腰痛是指腰部一侧或两侧疼痛。痛有定处，或不固定，可有酸痛、刺痛、木痛、胀痛、酸困等自觉症状，又叫"腰脊痛"。腰酸是指腰部酸困而不痛的感觉。历代医家均认为肾虚在腰痛、腰酸的发病中是重要因素。腰者乃肾之外候，中医文献曰："腰如肾之府。"在临床上腰痛常伴有腰酸之症状，而腰酸时不一定有腰痛症状。但二者都与肾有密切关系。

腰痛一证最早见于《黄帝内经》，并有专篇论述，如《素问·刺腰痛论》等篇。后世历代医家在腰痛的病因、临床分型、辨证治疗方面，都有实践总结，较前人更为系统化。

腰痛、腰酸的发生有外感风寒湿和因劳累及外伤所致。内因腰痛、腰酸以肝、脾、肾的亏损引起，外因腰痛以外感六淫和跌打损伤引起。本病是以肾虚为本，外邪、外伤、七情劳损皆为标。其病变部位在肾与经络。

腰痛、腰酸的辨证治疗分外因腰痛：有寒湿腰痛、湿热腰痛、风热腰痛、风湿腰痛、脊椎损伤腰痛；内伤腰痛：有肾虚腰痛、脾湿腰痛、肝郁腰痛等。治疗以补肝肾、强筋骨、祛风湿为主。治疗应据临床病症，灵活配伍，准确用药。肾虚腰痛，病程缓慢可用丸药，以缓图治。一般腰痛、腰酸可配合针灸、拔罐、推拿等疗法，以便更好地提高疗效。

方：七味腰痛宁

组成：杜仲 15g，续断 15g，狗脊 15g，桑寄生 15g，牛膝 15g，独活 10g，白芍 10g。

用法：水煎服。

功能：补肾壮腰。

主治：肾虚腰痛，腰酸，腰膝无力，手足不温，遇冷和劳累加重。舌质淡，苔薄，脉沉或沉细。

临床加减：风湿盛者选用防风、秦艽，或萆薢、五加皮；腰胁痛者选用郁金、青皮、白芥子；腰背痛者选用桂枝、川芎；腰脊痛者加鹿蹄草、威灵仙；腰痛甚者选用延胡索、没药；腰重痛者加防己、徐长卿；跌打损伤腰痛者，选用透骨草、骨碎补、红花、桃仁；腰腿痛，拘挛，麻木者，选用鸡血藤、络石藤、木瓜；腰冷痛，酸冷痛者选用肉桂、附子，或川乌、草乌；腰热痛者加忍冬藤；腰痛病久，胃寒，肢冷，腰酸脚弱者选用鹿角霜、附子；舌干唇燥，手足心热者选用知母、黄柏、地骨皮；心烦失眠加夜交藤、合欢花；骨蒸潮热选用鳖甲；自汗盗汗加麻黄根、五倍子；痛引小腹者加小茴香、乌药；尿频者加益智仁、桑螵蛸；尿血者选用白茅根、藕节，或仙鹤草、小蓟；腹泻者选用白术、山药，或诃子、肉豆蔻、补骨脂；咳喘者选用地龙、五味子，或蛤蚧、冬虫夏草；遗精、阳痿者选用仙茅、仙灵脾、韭子，或锁阳、覆盆子、巴戟天，或赤芍、蜈蚣；耳鸣者选用生龙骨、生牡蛎、菊花。

按语：余在临床上，对腰脊疼痛病人常结合针灸治疗，如腰痛以委中、肾俞、腰阳关、昆仑、三焦俞及阿是穴为主要穴。寒湿腰痛配命门、八髎、阴陵泉。能拔罐处，针上拔之。肾虚腰痛加命门、志室、太溪。根据虚实证候，酌用补泻，或平补平泻，虚者可加灸法。药针配合效果更佳。

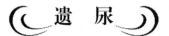

遗 尿

概述：遗尿指小便不知不觉自遗，多于夜间睡时发生，醒后方知。

儿童多见，俗称"尿床"。小便失禁是指清醒状态下，尿液自行尿出，而不能自禁。多见于老人、产妇及病后体虚弱者。遗尿和小便失禁，二者病状不同，但其病机基本相同，故归为一类。

遗尿在《黄帝内经》中有多篇记载。如《素问·宣明五气论》曰："膀胱不利为癃，不约为遗尿。"《伤寒论·辨阳明病脉证并治》记载："三阳合病，腹满身重，难以转侧，口不仁面垢，谵语遗尿。"历代文献中有"遗尿""小便失禁"及"尿床"之名。

历代医家对遗尿论述之多，方剂丰富。唐代《千金要方》在列诸治法时，把遗尿、小便失禁、尿床并列为名。元朝时唯朱丹溪在《丹溪心法》中指出小便失禁有"属热属虚"和"虚热虚寒"，对其病机的认识有所发挥。明代《赤水玄珠》提出湿热致病之说。清代林佩琴在《类证治裁》说："小便不禁，虽膀胱见症，实肝与督脉三焦主病也。"并强调"治水必先治气，治肾必先治肺"的论点，颇有见地。

遗尿的病因病机以五脏虚损，或劳伤，下焦蓄血，以及外感湿热下注等因素导致。其基本病机为膀胱不能约束。肾司膀胱，因肾有蒸化封藏功能，开阖以肾为主。膀胱的约束和气化功能有关，而水液代谢的气化功能，又和心阳的温煦、肺气的宣降、肝气的疏泄、脾气的转输运化、三焦的决渎、肾经和督脉阳气的温养都有密切关系。

遗尿的治疗关键是如何约束小便。本病多为虚寒，以温补为治病大法，为其治本，佐以固涩治其标。以下元虚寒者宜温肾固涩；肺虚不能制下者宜温肺益气；脾虚气陷，宜补中益气，升陷固脬；心肾亏损者宜调补心肾；湿热下注者宜疏肝解郁；下焦蓄血者宜活血化瘀。遗尿病夹实邪，湿热瘀血者当忌补涩之品。临证据情，审因辨证，灵活用药。

方：五子缩泉汤

组成：桑螵蛸 15～30g，乌药 10g，益智仁 10g，生山药 10g，金樱子 10g，覆盆子 10g，菟丝子 15g，枸杞子 15g，五味子 10g，鹿角霜 10g，党参 15g。

用法：水煎服，小儿酌情减半，病重者用鹿角胶，10 剂为一疗程。

功效：补益心脾，温肾固涩，缩泉敛尿。

主治：小便不禁，夜间遗尿，俗称"尿床"。临床常见小腹时有坠胀，尿意频数，强忍则自遗，或小便滴沥不断，或不能自知及控制，或睡中遗尿，患者多为幼儿，白天无任何症状，夜间遗尿，重者一夜数次。舌淡，苔薄白，脉虚弱或沉细弱。

临床加减：遗尿久则面色㿠白、畏寒肢冷，伴精神不振，心神恍惚者加茯神、远志、石菖蒲，与补肾之药同入肾。远志，可通肾气上达于心，菖蒲开心窍，茯神健脾养心，对心脾肾气虚、膀胱约束无权者取效更佳。年久顽固性遗尿可加刺猬皮、鱼鳔，可获奇效。

按语：本方以桑螵蛸补肾助阳、收涩缩泉；益智仁补肾温脾、助阳缩泉；乌药温肾散寒，调理下焦气机，助膀胱气化；生山药补脾肺，益肾气，涩精液；用五子精华，滋补下焦，益肝肾，助阳气，上敛肺气，下滋肾阴，通调水道，敛精固涩，缩泉止尿；鹿角胶或鹿角霜，性味平淡，功补肾阳，生精血，通督脉，专补命门，功效尤佳；党参补脾胃而益肺气。全方熔于一炉，共奏温补脾肾、上下通调、固精缩泉之功效。对小孩、老人尤宜。

阳 痿

概述：阳痿者指凡未到性欲衰退时而阴茎痿软，不能勃起，或勃起痿弱，临房举而不坚的男性病症。

阳痿一病，《黄帝内经》称为"阴痿"。有"阴气不用""宗筋弛纵""气大衰而不起不用""热则筋弛不收，阴痿不用"等记载。隋、唐诸家多以劳伤、肾虚立论。至后宋、元、明、清历代医家对阳痿的病机与证候描述大致一致，对理法方药大有补充和发展，积累了丰富的内容。

阳痿者指阴茎而言。前阴为宗筋之会，宗筋为阳明所主，阳明衰惫，则宗筋弛张。足厥阴肝经络阴器，肝主藏血，肝主筋。肾开窍于前阴，足少阴肾经横骨处为宗筋所聚。督脉起于胞中，下至会阴，总督全身诸阳，物有阳则动，无阳则静，故肾督阳气不动，则阴器不起。心主血，肝藏血，若阳明气血不足，则阴气不充，故阳痿的发生与肝、肾、心、脾诸脏腑及经脉有关。

阳痿多由房劳过度，误犯手淫，致精气虚损、命门火衰。或思虑忧郁，损伤心脾，生化之源损伤，则气血不足，宗筋失养。或惊恐伤肝肾，恐则伤肾，恐则气下，惊则气乱，神无所归，损伤心肝肾。或湿热下注，宗筋弛纵。

阳痿在治疗中多从肾论治，以肝着手，兼顾心脾。临证先分清脏腑虚实，辨别有火无火。据虚者宜补、实者宜泻的原则，有火者宜清，无火者宜温，湿者宜用淡渗。一般肾阳既虚，真阴亦损，用温补之法，宜用血肉温润之情的药物，忌纯阳热燥刚烈之品。心脾受损者，调理心脾，湿热下注者宜清化湿热。阳痿的治疗，贵在临证化裁，灵活用药，才可提高疗效。

方：壮阳解郁升举汤

组成： 仙灵脾 20g，仙茅 10g，菟丝子 15g，蛇床子 10g，巴戟天 10g，锁阳 10g，当归 10g，山药 10g，升麻 6g，炒香附 10g，党参 15g，蜈蚣 3g，甘草 5g。

用法： ①水煎服，每日 1 剂，30 天为一疗程。蜈蚣研细末冲服。②上方加倍药量，研细末，炼蜜为丸，每丸 9g。早晚服用，以缓图治。③上药研细末，每日 3 次，每次 5g。3 个月为一疗程。

功效： 补肾壮阳，益精起痿。

主治： 阳痿。阳事不举或举而不坚，可伴有遗精、多尿、或阴囊潮湿、腰膝酸困、精神萎靡、面色㿠白，舌质淡，脉沉细弱。

临床加减： 色欲伤及肝肾者加鹿角胶、枸杞；腰膝酸软甚者选用川续断、杜仲、牛膝、桑寄生；长期肢冷者加制附子或桂枝；便秘者加肉苁蓉；五更泄选用补骨脂、肉豆蔻、诃子；烦躁失眠者加夜交藤，心悸失眠加合欢花、远志、龙骨。

按语： 壮阳解郁升举汤以仙灵脾、仙茅、菟丝子、巴戟天、锁阳、蛇床子补肾壮阳，强筋起痿。其中蛇床子、仙灵脾、仙茅有祛风寒、除湿热之功效，并有类似性激素作用。香附、升麻能和三焦，解六郁，升举阳气。蜈蚣入肝经，其性走窜，脏腑经络皆能开之，且开肝经之气血郁闭，使肝气条达，疏泄正常。经络血脉通畅，气血得行。当归、白芍养血活血，营养宗筋，益精敛阳，能监制蜈蚣走窜和辛温药物伤阴之弊。党参、山药、甘草补气健脾，温补中土，有补后天以养先天之意。纵观全方，补中有通，寓通于补之中，以补肾益精、壮元阳为体，以疏肝解郁、散结除湿为用，使体用结合，主次分明，颇为合拍，故有良效。

治疗阳痿，有部分患者配合针灸治疗，主穴取肾俞、命门、腰阳关、关元、中极，配穴取足三里、神门、中枢、三阴交，针药结合，效果更佳。

郁 证

概述： 郁字，有积、滞、蕴结等含义，即郁滞不畅之意。凡情志不舒、气机郁滞，而致脏腑功能失调所引起的多种疾病，统称之为郁证。以心情抑郁、情绪不宁、胸部满闷、胁肋胀痛，或易怒欲哭，或咽中似有异物梗阻等为主要症状。

郁证一病名，在明代虞抟《医学正传》中，首先采用郁证作为病名。

早在《素问·六元正纪论》就说："郁之甚者，治奈何？""木郁达之，火郁发之，土郁夺之，金郁泄之，水郁折之。"五脏五气之郁为后世称的"五郁"之说。《灵枢·口问》曰："悲哀忧愁则心动，心动则五脏六腑皆摇。"指出郁证日久，可引起五脏六腑功能失调，气机不和而引起各种疾病。

《金匮要略·妇人杂病篇》有郁证的脏躁及梅核气两种证候。说："妇人脏躁，喜悲伤欲哭，象如神灵所作，数欠伸，甘麦大枣汤主之。"又说："妇人咽中如有炙脔，半夏厚朴汤主之。"至今治疗方药一直沿用。

隋代《诸病源候论·气病诸侯》说："结气病者，忧思所生也。心有所存，神有所止，气留而不行，故结于内。"指出忧思会导致气机郁结。

金元时期，郁证开始作为一种独立病症来论述。如《丹溪心法·六郁》已将郁证列为一个专篇。说："气血冲和，万病不生，一有怫郁，诸病生焉。故人身诸病多生于郁。"创立了气郁、血郁、火郁、食郁、湿郁、痰郁之六郁学说。并创立了六郁汤、越鞠丸等方剂，至今仍在医疗实践中应用。

明代王履《医经溯回集·五郁论》说："凡病之起也，多由乎郁，郁者，滞而不通之义。"书中明确指出："感受外邪及情志郁结，都可以致郁。"明代孙一奎《赤水玄珠·郁门》说："有素虚之人，一旦事不如意，头目眩晕，精神短少，筋痿气急，有似虚证，先当开郁顺气，其病自愈。"指出体质素虚是郁证发病的内在因素。《景岳全书·郁证》说："凡五气之郁则诸病皆有，此因病而郁也。至若情志之郁，则总由乎心，此因郁而病也。"张氏着重论述了怒郁、思郁、忧郁三种郁证。并对治疗郁证的方药进行了详细的归纳补充。

清代叶天士《临证指南医案·郁》说："郁则气滞，气滞久必化热，热郁则津液耗而不流，升降之机失变，初伤气分，久延血分。"并认为"郁证全在病者能移情易性"。充分强调精神治疗对郁证具有十分重要的意义。王清任在《医林改错》中说："瞽闷。即小事不能开展，即是血瘀。""急躁，平素和平，有病急躁，是血瘀。""俗言肝气病，无故爱生气，是血府血瘀。"对郁证应用活血化瘀的理论进行了阐发。

郁证有广义和狭义两种说法，在金元以前所指是广义郁证，包括外郁、情志因素所致的郁在内。明代之后，所论的郁证是以情志不舒为病因，以气机郁滞为基本病变之郁，是狭义之郁证。

郁证的发生是由于情志所伤，肝气郁结，以肝、脾、心三脏受累为主，逐渐引起五脏气机不和，阴阳失衡，气血失调。

郁证的临床表现十分复杂，按病因辨证和脏腑辨证的方法，分证候类型进行调治。

（1）肝气郁结：由于情志所伤，肝气郁结，气机不利，气不利则胀，气不通则痛。情志变化能影响肝气的疏泄功能，导致胃失和降，脘胀嗳气。肝气郁结治宜疏肝解郁。

（2）气滞湿困：因胃为水谷之海，脾为湿土之脏，所以水湿之邪，总是以脾胃病变为中心，脾胃为肝气所戕，气滞湿困，升降失调致脾阳不振，运化不利，肝气郁结。治宜理气开郁，健脾除湿。

（3）痰气郁结：由于情志不遂，思虑过度，曲意难伸，或肝气犯脾，使脾失健运，郁而生痰，痰气不解，痰涎与肝胆郁火胶结，则咽中似有异物，吐之不出，吞之不下。气机不畅，则胸胁不舒，嗳气呕恶，每遇情志刺激而加重。治宜理气化痰，涤痰解郁。

（4）气郁化火：由于肝气郁结，肝失其疏泄条达之功能，气郁化火，火性上炎，循经上行，故见头痛，烦躁，口苦咽干，目赤耳鸣。治宜疏肝泻火，解郁和胃。

（5）气郁血滞：由于情志不遂，肝气郁久，延及血分，或暴怒挫闪，气滞血郁，谓气为血帅，"气结则血凝"之理。治宜理气活血。

（6）气滞食滞：由于七情所伤，肝气郁结，疏泄不利，横逆犯胃，胃失和降。亦有饮食不节，嗜食生冷，油腻酒肉，或禀赋不足，阳气衰微，寒气内生，或劳累过度等，稍触寒邪即致脾胃损伤，胃中积滞，阻碍气机，脾运不化。若湿郁化热可见胸脘痞满、腹胀时痛、嗳腐吞酸、肠鸣矢气，甚者可引起黄疸、痞块、鼓胀等病。治宜消积和胃，兼以清热利湿。

（7）心脾两虚：心藏神而主血，脾主思而生血，脾为后天生化之源。脾胃强健则气血自生。由于七情抑郁，劳心思虑，致心脾两虚，心失所养，更因肝气郁结，郁久化热，耗伤营血，故见心悸胆怯、少寐健忘、心神错乱、精神恍惚、悲忧善哭、食欲不振等。治宜健脾养心，益气补血。

（8）心肺阴虚：多由于大病大气之后，余热未解，百脉未和，如《金匮要略》谓"百合病"，或平素多思不断，情志不遂，或受惊多疑，形神俱病，故而出现神志不宁，沉默寡言，欲眠不能睡，欲行不能行，欲食不能食，似寒无寒，似热无热，精神恍惚等症。治宜养阴清热，益气安神。

（9）肝阴亏虚：由于肝气郁结，气郁化火，火盛伤阴，筋脉失养，可见两胁疼痛、心悸烦躁诸症。治宜滋阴养精，养血柔肝。

（10）阴虚火旺：腰为肾之府，肾主藏精，肝肾同源，同属下焦。由于郁证日久，伤及阴精，营血暗耗而致，或思欲不遂，房事过度，肾元亏损，肝阴不足，则虚阳上浮，多见眩晕，心烦易怒，或腰困遗精，心悸失眠，健忘。治宜滋阴清热，镇心安神。

郁证一病，初病以气郁为病变基础，久病由实转虚，导致五脏气机不和，阴阳失衡，气血失调。临床表现十分复杂，但其治疗以理气开郁为基本原则。然郁证一般病程长，且易复发，治疗应注意用药不宜峻猛，理气而不伤气，清热而不伤胃，祛痰而不伤正，活血不破血，补益心脾而不过燥，滋养肝肾而不过腻。同时除药物治疗外，精神心理治疗有极为重要的作用。病人要正确认识对待自己的疾病，增强治愈的信心。正如《临证指南医案·郁》说："郁证全在病者能移情易性。"

方1：理气开郁汤

组成： 乌药 15g，木香 6g，郁金 10g，柴胡 6g，白芍 10g，枳壳 10g，香附 10g，半夏 10g，陈皮 10g。

用法： 水煎服，或配用越鞠丸。

功效： 理气疏肝解郁。

主治：郁证。临床见精神抑郁，情绪不宁，胸胁闷胀，或胸胁疼痛，或嘈杂吞酸，或性情急躁易怒，或心神不宁，悲忧善哭，或咽中不适，似有异物等。舌苔白薄，脉弦滑或弦数。

临床加减：急躁易怒者加珍珠母、生铁落；心烦易怒者加牡丹皮、栀子；心烦口干而苦加黄连、吴茱萸；咽中不适加川厚朴、半夏、苏根；嗳气频频加旋覆花、代赭石；呃逆者去郁金加公丁香、柿蒂；痰多且黄者加黄芩、瓜蒌；头痛者加川芎、蔓荆子；两胁疼痛者加丹参、延胡索；睡眠不宁者加夜交藤、合欢花；眩晕者加钩藤、天麻。

按语：郁者，滞也，不畅之意。郁证以《黄帝内经》五气之郁和朱丹溪的"六郁"学说为依据。同时因情志不畅，气郁不伸，郁证日久，导致五脏气机不和，脏腑功能失调引起多种疾病。正如《灵枢·口问》曰："悲哀忧愁则心动，心动则五脏六腑皆摇。"郁证初期，关键是肝气郁结，气郁不伸，气机失和，故治疗上宜疏肝理气，使周身气机流畅，脏腑功能健旺，"气血冲和，万病不生"。治疗郁证实者，除开郁理气外，当根据临证情况，是否兼血瘀、湿滞、化火、痰结、食积等，而分别采用理气、活血、祛湿、降火、化痰、消食的方法进行调治。

方2：镇静开郁汤

组成：乌药 15g，香附 10g，党参 15g，白术 10g，茯苓 10g，当归 10g，白芍 10g，生铁落 15g，生龙骨 15g，生牡蛎 15g，浮小麦 15g。

用法：水煎服，生铁落、生龙骨、生牡蛎先煎 20 分钟。

功效：解郁安神，益气养血。

主治：郁证。临床见胸胁憋闷，脘痞腹胀，多思善虑，心悸胆怯，少气懒言，四肢倦怠，头晕神疲，精神恍惚，心神不宁，睡眠不安，心烦易怒，咽燥舌干，自汗，或盗汗。舌淡苔白，脉弦细或细数。

临床加减：咽燥舌干加沙参、麦冬；心胸郁闷加郁金、木香；脘腹胀满者加川厚朴、半夏，或吴茱萸、干姜；睡眠不安者加夜交藤、合欢花；心悸、精神恍惚者加酸枣仁、柏子仁；心悸胆怯者加远志、磁石；

头晕加天麻、半夏；头痛加川芎、白芷；汗多者加五倍子、麻黄根。

按语：郁证是由情志内伤引起的病变。初病体实以气滞为主，常与血瘀、湿邪、痰结、食积、化火相搏为病。久经不愈，则由实转虚，随其气机失调，影响脏腑，损耗气血及阴阳的盛衰而形成不同的病变。出现脏腑的正虚，或正虚邪实，或虚实夹杂的证候。在治疗郁证上，以理气开郁的原则，根据损及脏腑和气血阴阳亏虚的不同情况而补之。对虚实夹杂者可据虚实的偏重酌情调治，方可提高疗效。

方3：养心开郁汤

组成：甘草 10g，小麦 30g，乌药 15g，郁金 10g，石菖蒲 10g，生白芍 10g，百合 10g，生龙骨 15g，生牡蛎 15g，茯神 10g，合欢花 30g，大枣 5枚。

用法：水煎服。龙骨，牡蛎先煎 20 分钟。

功效：理气开郁，和中缓急，养心安神。

主治：临床见精神恍惚，焦思苦虑，多愁善感，悲忧善哭，不能自主，时作欠伸，情志抑郁，所欲不遂，在精神、行动、饮食、坐卧等方面不能自主。易怒，易烦躁，自汗头昏，短气乏力，少寐，或多寐而睡不解乏，甚则言行失常，有时状若邪祟状态，或厌食不语，状若木僵，或四肢抽搐，发作无定时，发作时间长短不一。苔薄白，脉弦细。病状轻重不同，但均可自然恢复。

临床加减：阴虚者选用生地黄、当归，或石斛、枸杞；痰甚者选用半夏、茯苓，或瓜蒌、陈皮；瘀血阻络者选用丹参、赤芍，或桃仁、红花；心悸怔忡者选用酸枣仁、柏子仁、磁石；多梦易惊者用远志、珍珠母；虚烦不眠者加夜交藤；口干咽燥者选用沙参、麦冬，或桔梗、天花粉；虚火上炎者加牡丹皮，或栀子，或生地黄。

按语：本方主治脏躁，属郁证范畴。在《金匮要略》谓"脏躁"，多发于女子，甘麦大枣汤主之。多因肝气郁结，气机不利，久郁营血渐耗，导致内脏功能失调，气血津液亏虚，内热化燥，或七情内伤，久郁伤神，临床有躁急之征象，相当于西医之癔病。常用镇静剂或睡眠疗法，其疗效尚不能十分满意。中医根据临证辨证施治，拟用滋阴、养血、安神、解郁为主的方法配合心理调治，若运用得当，往往能有显著疗效。

痰 饮

概述：痰饮是指体内津液运化输布失常，停积于某些部位的一类病症。痰饮随处积留，走肠间则沥沥有声；留于胁下则咳唾引痛；溢于四肢则身体疼痛；上迫于肺则咳逆倚息，短气不得卧。痰与饮本同而标异，精气在体内停积，黏稠者为痰，清稀者为饮。二者在一定条件下可以相互转化，前人有痰属阳，饮属阴，痰多于热，饮多于湿的说法。痰饮有广义和狭义之分，广义痰饮涉及范围很广，是诸饮的总称，包括痰饮、悬饮、支饮、溢饮等，狭义的饮是指饮中一个类型，如痰饮。

早在《黄帝内经》中对痰饮有"溢饮""积饮""水饮"的提法。《素问·经脉别论》指出："饮入于胃，游溢精气，上输于脾，脾气散精，上归于肺，通调水道，下输膀胱，水精四布，五经并行。"以脾、肺、肾的气化功能，维持水液的正常代谢。又在《素问·至真要大论》曰："太阴之胜……饮发于中。"《黄帝内经》的多处论述，奠定了痰饮的理论基础。

汉代《金匮要略》首创"痰饮"之名。并设《痰饮咳嗽病脉证并治》专篇讨论。张仲景对痰饮的证候，分类详细，理法精当，提出"病痰饮者当以温药和之"的治疗大法，被后世奉为准绳。以后历代医家，各有发挥，使本病的理论和治法不断地丰富和发展，是值得我们加以继承和发扬的。

痰饮主要是因感受寒湿之邪，伤人阳气，则寒湿之邪易于停聚，中阳受困，运化无力，水湿聚而成饮。饮食不节，恣食生冷，食少饮多，停而不化，中州失运，聚而为饮。或因劳累过度，房劳伤肾，思虑伤脾，致中州运化无力。或高年下焦阳虚，不能化水而成痰饮。

临证诊断要点：一要辨清痰饮的部位。留于肠胃者为痰饮；留于胁下者为悬饮；溢于四肢者为溢饮；聚于胸肺者为支饮。二要审清痰饮的成因。三要辨明痰饮的性质。属湿痰、寒痰、燥痰、热痰等。四要分清痰饮的虚实。明辨以上四点，治疗始能确立补与攻的治则。

痰饮的治疗：以"温药和之"为原则，用以振奋阳气，开发腠理，通行水道。痰饮一证，总属阳虚阴盛、本虚标实之证。其本属脾肾阳虚，不能运化精微。其标是水饮停聚，据其停聚部位分别用逐痰、化饮、发汗、分利等法，皆为权宜之法，而利肺健脾温肾乃是正治，谓治本之法。总之，临证根据情况，分清主次，掌握尺度，恰当施治，养宜调理。

方：通阳化痰汤

组成： 茯苓 15g，桂枝 10g，炒白术 10g，干姜 10g，姜半夏 10g，细辛 3g，陈皮 10g，厚朴 10g，甘草 3g，生姜 5 片。

用法： 水煎服。

功效： 通阳散结，温化痰饮，健脾利湿。

主治： 长期背冷，甚者心悸气短，胃脘痞满，冲气上逆，胸胁支满，咳而气短，痰呈白色，或头晕目眩。舌体胖大，边有齿痕，舌苔白滑，脉弦滑。亦常用于西医学的老年性慢性气管炎、支气管哮喘，对于心脏病或慢性肾炎所致的水肿属阳虚者，亦可选用本方加减治疗。

临床加减： 喘息不得卧者选用杏仁、射干、葶苈子；气逆甚者加紫苏子、代赭石；无汗、气紧者加炙麻黄。

按语： 本方由《伤寒论》苓桂术甘汤加入干姜、半夏、细辛、陈皮、厚朴、生姜等药组成。根据《金匮要略》提出的病痰饮者，当以"温药和之"的原则。以茯苓、白术、川厚朴、半夏、陈皮燥湿健脾，理气化痰；桂枝、干姜、细辛温阳化气，散寒涤痰，桂枝通阳化气，温通经脉与茯苓利湿祛痰，一利一温，确有温化渗利之功；干姜辛温取其辛热，既温肺散寒，以化痰饮，又温运脾阳，健脾利湿；细辛辛散，温寒散痰以助干姜散其凝聚之痰饮；生姜、甘草益气健脾，且甘草调和诸药。全方一方面温化凝聚之痰，一方面温化水湿，绝生痰之源。其药性温而不热，利而不峻，临床运用得当，功效显著。

水 肿

概述： 水肿是指水液代谢功能失衡，水液潴留过量，泛溢肌肤，是头面、眼睑、四肢乃至全身浮肿的一种病症。

水肿一词最早在《黄帝内经》中出现。《素问·水热穴论》载："……水病下为胕肿大腹，上为喘呼，不得卧者，标本俱病，故肺为喘呼，肾为水肿，肺为逆不得卧，分为相输俱受者，水气之所留也。"并有"水""风水""水胀""石水""水气"等名称。对水肿的临床表现、病因病机和治则等进行了论述。汉代《金匮要略·水气病脉证并治》称本病为"水气"，设了专篇讨论，阐述颇精。隋代巢元方始在《诸病源候论》专列"水肿"门，论述相当详细。唐、宋之名家对水肿病都进行了补充和发展，至元代戴元礼《秘传证治要诀及类方》说："肿病不一，遍身肿，四肢肿，面肿，足肿，方谓之水气，然有阳水，有阴水。"到元代朱丹溪《丹溪心法·水肿》以阴阳为纲，将水肿病分为阴水与阳水两大证候类型，相沿至今，一直为后世医家临床所袭用。

水肿病是感受外邪，或劳倦内伤，饮食失调，疮毒内犯，正气亏虚等因素引起气化功能失调，津液输布失常而导致水肿。人体水液代谢依赖于肺气的宣发肃降、脾气之运化、肾气之温化，若某一脏发生障碍，都能影响三焦决渎功能失职，影响膀胱之气化，导致水肿。三脏中尤以脾、肾为重要。

水肿分阳水与阴水。阳水大致为风水证、水湿证、痰湿热证、气滞血瘀证。阴水多为脾肾阳虚证、心肾阳虚证、邪毒上逆证等。阳水和阴水在一定条件下可以转化。如阳水迁延不愈，致正气日虚，转为阴水，若阴水患者复感外邪，水肿日剧，标证居主要地位时，成为本虚标实的阳水。

水肿在治疗上，以《黄帝内经》提出的"开鬼门""洁净府""去菀陈莝"三条基本原则为主。其具体治法，历代医家补充和发展常用的有利水、发汗、健脾益气、温阳化气、育阴利水、理气燥湿、清热解毒、泻下逐水、活血化瘀、扶正固本等方法。临证据正邪关系、病症轻重，在治疗某一具体病人时，一法独进，或数法并用，或标本同治，并配合合理的饮食调补。

中医水肿与西医的急慢性肾小球肾炎、肾病综合征、充血性心力衰竭、内分泌失调及营养障碍等病引起的水肿，亦可按本病辨证论治。

方：温阳利水汤

组成： 附子 10g，茯苓 30g，炒白术 25g，白芍 25g，五加皮 15g，党参 15g，丹参 25g，商陆 6g，桂枝 10g，泽泻 15g，生姜 10g。

用法： 水煎服。附子大热有毒，应先煎 30 分钟以上。

功效： 温阳健脾，祛寒化湿，利水消肿。

主治： 水肿。临床表现为精神倦怠，畏寒肢冷，腹胀便溏，腰膝酸困，腰以下浮肿重，按之凹陷，小便不利，水肿反复发作。舌胖色淡，边有齿痕，苔白滑利，脉沉弱或沉迟。包括西医慢性肾小球肾炎，或对脾、心、肾阳虚的心功能不全水肿。

临床加减： 水肿尿少者加怀牛膝、琥珀；水肿甚者加猪苓、大腹皮；有血尿者选用白茅根、三七、生地黄、小蓟；胁肋胀痛者加青皮、郁金；脘腹闷胀者加木香、草豆蔻；腰膝酸困者选用杜仲、川续断、桑寄生、牛膝；头晕者选用菊花、枸杞；纳呆者选用鸡内金、炒麦芽、莱菔子、焦山楂；气喘不得卧者加葶苈子、五味子，或生龙骨、生牡蛎；有尿蛋白者选用生黄芪、蝉蜕、金樱子、芡实。

注意事项：肾病浮肿要淡食，甚则忌盐、忌茶。食疗用红枣、薏苡仁、冬瓜、西瓜、绿豆、赤小豆、花生米。中药要慎用，或避免使用关木通、汉防己、雷公藤、蜈蚣、朱砂、雄黄、铅丹、益母草、厚朴、细辛、马兜铃、龙胆草等中药。

按语：水肿分阳水与阴水两种，阳水多感受风邪、湿邪而发，病位在肺、脾者，属实证，或实中夹虚。阴水多为机体阳虚所致水肿，病位在脾、肾，少数在心、肾，属虚中夹实。阳水与阴水在一定条件下是可以转化的。如阳水迁延不愈，致正气虚可转为阴水。若阴水病人复感外邪，水肿日剧，标证居主要地位，成为本虚标实的阳水。

上方主治阴水，脾肾阳虚或心肾阳虚者皆可应用。当阳水失治，或治疗不彻底，水湿潴留不化，迁延日久，耗伤脾肾阳气，脾阳虚则运化无力，易脘腹胀闷，纳少便溏。水湿失运则潴留体内，泛滥机体而成水肿。肾主化气，司二便，肾阳不足，不能化气行水，则小便短少。腰为肾之府，肾阳虚则失于温煦，则腰酸胃寒，脾肾阳气虚衰，水谷精微来源不足则精神倦怠，出现阳虚寒湿内盛之象。若房事不节，肾气内伤，膀胱气化失常，水肿迁延日久，正气虚，肾阳衰微，蒸化无力，水湿凝聚不化，则全身浮肿，腰以下按之凹陷。若心阳不振，水气上泛则面目浮肿，心慌气短，不能平卧。心肾阳虚，无权温化水湿，则晨轻晚重，胃寒，尿量减少，血运迟缓，出现面色晦暗、口唇发紫等阳气衰微、水湿内盛之证。临床治宜扶正助阳，健脾温肾，佐以利水渗湿，标本同治。治阴水用上方一般三剂见效。据症状加减，进行治疗，可提高疗效。

汗 证

概述：汗证是指没有发汗药和其他刺激因素如天气炎热、劳动运动、衣被过厚等而因人体阴阳失调，营卫不和，皮腠开阖不利而引起汗液外泄的病症。

汗证在《黄帝内经》早有认识，谓："阳加于阴谓之汗。"又说："五脏化液，心为汗。"为后世认识和治疗汗证奠定了理论基础。汉代《伤寒论》和《金匮要略》根据出汗的性质、程度、部位，推断了汗证的病因病机，并且认为外感病中的汗出有在表、在里、为寒、为热、属实、属虚的不同，丰富了汗证的辨证内容。之后历代医家对汗证的论述和治疗经验至今在临床上仍有一定的参考价值。医学文献论述汗证，有以出汗部位而命名者，如头汗、额汗、心胸汗、腋汗、手足汗、阴汗；有以脏腑命名者，如胃汗、心汗、肾汗、肺汗、肝汗、脾汗等，现代以自汗、盗汗、战汗、黄汗、绝汗去辨证，有虚实寒热之分。营卫不和、正邪相争、阴虚阳虚、里热炽盛、湿热熏蒸、痰瘀阻塞皆可导致汗液外溢。根据临床表现特点分为以下几种。

自汗：不分朝夕，动与不动，濈濈然无时，动作则甚，多在醒时汗出。

盗汗：睡而出汗。醒后汗则收敛，头或身皆汗。

战汗：患热病者，全身战栗，随之汗出谓之。其人本虚，正气与病邪相搏，是驱邪外出的自身防御方法。

黄汗：汗出染衣着色，呈黄色，多见于患黄疸病的患者，但亦有无明显黄疸的病人。

绝汗：全身大汗淋漓，汗出如油如珠或黏腻，伴有肢冷、脉微无力、呼吸低微，甚则神志不清。多发生于病情危笃、阴阳离决之时。

概而言之，人体汗出多少与卫气的开阖作用有密切关系。其病机，卫气根于下焦，化生于中焦，宣发在上焦，肺脾气虚，卫气不固，腠理空虚，营阴外泄。汗是津液所化，汗多则伤津。津液和血液都是来源于饮食的精气，并能相互滋生，相互作用，故有"津血同源"之说。汗为心液，心主血，亦有"汗血同源"之说。

临床治疗：以其理论为指导思想，自汗者多为阳虚，因阳气虚弱，卫气不固，由营卫不和、肺脾气虚及热淫于内所致。治宜调和营卫、益气固表、清泻里热为主。盗汗者多阴虚，由阴虚热扰，心液不能收藏，导致阴虚火旺，心血不足。治宜滋阴降火，补血养心。战汗者，在临床上宜养胃益气，热达腠开，邪从汗出，达到"战汗透邪"的目的。黄汗者，多因湿热内蕴，治宜清热利湿为主。绝汗者，应急投益气固脱、回阳敛阴之剂，挽救生命。

总之，临床上对汗证要审因辨证，随证化裁，准确用药，方可取得良好治疗效果。

方：七味止汗散

组成： 生黄芪 10g，炒白术 10g，麻黄根 10g，五味子 10g，五倍子 10g，浮小麦 30g，生牡蛎 15g。

用法： ①水煎服。②上诸药研细末，每日 3 次，每次 5 克，温开水送下。

功效： 实卫固表，敛涩止汗。

主治： 自汗与盗汗及一切汗证。临床表现为体虚多汗，或伴短气，或卫阳不固，面色㿠白，舌淡红，脉细弱的阳虚自汗。或夜卧盗汗，或心悸惊惕，烦倦出汗者。舌红少苔，脉细数。

临床加减： 若头目昏花，或头晕目眩，神志不安，心悸，失眠，肝阴不足，虚阳上越，自汗者加生龙骨，或龙齿、生白芍；若阴虚盗汗甚者选用当归、生地黄、牡丹皮、黄柏等养阴清热之药；若两目浮肿，倦怠乏力，纳呆，少食者加党参、茯苓；有湿热者加苍术、知母；腋汗、阴汗多者加柴胡、龙胆草、川牛膝；痰瘀阻滞，半边出汗者选用半夏、枳壳，或桂枝、桃仁、红花；若气息短促，汗出肢冷，脉微细者宜用人参补气固脱；若阳气衰微，大汗淋漓，气促者加人参、附子益气回阳；若舌红少苔，口干渴者选用天花粉、乌梅、石斛、玉竹，滋阴增液生津；若伴腰酸困者选用杜仲、狗脊、桑寄生、川续断等补肝肾、壮筋骨之药。

按语： 本方以黄芪益气补虚，生用固表，实腠理，泻阴火，解肌热。白术燥湿健脾，能补脾阳，脾司运化，喜燥恶湿，得阳始运，能升则健。用麻黄根甘平入肺，专用止汗，无论气虚自汗、阴虚盗汗均可用之。五味子上敛肺气，下滋肾阴，不论阳虚与阴虚，皆可固涩止汗。《本草纲目》指出五倍子"能敛肺降火，亦治盗汗"。其性酸寒，既敛虚汗，又泻虚火，可固涩止汗，治体虚多汗。浮小麦甘凉，入心经，补心气，专敛虚汗，不论自汗、盗汗均可应用。生牡蛎长于收敛固涩，治自汗与盗汗，与浮小麦、麻黄根配伍，即牡蛎散。本方以黄芪、白术补益脾肺，实卫固表，以治其本。以麻黄根、五味子、五倍子、浮小麦、生牡蛎固涩敛汗以治其标，全方是标本同治的止汗良方。

消 渴

概述：消渴病是以"烦渴引饮"（多饮）、"消谷善饥"（多食）、"饮一溲二"（多尿）、"肌肉消瘦"（一少）的三多一少，或口甘、尿有甜味为特征的病症。

消渴最早见于《黄帝内经》。如《素问·奇病论》谓："此人必数食甘美而多肥也，肥者令人内热，甘者令人中满，故其气上溢，转为消渴。"从发病病机、临床表现、治则及预后等都进行了论述，散见于约十四篇之中，并有"消瘅""膈消""肺消""消中"等名称。《黄帝内经》对消渴的认识，对当今临床治疗有一定的指导意义。

西汉医家淳于意的诊籍中有"肺消疗瘅"的记载，是消渴病最早的医案记录。东汉的张仲景在《金匮要略》中列出专篇讨论消渴病，并首创白虎加人参汤、肾气丸等治疗消渴方剂，为临床医家所推崇。之后历代医家在《黄帝内经》《金匮要略》的基础上，对消渴病的病因病机、临床表现、并发症乃至治疗都有所补充和发展。

中医对消渴病的认识历史悠久，源远流长。理论源于《黄帝内经》，辨证论治始出自《金匮要略》，证候分类始于《诸病源候论》，在唐宋时代基本形成了体系。中医的消渴病与西医的糖尿病症状基本一致，而中医论述本病的文献资料内容丰富，为我们研究消渴病提供了宝贵经验。

消渴病之病因，除过食肥甘厚味为主因外，七情忧郁、内伤脾胃、恣情纵欲、肾精亏耗，或过服温燥药物及遗传因素，皆与本病的发生有关。消渴病津液亏损，阴虚为本，燥热内生为标。故清热生津、益气养阴为基本治疗法则。

消渴病的发病过程，始于阴虚燥热，随着病情的发展，渐损元气精血，久则由阴损阳，乃至阴阳两虚，或阳虚为主之证。于是在治疗上始终以清热生精、益气养阴之法，临证据病情配合清热泻火、健脾益气、滋补肾气、固肾涩精、活血化瘀等治疗方法，调整机体阴阳气血的平衡。临证贵在随证化裁，提高疗效。

方：消渴饮

组成：生黄芪 15g，生山药 15g，玄参 10g，黄精 10g，丹参 10g，葛根 10g，天花粉 10g，麦冬 10g，枸杞 15g。

用法：水煎服。1 个月为一疗程。

功效：益气养阴，清热生津，养血滋肾。

主治：消渴病血糖高者，临床表现为烦渴引饮、消谷善饥、饮一溲二、身体逐渐消瘦的"三多一少"，伴见四肢乏困，舌红少津，苔黄燥或少苔，脉滑数或细数。

临床加减：口渴甚者加五味子、沙参；多饥饿者加玉竹、熟地黄；尿频者加覆盆子、菟丝子；口中有甜味者加佩兰；虚甚者加人参或西洋参；有痈肿疮疡者选用金银花、连翘、蒲公英、紫花地丁；心悸失眠者选用炒枣仁、茯神、夜交藤、柏子仁；头晕目眩耳鸣者选用天麻、决明子、生龙骨、生牡蛎；心痛胸憋者选用川芎、赤芍、郁金、延胡索；午后低热、颧红，虚烦不眠，盗汗者选用地骨皮、生牡蛎、肉桂；大便秘者加何首乌、黑芝麻；小便频数如膏、如油、如米泔者选用生地黄、川黄连、生地黄；化验血糖不降者选用生石膏、知母、人参、苍术、石斛；血脂高者用决明子、山楂、益母草；尿中有酮体者用黄芩、黄连；长期用胰岛素有瘀血者用川芎、赤芍、益母草。目不明者加菊花、玉竹。

按语： 上方是余治疗消渴病的降糖基础方。当病情稳定时，将上诸药研细末，每日三次，每次 10g，以缓图治，巩固治疗。消渴患者，注意生活安排，加强饮食调养，节制房事，加强体育锻炼。

瘀　证

概述： 瘀证是由于血液运行不畅，气血周流受阻，脉络痹阻不通，瘀积凝滞，或离经之血停积体内导致的疾病。瘀血既是病理产物，亦是致病的因素。瘀证是瘀血导致的多种病症的总称。

早在《黄帝内经》中有"恶血""留血""衃血"等名称。《素问·调血论》曰："血气不和，百病乃变化而生。"引起很多瘀血病，如疼痛、痹证、癥积、痈肿等，亦指出包含活血化瘀在内的治疗方法。在汉朝《金匮要略·惊悸吐衄下血胸满瘀血病》中首先提出了瘀血病名，《伤寒论》中也较详细地阐述了蓄血症。张仲景开拓了杂病、伤寒、妇科对瘀血病的新领域，奠定了瘀血病的临床学基础。

后经历代的演进，到清朝叶天士倡导"通络"之说，在《临证指南医案》中，有很多病案中广泛应用了活血通络的方法和药物。清代王清任在《医林改错》中指出："治病之要诀，在明白气血。"他自制31 首新方，其中具有活血化瘀作用的就有 22 首，对于瘀血病的认识有较大的发展。之后唐容川的《血证论》，详述了各种出血的证治，并把消瘀作为治血四法之一，且对瘀血所致的多种病进行了归纳，并在理论上加以探讨。清代对瘀血病的研究有较大的发展。新中国成立后对瘀血病的研究更有空前的发展，既有重要理论的突破，又有应用范围的扩大和实践经验补充，取得了可喜的成绩，使瘀血学说逐渐形成一门独立的学科。

现代对瘀血病，以病性和病位相结合的方法，将瘀血病分为寒、热、虚、实四大类。寒证瘀血病分瘀阻心脉、痹瘀经络、瘀闭血脉；热证瘀血病分热盛血瘀、瘀热互结、血瘀成痈；虚证瘀血病分气虚血瘀、血虚血瘀、阴虚血瘀、阳虚血瘀；实证瘀血病分头面血瘀、胸胁血瘀、积聚血瘀、小腹血瘀、经络血瘀。

瘀证的辨证要点如下所述。

病位瘀滞：上焦者，见发脱不生，目视不明，喜忘，腰背肩膊刺痛，烦躁不安。瘀阻心脉者常反复发作心前区刺痛，或剧烈绞痛。瘀闭肺脉者，则出现咳嗽、咳痰、喘促、唇舌发紫。中焦者，见脘腹刺痛，腹中胀满疼痛，胸胁疼痛。下焦者，见小腹硬满刺痛，谵语狂躁，或大便色黑。在四肢肌腠者，四肢肿胀刺痛，颜色青紫，或红紫发热，瘀阻结节，或有寒有热之症状。瘀阻经络者，则见肢体麻木、疼痛，活动不利，甚则瘫痪。

寒热病性：寒者主要因受寒邪侵袭，多见于血脉和肢体经络，除见血瘀外，亦有畏寒喜暖、得热症减、口淡不渴、小便清长等症状。舌淡苔白，脉缓脉涩。热者由热邪、温毒及瘀滞化热所致，多见外感热病及内外痈毒。除见血瘀外，兼有发热口渴、面红目赤、溲黄便结、皮肤红肿、舌红苔黄、脉数或弦数之症状。

虚实夹杂：瘀血病的实证即指血瘀阻滞，寒邪瘀滞，热邪温毒瘀滞，都属实证。虚证者，有气血阴阳亏虚导致血瘀，或瘀血病日久，耗伤正气，导致虚实夹杂。

瘀证的治疗：瘀证以通调血行、活血通络为治疗原则。祛除瘀滞的活血化瘀方法为基本治疗原则。在临床上根据瘀血病的部位、阴阳、寒热、虚实、表里、气血等证候，以活血化瘀为主，配合其他治疗方法，才能有效地治疗瘀血病的各类型病症。常用的有温经活络法、解毒化瘀法、凉血化瘀法、行气活血法、攻下通瘀法、益气活血法、养血化瘀法、滋阴化瘀法、温阳化瘀法等治疗方法。

瘀血病在临床上有时单独出现，但常常是在其他病因的基础上形成血瘀，故出现于多种疾病中，且有一个较长的病程，因此需要有较长时间的治疗。总之要审因辨证，准确用药，才能取得良好的治疗效果。

方：益气消栓通脉汤

组成：党参 30g，白术 10g，茯苓 10g，生黄芪 15g，防己 10g，玄参 15g，川芎 10g，丹参 15g，三棱 10g，川牛膝 15g，鸡血藤 30g，水蛭 10g，白芍 10g，木瓜 10g，川续断 15g。

用法：①水煎服。②加倍药量，研成细末，炼为蜜丸，每丸 9g，1 日 2 次或 3 次，每次 1 丸，30 天为一疗程，以缓图治，或巩固治疗。

功效：益气活血，消栓通络。

主治：瘀血病之血栓性深静脉炎，患肢在大腿、小腿、足踝部肿胀。患处增粗，按之凹陷，发病疼痛，痛有定处，压痛明显，行走时加剧。患侧足背急结弯曲，可引起小腿肌肉深部疼痛。患肢皮肤初为红色，有灼烧感，扪之烙手，之后逐渐变紫红晦暗，色素沉着，或伴有腰腿酸困、腿软、肢体冷麻。舌质红，有瘀斑，或舌体胖，有齿痕，苔黄或黄腻，脉弦数或虚大。

按语：瘀血病之血栓性静脉炎，在祖国医学文献记载中叫"恶脉病""青蛇毒"。首见于晋葛洪《肘后备急方》为"恶脉病"，在隋朝《诸病源候论》、宋代《圣济总录》中均有记载。到清朝《医宗金鉴·外科心法要诀》中称"青蛇毒"，并对其病因、症状有详细论述。本病因七情内伤、肝血不足、劳伤过度，耗伤津液血脉，或外感风寒湿毒，湿寒下受，或湿热下注，以及外伤等因素，导致肝肾不足，寒湿凝聚，瘀阻血脉，痹塞不通，或热邪耗伤津液血脉，气血运行不畅及瘀阻不通，形成瘀血病之血栓性静脉炎。

在初期，发病急骤。患肢疼痛剧烈，压痛明显，肿胀严重，步履艰难。皮肤红热，扪之烙手。舌红苔黄或黄腻，脉细数。多为湿热瘀滞，治宜活血通络、清热利湿。拟用金银花 30g，栀子 10g，玄参 15g，蒲公英 30g，苍术 10g，黄柏 10g，川牛膝 15g，防己 10g，赤小豆 30g，土茯芩 15g，川芎 10g，赤芍 10g，三棱 10g，丹参 10g，鸡血藤 15g，水煎服。

在后期，神疲乏力，患肢酸困憋痛，晨轻夜重，下肢重坠无力，皮肤红肿紫暗，色素沉着，舌体胖大，有齿痕，苔白滑，脉弦数或虚大。治宜扶正祛邪，活血通络，拟用益气消栓通脉汤。若肢冷麻木者加桂枝；腰困酸软者加菟丝子、桑寄生；色素沉着广泛者加穿山甲；血栓性深静脉炎，分阶段辨证用药，效果良好。后期用丸药，以缓图治。

咳 血

概述：咳血又称咯血或嗽血，是肺络受损所致，血从肺、气管，通过咳嗽排出。血呈鲜红色，间夹泡沫，或痰血相兼，或痰中带血丝，称咳血。

《黄帝内经》有"咳唾血"的记载，直至唐代以前，以血皆从口中而出，多将咳血包括在吐血内。在元代《丹溪心法》中首先提出咳血的病名，并列专篇讨论。之后明清医学家对咳血的病因、病机、临床分类、辨证论治、方用药等方面深入阐述，对咳血的认识渐趋完善。咳血患者多有咳嗽、喘证或肺痨等肺系疾病病史。肺络受损导致的咳血，病位在肺。咳血鲜红，或痰血相兼，或夹泡沫。然吐血者是由消化道随呕吐夹有食物残渣从口而出。血色发暗，常伴黑便症状。肺痈者是脓血相间，痰血并存，气味腥臭。若咽喉、舌、齿及口腔部位有出血者，一般无咳嗽，血是随唾液而出，量少，可见口腔病变，在临床上应当鉴别。

咳血的病因：一般由外邪袭肺、肺热壅盛、肝火犯肺、气不摄血、阴虚火旺、瘀阻肺络等致咳血。

咳血的治疗：用药以脏腑辨证和病因辨证相结合的方法，并配合影像检查。治疗以清热润肺、平肝宁络、凉血止血为基本原则。临床治疗宜清热泻火、凉血止血；虚火治宜滋阴降火，宁络止血；瘀阻血络者治宜止血配活血化瘀药物。总之在临床上灵活变化，随症加减，方可取得良好疗效。

方：清热凉血汤

组成：金银花30g，生地黄30g，青蒿30g，白茅根30g，川贝母15g，藕节30g，仙鹤草15g，白及15g，桔梗10g。

用法：水煎服。

功效：清热凉血，佐以止血。

主治：咳血。支气管扩张咯血，肺结核咳血。临床表现为咳嗽、胸闷、咳血。血呈鲜红，间夹有泡沫，或痰血相兼，或干咳少痰，咽喉燥痒，或形体消瘦，颧部潮红。舌质红，苔薄黄，脉浮数，或舌红无苔，脉细数。并经影像诊断确诊。

按语：咳血绝大多数发生于肺系疾患，从咳而生，痰血相兼，或痰中带血丝，或纯血鲜红，间夹泡沫，谓咳血，亦叫嗽血或咯血。咳不离乎肺，所以大多数发生于肺系疾患，但亦不止于肺。《黄帝内经》指出"五脏六腑皆令人咳"。特别是心与肺关系密切，故心脏疾患亦可引起咳血。其病因有外邪侵肺，肺热壅盛，或肝火犯肺，或阴虚火旺，或瘀血内阻等因素。治疗以清热润肺、泻火凉血、平肝宁络为原则，或养阴清热，或活血祛瘀为基本原则。临证要细审因何而咳血，如肺结核咳血加百部、百合、玄参、仙鹤草加倍，故要进行辨证施治。

吐 血

概述：吐血亦叫呕血，是指血从胃、食道、肝、胆、胰而来，经口吐出，多携食物残渣，血色多呈暗红，或伴有黑便、柏油样便。

吐血一证在《黄帝内经》中称"呕血"。吐血之名首见于汉代《金匮要略》。隋代巢元方在《诸病源候论·吐血候》中首先提出"因伤损胃口"而吐血，病位在胃。《千金要方》载有著名的犀角地黄汤用于治疗吐血。后经历代医学家不断地总结经验，反复临床实践，对证候分类，治疗用药渐趋完善，形成较完善的理论体系。

吐血是一个"主症"，常由饮食所伤，或有胃痛、腹痛的病史。发病急，吐血前多有恶心、胃部不适、头晕的症状。可与外感、暑热、伤酒、瘀血、阴虚、气虚、胃寒等因素有关，其病因复杂，但多与热有关，病变机理为"热迫血行"。其症急病重，急需处理，稍有贻误可危及生命。由于病情较急，正如唐容川在《血证论·吐血》中强调"存得一分血，便得一分命"，此话具有重要指导意义。并指出治吐血有四法："以止血为第一要法""以消瘀为第二法""以宁血为第三法""以补虚为收功之法"。

吐血的治疗：吐血一般以清热降逆、凉血止血、活血化瘀、益气摄血为主要治则。缪仲淳治吐血有三诀："宜行血不宜止血""宜补肝不宜伐肝""宜降气不宜降火"。故临床根据证候的不同，审证求因，辨证施治，随证用药，才可以提高疗效。

方：仙鹤止血汤

组成：仙鹤草30g，紫珠草15g，白及15g，藕节30g，白茅根30g，大蓟15g，茜草6g，三七（另包）3g，侧柏叶10g，荷叶6g，生甘草3g，薏苡仁10g，红枣3枚。

用法：水煎服。三七研细末，开水冲服。

功效：凉血止血，清热解毒。

主治：吐血及一切出血症。如咳血、吐血、衄血、崩漏、肠风、痔漏出血诸症。包括西医急慢性咯血、呕血、痰中带血及肺结核、支气管扩张、风湿性心脏病、肠道等出血症状，皆有良效。

临床加减：胃痛呕血者加乌贼骨、瓦楞子；胃热者加黄连；肠道出血者加生地榆、椿根皮、地锦草；崩漏者加生地榆；小腹疼痛者加蒲黄、五灵脂；下焦虚寒者加艾叶、干姜、小茴香；肠风下血者加槐米、地锦草；肌衄者加生地黄、阿胶、鹿角胶；气虚者加四君子汤；出血过多，面色苍白，四肢厥冷，汗出，心悸，六脉微细，血虚气脱之症者急用独参汤，以参补气固脱。

按语：临证不论寒热虚实吐血者皆可应用本方，且止血而不留瘀，随症加减应用，功效颇佳。

便 血

概述：凡血从大便而下，或在大便前后，或单纯下血者，或血便夹杂而下，统称便血。

便血之名，首见于《黄帝内经》，如《素问·阴阳别论》曰："结阴者，便血一升，再结二升，三结三升。"在历代医学文献中有"结阴""便血""下血""泄血"等名称。汉代《金匮要略》将先便后血称"远血"，先血后便称"近血"。宋朝严用和《济生方》首先将便血列门为便血和肠风脏毒两门进行论述。元代《丹溪心法》首先提出便血的病位"独在胃与大肠"，与近代理论相符。

便血一证，中医有远血、近血、肠风、脏毒之分。其病变部位在结肠、直肠、肛门中，多便前来血，为近血。其病变部位在小肠或胃中，多便后来血，为远血。血清、色鲜者为肠风，血浊而色暗者为脏毒。脏毒包括痔漏、痈、岩（癌症），其病因机理为火与虚，火盛者迫血妄行，虚则血无所摄，血液下渗。临证时要审因辨证，分辨虚实。有火者治宜清化湿热，凉血止血。虚者治宜益气健脾，养血止血，或用解毒抗癌之药为治疗大法。临床应灵活用药，进行有效的治疗。

方：断红神效散

组成：生地榆 30g，椿根皮 15g，槐米 15g，乌贼骨 15g，白及 15g，生地黄 10g，枳壳 10g。

用法：水煎服。

功效：清热凉血，涩肠止血。

主治：大便下血，血色鲜红或紫暗。肛门灼热肿痛，或小腹隐痛，或面色无华，神疲懒言。舌苔黄或腻、脉滑数，或舌淡苔薄、脉细弱。

临床加减：湿热者，肠膈胀闷，便血紫黑，苔黄腻，脉濡数，选用栀子、黄芩、黄连；热毒内盛选用生地黄、白芍、荆芥穗炭，佐以乌梅、甘草；中气衰弱者加黄芪四君子汤；血虚者加当归、阿胶；气滞者加香附、乌药；下血日久，形寒肢冷腹胀者，去生地黄加干姜、附子。

按语：血凡从大便而下者叫便血，有肠中湿热和脾气亏虚。前者多因饮酒或嗜辛辣过度，湿热瘀结，移热大肠，灼伤肠络，下血鲜红，肛门灼热胀痛。治宜清热化湿，佐以止血。后者多劳倦内伤，脾胃虚寒，中气衰弱，脾不统血而溢于肠内，下血紫黯，或便黑如柏油，或中焦虚寒，运化失常，消化吸收的功能障碍，则伴腹胀隐痛，大便稀溏，或气血虚弱，生化之源不足，则伴神疲懒言，面色无华。治宜健脾益气，养血止血。临证要审因辨证，分清虚实，据情灵活用药，准确治疗。

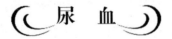

尿 血

概述：尿血是指血从尿道排出，血尿混杂，或有血块夹杂而下，并无疼痛之感的病症。

尿血早在《黄帝内经》中有"溺血""溲血"的记载。在《金匮要略·五脏风寒积聚病》中"热在下焦者，则尿血，亦令淋秘不通"，并指出尿血的病因以热为多，发病部位在下焦。历代医家对尿血都有辨证论治的阐述和很多的治疗经验。但古代医学家所说的尿血一般指肉眼血尿而言，现代对于尿色无显著差异的微量出血者，用显微镜也能查出，则镜下血尿也应包括在尿血的范围。

尿血的病变部位主要在肾、膀胱、尿道。其发病机理一般是下焦结热、阴虚火旺、脾肾亏虚，多由火引起尿血。但有虚实不同的区别，实者治宜清热泻火；阴虚者治宜滋阴降火；脾肾虚者宜配健脾固肾之药方可奏效。

方：溲赤止血汤

组成： 生地黄 10g，当归 10g，白茅根 30g，藕节 30g，生地榆 15g，川牛膝 10g，生甘草 5g。

用法： 水煎服。

功效： 清热解毒，凉血止血。

主治： 尿血。小便鲜红，淋沥涩痛，或小便灼热，小腹胀热不舒，或小便频繁不利，或腰膝酸软，体倦神疲。舌红苔黄，或舌质淡，脉细数或沉数。

临床加减： 小便淋沥涩痛者加萹蓄、瞿麦、石韦；尿血有瘀块刺痛者加海金沙、鸡内金、琥珀；心烦不宁者加栀子、竹茹；身热者加蒲公英、败酱草、芦根；小便混浊者加萆薢、土茯苓；面足浮肿者加赤小豆、防己，或泽泻、猪苓、车前子；盗汗者加五倍子、黄柏、知母；尿血久者加阿胶、鹿角胶；体倦神疲者加生黄芪、党参、白术。临床审因辨证，随症加减，疗效更佳。

按语： 尿血是指从尿道排血，血尿混杂而言。临证虽有轻微的胀痛，或热灼，或有血块夹杂而下，但终不如血淋的淋沥涩痛痛苦难忍，故一般以痛为血淋，不痛为尿血，亦称溲血。

尿血一证，虽然多由火旺引起，但有虚实的不同，实者多暴起，尿色鲜红，尿时稍有热痛感，并兼有苔黄、脉数。虚者多是病久不愈，血色淡红，尿时多无疼痛阻滞之感。阴虚者每兼颧红、潮热、盗汗、舌质红、脉细数。气虚者每兼面色萎黄、倦怠无力、舌质淡、脉细弱。实者，宜清热泻火，凉血止血为主。阴虚者宜滋阴降火为主。脾肾虚者宜益气固肾为主。临证要审因论治，方可提高疗效。

痹 证

概述：痹是阻闭不通的意思。痹证是由风寒湿热之邪引起，导致肢体、关节疼痛，腰腿酸楚、麻木重着及关节肿大、活动不利的症状。病有反复发作和渐进性的特点。

痹的病名，最早见于《素问·痹论》曰："风、寒、湿三气杂至，合而为痹，其风气胜者为行痹，寒气胜者为痛痹，湿气胜者为着痹也。""所谓痹者，各以其时，重感于风寒湿也"及"饮食居处，为其病本"等，对病因病机、转归预后等方面进行了精辟的总结。历代医家又从实践中不断地加以丰富和发展，使之更加完备。

痹证的发生，一般是素体阳气或阴精不足为内因，风寒湿热之邪为外因。初起以实邪为主，病位在肢体皮肉经络，病久多属正虚邪恋，或者虚实夹杂，病位在筋骨和脏腑。

痹证的病因病机为风寒湿热之邪乘虚入人体，引起气血运行不畅，阻滞经络，或痰浊瘀血阻于经脉，深入关节经络而致发病。痹证与体质、气候、生活环境都有密切关系。

痹证的临床表现大体包括西医的风湿热、风湿性关节炎、类风湿性关节炎、坐骨神经痛、骨质增生性疾病，增生性脊柱炎、颈椎病、跟骨刺、大骨节病。

痹证是一个常见病、多发病。主要原因是体质虚弱，抗病能力减弱，由风寒湿热而致发病。寒邪胜则疼痛剧烈，湿邪胜则重着麻木，风邪胜则疼痛游走不定，热邪胜则局部灼热红肿。总之治疗痹证要抓住病之特点，分清主次，对症下药，才能在临床上取得良好效果。

方1：一风二活三草五藤汤

组成：防风 10g，羌活 10g，独活 12g，透骨草 12g，豨莶草 12g，老鹳草 12g，鸡血藤 30g，络石藤 15g，青风藤 10g，海风藤 10g，忍冬藤 10g。

用法：水煎服。

功效：散风寒湿，通络止痛。

主治：痹证。凡风寒湿邪侵袭人体肌表经络，致使气血阻塞，运行不利，引起肢体筋骨、肌肉、四肢关节流注疼痛者，疼痛部位以腕、肘、膝、踝关节为主，亦可见腰腿疼痛、酸、麻、重着、伸屈不利、关节肿大，在天气变化或劳累后加重。

临床加减：偏寒者选用川乌、草乌、麻黄；偏湿者选用防己、苍术、薏苡仁；偏热及关节红肿者选用石膏、知母、黄柏、栀子、金银花、虎杖，或用水牛角、鳖甲；虚热者选用石斛、牡丹皮、地骨皮；阴虚内热者重用生地黄；气虚者选用生黄芪、党参、白术；血虚者用熟地黄、赤芍、当归、川芎养血活血；肝肾虚者选用杜仲、狗脊、川续断、桑寄生；肢体憋胀，麻木酸困者加桂枝、丹参；疼痛甚者选用延胡索、白芷、川芎、没药；病在上者加姜黄、连翘；病在下者加牛膝、木瓜；久病者选用乌梢蛇、白花蛇、全蝎、蜈蚣、地龙、僵蚕。选用药一般为一味或二味药。

按语：痹证有闭阻不通之义。风寒湿邪侵袭经络，气血闭阻不能畅行，引起肢体、关节处酸痛、麻重及屈伸不利等症状。痹证类似西医风湿性关节炎、风湿性肌炎、类风湿性关节炎及大骨节病等。痹证是临床常见病，余在临床上常针药并用，疗效较佳。一般膝关节疼痛选用犊鼻、梁丘、阳陵泉、阴陵泉、膝阳关、足三里、阿是穴等穴，一般应用捻转进针手法，待针感向周围和四周上下扩散，留针 20～30 分钟。腕指关节疼痛以外关、曲池、合谷为主穴，配穴以中渚、阳溪、阳谷、外关、阳池、经渠、太渊及八风；肘臂部疼痛取曲池、尺泽、合谷、外关、天井、侠白、臂臑、肘髎；脊背腰部疼痛选大椎、腰俞、肾俞、身柱、腰阳关、委中，或承山透条口，配穴昆仑、环跳、阳陵泉、阴陵泉、居髎、八髎。以上均以捻转进针法，实则用泻法，虚则平补平泻。针药并用效果更佳。若关节红肿者慎用针灸。

方2：清热祛风汤

组成：生石膏30g，知母15g，黄柏15g，生地黄30g，独活10g，苍术10g，延胡索15g，秦艽10g，鸡血藤15g，忍冬藤30g，老鹳草10g，威灵仙10g，松节10g。

用法：水煎服。

功效：清热解毒，祛风利湿，通络止痛。

主治：热痹，关节红肿，疼痛剧烈，多见于青少年。发作多为大关节红肿，灼热疼痛，得冷则舒，关节屈伸不利，或游走性，或固定不移，或壮热烦渴，日轻夜重，呈多发性、反复性。在关节周围有绿豆大小的皮下小结，或伴有不同程度的发热，躯干四肢可出现环形红斑点，严重者累及心脏。一般舌质红，苔白腻或黄腻，脉数或浮数。西医谓风湿性关节炎。

临床加减：热退肿消去石膏、知母、黄柏、生地黄，或减量；肿胀明显者选用防己、木瓜、薏苡仁、萆薢；恶风者加防风；高热者选用金银花、白花蛇舌草、水牛角；咽喉红肿者选用山豆根、射干、玄参、桔梗；上肢患病加桑枝，下肢患病加牛膝。

按语：热痹为以关节红肿热痛，疼痛难忍，或游走不定，或固定不移的疼痛，活动障碍，伸屈不利为主要症状的疾病，呈多发性、反复性发作，多见于青少年。中医典籍中有"热痹""湿热痹""历节风"等病名。

热痹是风寒湿邪蕴久化热，或热邪与温邪相合，或感受毒邪所引起。治疗以清热为主，佐以祛风湿、通络止痛。

方3：三草桂枝汤

组成： 豨莶草 15g，老鹳草 15g，透骨草 15g，桂枝 10g，白芍 15g，木瓜 10g，鸡血藤 20g，独活 10g，牛膝 15g，续断 15g，桑寄生 15g，甘草 3g，生姜 3 片。

用法： 水煎服。

功效： 散寒除湿，通络止痛。

主治： 坐骨神经痛是以坐骨神经通路及其分布区内疼痛为主要症状的疾病。临床常见腰部疼痛，牵引一侧臀部、大腿后侧、小腿后外侧、足背等处。疼痛为持续性钝痛、刺痛、抽憋疼痛，或向下放射，屈伸不利，疼痛常因行走、咳嗽、喷嚏、弯腰、排便而加剧，病人常取保护性姿态。病情白天轻，晚上重，受凉及阴寒天疼痛加重，天气变化和劳累、生气易诱发。体检时，直腿抬高试验阳性。一般舌苔薄白，脉弦或弦紧。

临床加减： 风寒疼痛者加草乌、川乌；风胜者加防风；湿胜者选用苍术、薏苡仁、防己；易生气者加青皮、香附，或木香、乌药；痛甚者选用地龙、乌梢蛇，或延胡索、没药；腰脊酸痛者选用狗脊、杜仲；有腰脊骨质变化者选用骨碎补、威灵仙、鹿衔草；瘀血者选用川芎、桃仁、红花；神疲乏力者选用人参、黄芪、党参。

按语： 坐骨神经痛这一病症，引起的原因甚多，但主要以腰部椎体受损和单纯受风寒湿引起，属中医痹证范围。笔者曾患腰椎间盘突出、坐骨神经痛，在外地大医院治疗罔效，又不愿意手术治疗，遂自拟上方加减服用，腰部贴镇江膏药，治疗一个月，诸症消失。后来临床上用此方治疗坐骨神经痛屡用屡效。

在临证时，余常配针刺，效果更佳。以环跳、承扶、阳陵泉、足三里、悬钟、阿是穴为主穴。腰骶部疼痛配肾俞、八髎或第二腰椎至第五腰椎夹脊穴；下肢疼痛配秩边、殷门、风市、委中、承山、昆仑、足临泣。体虚者加足三里，以捻转法进针，中强刺激，患者有麻、酸、憋、胀及向下肢放射感。留针 30 分钟，每日或隔日针刺一次。

方4：柔筋健骨汤

组成： 当归 15g，白芍 15g，生地黄 15g，川芎 10g，桂枝 10g，桑枝 30g，鸡血藤 30g，威灵仙 15g，秦艽 10g，鹿衔草 15g，丹参 10g。

用法： 水煎服。

功效： 养血柔筋，通利关节。

主治： 顽痹、历节风，西医类风湿性关节炎、强直性脊柱炎。症见四肢关节疼痛肿胀，痛不可近，好发于小关节，常为对称性。病程迁延反复，多侵犯指、腕、肘、趾、踝、膝、骶腰、脊柱，且易畸变，关节重着难移，伸屈不利，活动不便及腰背困胀，四肢拘急。舌苔薄白，脉弦紧。

临床加减： 发热或关节红肿者加石膏、知母；肢肿沉重者去生地黄加苍术、薏苡仁，或防己、萆薢；有风者选用防风、麻黄；寒凉者加川乌、草乌；气虚者加黄芪；肾虚者选用狗脊、骨碎补、川续断、山茱萸；阴虚者选用女贞子、墨旱莲、桑寄生、枸杞子；有痰者加地龙；瘀血者加桃仁、红花；骨变形者选用乌梢蛇、白花蛇、僵蚕，重用威灵仙；疼痛甚者选用白芷、川芎、延胡索、没药。

按语： 顽痹、历节痛病属于痹证范畴，一般认为与西医的类风湿性关节炎相似。本病以疼痛为主要症状，可见骨与关节病变，日久可引起骨关节畸形，当属《金匮要略》中的历节病，后世也叫"肌痹""顽痹"。治疗根据中医"肝主筋""肾主骨""久病入络"的理论，多以阳虚或阴虚，以及夹风、夹寒、夹湿、夹热、夹痰、夹瘀的病因病机，在临床上审因辨证，灵活用药，方可奏效。

方5：壮骨消刺汤

组成： 白芍 15g，木瓜 10g，威灵仙 30g，鹿衔草 15g，牛膝 15g，狗脊 15g，骨碎补 15g，郁金 10g，鸡血藤 15g。

用法： 水煎服，每日一剂，15 天为一疗程。

功效： 补肝肾，强筋骨，祛风湿，化骨刺。

主治：骨质增生，症见头部转侧不利，四肢麻木，挛急不遂，关节酸困无力，或疼痛，伸屈不利，腰脊疼痛酸困等症状。舌苔白，脉或弦或紧。

按语：骨质增生病，多发生在 40 岁以上，据影像检查诊断为骨质增生，以酸困无力、关节疼痛、伸屈不利、肢体麻木为主要症状，但局部无红肿或疼痛游走现象。中医治疗，根据"肾主骨""肝主筋"的理论，疼痛常用补肾养肝活血化瘀的方法，辅以祛风利湿。临床用壮骨消刺汤加减，如：颈椎患病葛根用至 50g，加桑枝、姜黄、透骨草；腰脊疼痛选用杜仲、续断、桑寄生；膝关节及跟骨疼痛骨质增生者，重用威灵仙、牛膝至 30g；拘挛者选用僵蚕、地龙、乌梢蛇、五加皮；疼痛甚者选用延胡索、白芷、川芎、没药；本方白芍可逐渐加量至 50g，若有腹泻可加白术、山药，症状可以消失。

方6：消刺蛋

组成：威灵仙 30g，全蝎 1 条，当归 6g，白蒺藜 6g，赤芍 6g，牛膝 6g，独活 6g，木瓜 6g，鸡血藤 6g，鹅蛋 9 个。

用法：上药研成细末，分成 9 等份，装入鹅蛋中，用细棒搅匀，封口蒸熟，每日空腹服一个药蛋，9 天为一个疗程。

功效：补益肝肾，舒筋活血，祛湿搜风，消刺止痛。

主治：治疗腰以下的骨质增生，即腰、膝关节、足跟、足趾等酸困、麻木、憋胀、疼痛。舌苔白，脉弦或弦紧或沉紧。

按语：本方以威灵仙祛风除湿、通络止痛、软化骨刺；独活散风祛湿，对下半身有效；木瓜、牛膝、白蒺藜，补益肝肾、舒筋活络、健筋祛风、利关节、和中气，并与鸡血藤、当归、赤芍共同养血荣筋，活血行血。对久病、血虚、肝旺筋失所养、四肢关节挛急作痛者可活血行血、舒筋活络、止挛止痛；全蝎行窜搜风，助牛膝引药下行；鹅蛋营养健骨暖骨。全方熔于一炉，共奏补益肝肾、舒筋活血、祛湿搜风、消刺止痛之功效。临床应用 2~4 个疗程，实践证明，对腰以下的骨质增生疗效明显。

方7：木瓜乌梅芍药甘草汤

组成： 木瓜 15~30g，乌梅 10g，生白芍 15~30g，甘草 5g，当归 10g，牛膝 15g，党参 15~30g。

用法： 水煎服。

功效： 舒筋活络，养血生津，止挛止痛。

主治： 拘挛疼痛。四肢或手足拘挛，或腹痛转筋，或四肢挛拘，不能伸直，痉挛抽搐，筋收拘急，酸困软弱。或麻木不仁，或夜间挛痛转腿肚。或腰痛腿痛，关节痛等症状。舌苔白薄，脉弦或弦紧。包括现代医学称腓肠肌痉挛、胃痉挛、腰肌劳损等病症。

临床加减： 伴头晕者加天麻、白术、姜半夏；关节痛者选加鸡血藤、络石藤，或草乌、白芷。

按语： 拘挛是疾病中的一个症状，病位多属于肝、心。肝主筋，筋膜干则收缩。心主血脉，血不和则疼痛。木瓜酸温，既能舒筋活络，又能和胃化湿，还能祛风湿；乌梅酸平，敛肺生津，和胃舒肠；白芍酸苦，养血柔肝，缓急止痛；甘草益气解毒，缓急定痛。以木瓜、乌梅、白芍之酸合甘草，酸甘化阴。入当归和血滋阴，牛膝补肝肾、强筋骨、活血通络。党参既可补脾胃而益肺气，又能益气补血，功在补益后天、生化津液精血，滋养经脉筋骨。全方共奏养血生津、舒筋活络、止挛止痛之功。

本方实乃张仲景《伤寒论》中芍药甘草汤加木瓜、乌梅、牛膝、当归、党参。既宗医圣之义，又入临床发挥。临床每遇拘挛疼痛症状者，不分内外，不论风湿与寒热虚实，皆可随证入药，必奏良效。

本方治疗腓肠肌痉挛，俗称"转腿肚"或"抽筋"，一般用 3 剂见效，多则 6 剂，屡用屡效。

方8：壮骨健筋丸

组成： 生黄芪 15g，党参 30g，当归 15g，川芎 10g，白芍 30g，木瓜 30g，丹参 15g，鸡血藤 30g，郁金 10g，延胡索 30g，川牛膝 30g，桑寄

生 15g，川续断 15g，狗脊 15g，骨碎补 15g，独活 15g，鹿蹄草 15g，威灵仙 30g，知母 10g，桂枝 10g，甘草 10g。

用法：上药研成细末，炼蜜为丸，每丸 9g，1 日 2～4 丸。30 天为一疗程，以缓图治。

功效：补气血，益肝肾，强筋骨，佐以祛风湿。

主治：临床多见走路四肢僵硬，腿提不起来，甚则身向一侧歪斜，坐下后再站起来不会走，停一阵才能开步，下楼下坡困难。平时四肢伸屈不利，腰脊酸困，或腰腿疼痛，或疲软无力，或肢体麻木，或足跟疼痛，或关节肿胀。苔白薄，脉弦或弦紧。影像检查：关节退行性变化，或骨质软化损伤，或伴骨质增生等。

按语：人体客观生理规律是人未老，腿先病，骨先衰。在 30 岁时，人体关节已发育成熟，体壮骨硬。从壮年时开始走下坡路，其病在软骨，根在退化，一般临床看不见症状。但在 40 岁时，出现症状，时有时无，两腿酸困，人们往往忽视治疗。当 60 岁左右，开始出现人老气衰、人老先老腿的特点，加之风寒湿侵袭、气血虚弱、肝肾亏损等因素，导致很多上述症状。中医根据"脾主四肢""肾主骨""肝主筋"的理论，以补气血、益肝肾、强筋骨，佐以祛风湿为主要治疗原则。审因用药，对关节除却外邪、消积化瘀、活血通络，需补气血、益肝肾，增强肝、脾、肾的功能，使气血旺盛，能对关节供给营养、滋濡关节，且强骨健筋，修复软骨损伤和恢复关节功能。由于本病病程缓慢，所以要坚持治疗，用丸药以缓图治。为了巩固疗效，每年冬季进服，益处甚大。

方9：补肾祛风胶囊

组成：党参 45g，当归 22g，白芍 22g，川芎 22g，鸡血藤 38g，络石藤 23g，桂枝 15g，桑寄生 23g，续断 23g，狗脊 23g，牛膝 23g，木瓜 22g，威灵仙 23g，白芷 22g，延胡索 22g，独活 25g，草乌 10g，羌活 10g，葛根 15g，细辛 5g，天南星 10g，五加皮 22g，豨莶草 38g，马钱子 8g，乌梢蛇 15g，甘草 6g。

用法：诸药研细末，装入胶囊，每日3次，每次3粒，1个月为一疗程。因常年关节疼痛，或行走困难者，配制胶囊或丸药，以缓图治。

功效：补肾壮骨，祛风寒湿，化瘀涤痰，通络止痛。

主治：腰膝酸困，关节疼痛，僵硬变形，伸屈不利，肌肉拘挛，骨质增生。舌苔白薄，脉弦或弦紧。

按语：痹证，痹是闭阻的意思。凡风寒湿热毒邪，侵袭人体肌表经络，致气血阻塞，运行不利，引起机体的筋骨、肌肉、关节等部位发生疼痛、酸麻、重着僵硬，屈伸不利，关节肿大等症状均为痹证。

早在《黄帝内经·痹论》中曰："风、寒、湿三气杂至，合而为痹。"又曰："所谓痹者，各从其时，重感于风、寒、湿之气也。"医圣张仲景在《伤寒杂病论》中指出："百病寒为先，一朝寒气一身病，一日不散十年痛。"当人体劳累、受伤、年老体衰时，风寒湿邪易侵入肌体，积痹日久，使气血瘀阻，经络闭塞，膜液凝固，气不通则麻，血不通则痛。故人的肩、肘、腰、膝、四肢关节疼痛。

补肾祛风胶囊以补肾壮骨之药为主药，以祛风寒湿之药为辅药，以益气养血、化瘀涤痰、通络止痛之药为佐使，诸药熔为一炉，共奏补肝肾、强筋骨、益气养血通脉、祛风寒湿毒邪、活血化瘀、搜风涤痰、通络止痛之功效。此胶囊临床应用效果好，故成批生产，以满足群众需求，以缓图治，效果良好，介绍于此。

祖国医学认为："痛则不通，通则不痛。"故治疗痹证应注意：①调气血，通经络，一通百通，经络通，气血行，筋骨健，疼痛消；②痹证主要是风寒湿热之邪所引起，重用祛风、祛湿之药物；③痹积日久，寒气收引，气血瘀阻，经络闭塞，膜液凝固，要通过药物化寒、化瘀、化痰、清热，达到气血津液流畅的目的；④肾主骨，通过补肾壮骨，养髓、滋精、养血、养津液。

补肾祛风胶囊有一通、二祛、三化、四养的作用。在整个治疗过程，可达到治疗康复保健的效果。

方 10：祛邪中和散

组成：党参 15g，当归 10g，白芍 10g，鸡血藤 15g，薏苡仁 15g，桂枝 6g，防风 10g，甘草 3g。

用法：水煎服。每日 1 剂。

功效：扶正祛邪，调和气血，活络止痛。

主治：体虚肢体麻木不仁，筋脉拘挛，风寒湿痹痛。

临床加减：上肢关节痛选用桑枝、姜黄，或羌活、葛根；下肢关节痛选用独活、透骨草，或鹿衔草、川牛膝；颈肩部疼痛，加葛根、威灵仙；腰部疼痛选杜仲、川续断、桑寄生、狗脊；足踝疼痛加牛膝、威灵仙；疼痛偏风者加秦艽，或豨莶草；偏湿者加苍术、木瓜；湿化热者加苍术、黄柏；偏寒者加麻黄、附子，或川乌、草乌、甘草、生姜；关节红肿热痛者加生地黄、白芍或赤芍或白薇、忍冬藤；若皮下有结节，或环形红斑者选用海藻、昆布、白芥子、丝瓜络；骨质增生选用象牙屑、威灵仙、葛根、骨碎补；阳虚者加仙灵脾、仙茅；阴虚者加鳖甲、麦冬、沙参；经脉拘挛者，属风寒者加青风藤海风藤或络石藤、伸筋草；清热通络加忍冬藤、地龙；瘀血阻络加桃仁、红花或苏木；久病顽痹者选用全蝎、蜈蚣，或乌梢蛇或白花蛇；风湿顽痹者可用马钱子，痹痛较甚者选用川芎、白芷、延胡索、没药。

注意事项：用虫类药不宜时间太长，病中药止。用川乌、草乌、附子，要水煎 20 分钟以上。用马钱子不得过量。

按语：*痹者是痹阻不通的意思。痹证是指人体肌表经络遭受风、寒、湿、热之邪的侵袭，致使气血阻塞，运行不利，而引起肢体肌肉、关节等疼痛，或酸楚麻木，重者屈伸不利，活动障碍为主要症状的病症。*

余在临床上，常拟用祛邪中和散治疗虚弱之人的痹证，是以扶正祛邪，调和气血，达到人体平衡。平衡者，中和也，人之健康焉。

骨蚀 （包括股骨头坏死）

概述： 骨蚀、骨痿、骨痹首见于《黄帝内经》，如《灵枢·刺节真邪篇》曰："虚邪入于身也，寒与热搏，久留而内着，寒胜其热，则骨痛肉枯，热胜其寒，则烂肉腐肌为脓，内伤骨为骨蚀。"骨蚀一般是指成人骨坏死。在《素问·五脏生成篇》曰："骨痹不已，复感于邪，内舍于肾。"《素问·痹论篇》中又曰："痹在于骨则重。"又在《素问·痿论篇》曰："肾气热，腰脊不举，骨枯而髓减，发为骨痿。"其病因病机为六淫侵袭，毒邪所伤，如大量或长期使用激素，或者酒精中毒，或外入毒气。劳欲过度、肢体损伤、禀赋不足、后天失养等因素也可以导致疾病。以病的程度和病的阶段不同，所表现的临床症状不同，故不同时期的病名亦不同，有骨痹、骨痿、骨蚀之病名。多外邪侵袭，阳气受阻，脉络阻痹，气滞血瘀，筋骨失养。若邪毒入侵，伤及肝肾，久则伤筋伤骨。禀赋不足，后天失养，肝肾亏虚，脾气不足致气血生化无源，无以滋润筋骨。故髓空骨软，或肢体损伤，轻者皮肉损之，重者骨伤，气血瘀滞，气机不利，久则累及肝、脾、肾，致气血亏损、精血不足、骨失所养。若劳欲过度，内脏虚损，气血不足，四肢关节筋脉骨骼得不到温煦濡养，皆可导致本病。

股骨头坏死的治疗：中医认为肾主骨、主髓；肝主筋、藏血；脾统血、主肌肉、主四肢。本病治疗应外祛邪气，内调脏腑，解毒排毒，活血通络，以补肝肾为主要治疗原则。

方：补肾续骨丸

组成： 生黄芪15g，太子参15g，当归16g，川芎10g，延胡索30g，三七3g，郁金10g，苏木10g，丹参15g，鸡血藤15g，川牛膝30g，川续断 30g，桂枝 10g，鹿蹄草 30g，骨碎补 30g，狗脊 15g，鹿角霜 15g，鳖甲 15g，鸡内金 10g。

用法： 上药研细末，炼蜜为丸，每丸 9g，早晚各服 2 丸，3 个月为一疗程。

功效： 补肝肾，强筋骨，调气血，祛风湿，活络止痛。

主治： 股骨头坏死。骨痹、骨痿、骨蚀，影像诊断为股骨头坏死者。临床初起感觉下肢疲劳无力和畏寒，下肢自觉有凉的感觉，髋关节部位酸痛酸困，时痛时止，继则刺痛、胀痛，行走加重，或伴腰痛，臀部疼痛，膝关节疼痛，拘挛跛行。严重者肌肉萎缩，下蹲、外展、内收困难，更严重者瘫痪。

按语： 本病初期用五草二藤汤（豨莶草 30g、透骨草 30g、鹿蹄草 15g、老鹳草 15g、马鞭草 15g、鸡血藤 30g、络石藤 30g、独活 15g、桂枝 15g、威灵仙 15g、桑枝 15g）水煎煮，外敷及药洗患处。内服补肾祛风汤（生黄芪 15g、当归 10g、川芎 10g、延胡索 10g、郁金 10g、独活 10g、桂枝 10g、丹参 10g、鹿蹄草 15g、鸡血藤 15g、川续断 15g、骨碎补 15g、川牛膝 15g、狗脊 15g、威灵仙 10g），随症加减，续后以补肾续骨丸，用丸药以缓图治，疗效明显。

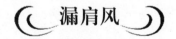

漏肩风

方：肩凝散

组成： 羌活 10g，川芎 10g，藁本 10g，桑枝 15g，葛根 15g，威灵仙 30g，姜黄 10g。

用法： 水煎服。

功效： 祛风寒湿，温通筋脉。

主治：临床见单侧或双侧肩部疼痛，日轻夜重，患肢畏风寒，或向颈部和上肢放射，或手指麻胀。肩关节呈不同程度僵直，手臂上举、外旋、后伸等动作均受限制。病情迁延日久，上肢抬不起来，或因寒湿凝滞，筋脉痹阻，导致患肢发生肌肉萎缩的现象。

临床加减：湿重者选用独活、薏苡仁、防己；偏风者加防风；偏寒者加桂枝、细辛，或川乌；肩部发热者加知母、黄芩；瘀血气滞者加木香、赤芍；痛胜者加没药、延胡索；气虚者加党参或黄芪；血虚者加当归、白芍。

按语：漏肩风偏于手臂外侧者为手三阳经脉受风、寒、湿之邪侵袭，痹阻筋脉；肩痛偏在后，常与背痛并见，此为足太阳经脉受风寒湿；偏于前者多痛连手臂，是外邪侵袭，肺经所伤。漏肩风属于中医的痹证范围，临证余常常针药并举，疗效极佳。

针灸取肩髃、肩贞、臂臑、曲池、合谷为主穴。配穴风胜者选用风池、肩贞、列缺；寒胜者加肩髎、臑俞；风者、寒者在针上拔罐，疗效更佳。湿胜者加条口、足三里；肩疼痛甚不能抬臂者加条口透承山或阳陵泉透阴陵泉。并医者用左手扶肩，右手握患者病肢肘部，靠着胸胁部前后慢慢移动，渐加快，前后各10次以上，然后再向上抬10次以上。针刺一般捻转进针，用泻法，虚寒者加艾灸，并嘱病人多做患肢抬、举、前后活动锻炼，巩固疗效。

头 痛

概述：头痛一证，发病时间短，病症较剧，或无休止地疼痛，或在许多急慢性疾患中兼头痛，是临床上比较常见之病，但病因病机较为复杂。

头痛病名，首见于《黄帝内经》。如《素问·五脏生成》《素问·

风论》等多篇及《灵枢·经脉》都有对头痛的论述。《黄帝内经》奠定了头痛证治的理论基础。汉代张仲景《伤寒论》中，论及太阳、阳明、少阴、厥阴之病头痛，对证给药，有辨证论治的精神。之后历代医学文献对头痛证治都有论述，并有丰富的治疗经验。自《黄帝内经》以来，历代有所发展，使其内容日渐丰富完整。

头为"诸阳之会""清阳之府"，脏腑气血皆上会于头，都可通过经络、气血直接或间接地影响头部而发生头痛证。头痛的原因很多亦复杂，但不外是外感头痛与内伤头痛。外感头痛以外邪侵袭且风邪最为常见，可夹寒、夹热、夹湿侵袭脉络而发病，此为外因所致的头痛。内伤头痛亦为内因者，多为情志、饮食、劳损及肝脾肾损伤。"脑为髓之海"，主要依赖肝肾精血，以及脾胃运化水谷精微，输布气血供以滋养。若脏腑功能失调，易导致内伤头痛。此外跌打外伤可致经脉瘀阻，不通则痛，可发生头痛。头痛可见于西医学的内、外、神经、精神、五官等各科病中，亦常见于传染性及感染性发热之病、颅内疾病、偏头痛等疾病中。

头痛的治疗：临床头痛一证，要结合头痛的部位、时间和性质，进行辨证求因，以治病求本的精神，立法用药，方能提高疗效。

方：头痛要方

组成：川芎 10g，延胡索 15g，白芷 15g，葛根 15g，香附 10g，白芍 10g，细辛 3g。

用法：水煎服。

功效：祛痰利气，活血镇痛。

主治：经常性头痛、偏头痛、头顶痛、枕后头痛、前额头痛及风胜头痛，或夹温、夹热、夹寒，或气虚，或血虚等头痛。

临床加减：头晕者加天麻、白术、半夏；血虚者加当归、阿胶；气虚者加党参或生黄芪；头顶痛选用鳖甲、藁本、生牡蛎；前额痛伴发热加石膏、知母；便秘者加大黄、枳实；枕后痛连项者葛根用量加倍；偏头痛及两侧额角痛加柴胡、黄芩；风胜者加蔓荆子、防风、羌活；夹湿者加苍术；夹热者选用黄芩、栀子、芦根；夹寒者选用吴茱萸、肉桂；血瘀者加丹参、赤芍；有痰者加白芥子。

注意事项：若阴虚火旺，月经过多者慎用。

按语：临床头痛常用此方，屡用屡效，并常配合针灸疗效甚佳。针刺常用列缺、太阳、百会，或加太冲。属风性头痛者加风池、大椎；风热头痛加大椎、曲池；风湿头痛加阳陵泉、丰隆；前额头痛加阳白透攒竹、合谷；偏头痛加外关；枕部头痛加天柱、后溪；痛有定处，痛如锥刺，经久不愈者，取头部阿是穴、合谷、三阴交。以上多用泻法和平补平泻之法。气虚头痛加足三里、关元、气海。应用补法，亦配灸法。

妇 科 病 症 方

妇科学是研究防治妇女疾病的专门学科。妇女在解剖上有胞宫、胞脉，生理上有经、孕、产、乳的特点，根据历史文献的记载和临床实践总结，具体研究的病种可归纳为经、带、胎、产及妇科杂病。

秦代以前，在《黄帝内经》中，关于女子月经的生理、病理及妊娠的诊断等均有详细的论述。如《素问·上古天真论》曰："女子七岁，肾气盛，齿更发长；二七而天癸至，任脉通，太冲脉盛，月事以时下，故有子……七七任脉虚，太冲脉衰少，天癸竭，地道不通，故形坏而无子也。"又如《素问·阴阳别论》曰："阴博阳别，谓之有子。"《素问·腹中论》记载了妇科的第一个方剂——"四乌贼骨一蘆茹丸"。在战国时《史记·扁鹊仓公列传》记载："扁鹊闻名天下，过邯郸，闻贵妇人，即为带下医。"在两千多年前，祖国的医学对妇科就有专业性研究。

两汉时代，在张仲景《金匮要略》中有妊娠、产后、杂病等三类分篇论述，是中医妇科分类之始。同时代的一位伟大的医学家华佗，据《后汉书·华佗传》记述了双胎难产导致一生一死的正确诊断病例，对妇产科研究很有价值，遗憾的是华佗的著作已失传。

晋隋时代，南齐的褚澄《褚氏遗书》其中列"求嗣"一门，并提倡节欲和晚婚。北齐的徐之才创立了"逐月养胎法"，其精神可贵。隋代巢元方《诸病源候论》列有妇人杂病、妊娠病、将产病、难产病、产后病等八卷初步形成中医妇产科专论。

唐宋金元时代，唐代昝殷的《经效产宝》是第一部产科专著。唐代孙思邈《千金要方》对妇科很重视，把妇科一门列在首卷。全书共收集药方540多首、灸法30余条，弥补了《诸病源候论》有论无方之

妇科病症方

143

不足。宋代陈自民《妇人大全良方》堪称当时妇产科的代表著作。金代刘河间《素问病机气宜保命集》根据女性生理的不同阶段，分别重视肾、肝、脾三脏的作用，为现今研究女性青春期、育龄期、更年期的特点提供了一条探索途径。元代朱丹溪《格致余论》有关于受胎、难产、胎自堕等的论述。尤对胎前病的治疗，主张清热养血，提出黄芩、白术为安胎圣药。对产后病的治疗主张以补虚为主，对现今仍有临床指导意义。

明清时代，有明代密斋《广嗣纪要》、明代武之望《济阴纲目》及张介宾《景岳全书·妇人规》、薛立斋《女科撮要》、王肯堂《女科准绳》。清代有肖慎斋的《女科经纶》、沈尧封的《女科辑要》、吴谦的《医宗金鉴·女科心法要诀》、陈修园的《女科要旨》等。清代傅山所作《傅青主女科》治疗妇人病，主张重视脾胃、肝肾、气血，在病邪盛时，亦主张攻补兼施。还有亟斋居士《达生篇》对后世影响较大，他的临产六字箴言"睡，忍痛，慢临盆"对临产指导有现实意义。

中华人民共和国成立后，有朱小南继承其父亲朱南山之传，著有《朱小南妇科经验选》，对妇科奇经八脉，尤对冲、任、督、带等经脉很有研究。钱伯煊老中医在中医学术方面有较深的造诣，尤长于妇科，认为妇科经、带、胎、产均与肝、脾、肾三脏有密切联系，从肝、脾、肾论治对保胎和不孕症治疗效果显著，中国中医科学院西苑医院编《钱伯煊妇科医案》中对此多有论述。山西李翰卿老中医创活血化瘀法治疗宫外孕，取得了较满意的疗效。临床用中药天花粉引产引起国内外的重视，上述历代妇科著作的文献，对临床妇科研究与实践，一直有积极的指导意义。

妇科临床一般归纳为经、带、胎、产及妇科杂病。其疾病发生原因主要有外感和内伤。外感以寒、热、湿为主，内伤多因精神因素、饮食不节、劳逸失常、多产房劳等因素影响脏腑、气血、冲脉、任脉、督脉、带脉的正常生理功能，从而导致妇科疾病的发生。

妇科疾病的发生，虽然以六淫、七情、房室等为主要因素，但这些因素必须引起气血失调、五脏不和、冲任等脉损伤，才能产生疾病。其一，气血不调是引起妇科疾病的重要机理之一。气为血之帅，血为气之母，其升降寒热虚实皆从乎气。妇女以血为本，经、带、胎、产都与血有密切关系。血得热则行，得寒则凝，热盛则血妄行，寒盛则血凝而壅滞不通。病在血的有血虚、血瘀、血热、血寒等病机。血虚致脏腑失调，冲任失养。血瘀导致经脉受阻，血行不畅。病在气的有气虚、气郁等病机，气虚则升举无权，气不摄血。气郁则经血不畅，血海蓄溢失常。其二，五脏不和，即五脏六腑功能失调。五脏功能失调都和气血有关，根据妇女不同年龄的生理特点，应分别重视肾、肝、脾三脏的作用。肾主藏精，系胞。肝藏血，主疏泄，宜条达，有贮藏和调节血液的作用。脾主运化而统血，主湿，但血赖心的作用而运行。另外肝郁脾虚，湿热内生，下注冲任，故五脏失和可导致很多妇科疾病。其三，冲、任、督、带等经脉的损伤。冲、任、督三脉皆起于胞中，故曰：“一源而三歧。”“带脉环腰一周，络脉而过。”且“冲为血海，任主胞胎”“督主一身之阳，任主一身之阴”“带脉约束诸经”等都与胞宫、气血、阴阳有密切关系。因此妇科疾病的发生，探讨病机时，既要了解邪中何经，病入何脏，气血失调的程度，又要从复杂的病变中找出病机的关键所在，通过四诊确立经、带、胎、产等方面的诊断。

妇科病的治疗：妇科疾病的治疗和祖国医学的其他医学分科一样，但根据妇科特点，其治疗基本原则为调气血、和脾胃、养肝肾。临证根据月经病、带下病、妊娠病、产后病及杂病特性，据病情可用温经散寒、清热解毒、利水化湿、活血化瘀、正本清源等方法。月经病重在调经；带下病以清湿热为主；妊娠病首宜养胎，用药慎重。《素问·六元正纪大论》曰：“有故无殒，亦无殒也。”正是妊娠期中使用禁忌药物的原则。产后疾病有虚、有实、有热、有寒，治法应遵循“勿拘于产后，亦勿忘于产后”的原则。妇科杂病，病因复杂，治疗必须根据不同的原因、病情、体质的强弱、气血的盛衰、痰湿郁结等来进行辨证用药，以达到治疗目的。

（ 月经失调 ）

概述：月经病是妇女常见的疾病，包括期、量、色、质的异常，以及行经前后出现的诸种症状，还包括经间期的疾病，以及闭经类的疾病。如月经不调就有月经先期、月经后期、月经先后不定期、月经过多、经期延长、月经过少。月经病还有行经腹痛、闭经、崩漏、经行前后诸症、经断前后诸症，以及老年经断复行等病症。

月经病的致病因素是多方面的，但不外乎外感、内伤、起居饮食失调、房事不节、劳逸失度等原因。同时月经病与肝、脾、肾及冲任气血紊乱或阴阳失调有关。

月经病的治疗首先在辨证的前提下调理气血，但由于月经病的本质是脏腑的功能失调所致，因此调整脏腑功能对于恢复月经的正常是极为重要的。同时应根据妇女的生理特点，做好预防及护理工作，防止月经病的产生。

方1：先期三地汤

组成：生地黄15g，地榆15g，地骨皮10g，牡丹皮10g，当归10g，白芍10g，玄参10g，黄柏10g，知母10g，墨旱莲30g，白茅根30g。

用法：水煎服。

功效：清热凉血，固冲调经。

主治：月经失调之先期。临床以月经先期、经量过多为主症。月经周期提前七天以上，甚则一月两潮，月经量过多，色深红，或紫红，质黏稠。血为灼热，伴腰腹胀痛、心烦燥热、口舌咽干、尿黄便秘、舌红苔黄、脉滑数。或有手足心热，自感身热，舌红少苔，脉细数。或有乳房及胸胁胀痛，心烦易怒，来经不畅，有瘀块，脉弦数。

临床加减： 乳房及胸胁痛胀者加柴胡、薄荷，或郁金、青皮；胸闷不舒者加木香；头晕目眩者白芍加至30g；头晕失眠者加生龙骨、生牡蛎，或夜交藤、合欢花；自感身热者加青蒿、白薇；烦躁易怒者加栀子、竹茹；有血块者选用泽兰或茜草；经期延长，色暗如酱，混杂黏液，量多臭秽，身热不扬，舌红苔黄腻，脉濡数者选加苍术、薏苡仁，或茵陈、败酱草；若月经量多者加仙鹤草、乌贼骨，或地榆30g、小蓟30g；行经有疼痛者加山楂、延胡索；血瘀紫块多者加桃仁、红花。

按语： 月经不调之先期、量多者，其病机乃血热与气虚所致。气为血帅，血随气行，血热则迫血妄行。实热者，脉滑数，宜清热凉血；虚热者，脉细数，宜滋阴清热；郁热者，脉弦数，宜舒肝清热，理气调经；湿热者，脉濡数，宜清热利湿。

气虚则统摄无权，血随气陷。气虚者，其病在脾，宜补摄气血，升阳固冲。其病在肾，宜滋养肾精，以安血室。临证气虚者，脉虚弱无力，常用药物以党参、黄芪、白术、茯苓、甘草为主，或加陈皮、砂仁、木香等醒脾之药，或加山茱萸、菟丝子以养肾气。临证一般血热者多见于青春期或青年妇女，血虚者多见于生育期妇女。

方2：益气养血汤

组成： 生黄芪10g，党参15g，白术10g，茯苓10g，熟地黄10g，当归15g，川芎6g，白芍10g，远志10g。

用法： 水煎服。

功效： 益气养血，调补脾胃。

主治： 经量明显过少，行经时间缩短，甚至点滴即净，月经周期基本正常，或经期错后。一般色淡，质稀，喜暖喜按，经期易头晕眼花，或心悸怔忡，少眠多梦，易少气无力，四肢倦怠，小腹寒凉，或腰膝酸困，面色萎黄。舌淡苔白或舌边有齿痕，脉沉细，或脉弱无力。

临床加减： 腰膝酸困者加杜仲、川续断、牛膝；小腹寒凉空坠，形寒肢冷者加巴戟天、菟丝子，或鹿角霜、山茱萸；心悸怔忡，少眠多梦者加夜交藤、生龙骨；小腹绵绵作痛，或坠痛者加桂枝、延胡索。经量极少者加泽兰、红花，或益母草、鸡血藤；体胖痰多，胸满脘闷者去熟地黄、黄芪，加苍术、半夏，或天南星、泽泻，或陈皮、砂仁；头眩而重，胸闷不扬者去熟地黄、黄芪，加苍术、香附、郁金；小腹胀甚于痛，情绪不舒，胸痞乳胀者去黄芪、熟地黄、党参，加香附、乌药，或木香、郁金、陈皮；小腹阵阵疼痛，或绞痛，周身畏寒，四肢冰凉者去黄芪、熟地黄，加吴茱萸、炮姜，或肉桂，或桂枝、艾叶。

按语：月经不调之经量明显过少，行经时间缩短，或经期错后，是经血来源不足；致冲任血虚，血海不充。一以后天生化之源虚损，致气血不足；一以先天禀赋不足致精液亏虚。由于精血二者相互滋生，肾虚不得化精而血越少，血虚不能充养肾精，则肾更虚，故肾虚和血虚亦可互为因果。月经不调之经量过少，或经期缩短，或经期错后者有胞脉不利，冲任不调，血海受阻，行经不畅，由血瘀和痰湿阻滞及寒凉所致。治疗方面血虚和肾虚者宜养血，还需补肾填精，益肾宜顾及养血。临证用药养血调中和益肾填精要按比例，恰当配伍，才能提高疗效。另外血瘀者宜调经行气，活血化瘀；痰湿阻滞者宜调经健脾，利湿化痰；寒凉所致者宜温经散寒。同时要引起注意，月经过少者，临证尤宜适当调经，以避免导致闭经。

痛　经

概述：痛经是妇女在行经期间或行经前后发生腹痛及腰部疼痛。甚则剧痛难忍，常伴面色苍白、头面冷汗、手足厥冷、泛恶呕吐，并随着月经周期持续发作，亦叫"经行腹痛"。

痛经是妇科常见疾病。大多发生于青年妇女，亦有初潮之少女即有腹痛。其病因有七情所伤的精神因素，或冒雨涉水、游泳，感寒饮冷，久坐湿地，或平素体弱，气血不足，以及大病之后气血两亏，或禀赋素弱，以及房事不节、肝肾本虚或损伤冲任等因素。亦有脾胃湿热，体胖导致湿热壅阻，经血阻滞则不通，有这些因素导致肝失条达，气机不畅，不能运血畅行，血行受阻，冲任不利，经血停滞于胞宫而作痛。或气血两亏，行经之间，血海空虚，胞脉失养而致疼痛。或体虚阳气不振，运血无力，滞而不畅导致疼痛。或肝肾亏损，精血亏少，血海空虚，冲任不足，不能滋养胞脉则小腹疼痛。或湿热壅阻经血不畅导致腹痛。

痛经为一种自觉症状，以临经腹痛为主症，但因有虚有实，有寒有热，症状也颇为复杂，有兼乳胀，有兼呕吐等症状，故痛经辨证要注意时间、部位、性质，区别寒、热、虚、实。

临证辨疼痛时间：经前及经期腹痛者多寒、热、实证，经后腹痛多为虚证。辨部位：小腹痛。痛连胸肋、乳房多为气滞；小腹痛连及腰骶部为血瘀；全腹痛者多属脾胃之因；腹痛兼腰膝酸困者多为肾虚也。辨其性质：痛而拒按者多属实证；痛而喜按者多为虚证；得热痛甚，得凉痛缓者多为热证；得热痛减，得凉痛甚者为寒证。同时一般以刺痛为热，绞痛为寒；痛甚于胀为血瘀；胀甚于痛，或痛而坠，或时痛时止的多为气滞；痛无休止，或痛而夹块，块下痛减，或痛而难忍为血瘀；隐痛，绵绵之痛，得热喜按为虚痛；拘痛、刺痛多属热痛。痛经原因很多，症状颇多，临床表现不一，病情复杂，临证需详细分析。

痛经的治疗：根据"通则不痛"的原理，以通调气血为主。虚者补而通之，寒者温而通之，实者攻而通之，热者清而通之。临证寒凝血瘀者温经活血；气滞血瘀者，行气活血；湿热血瘀者清热化湿，祛瘀调经；寒湿血瘀者，温经化瘀，散寒利湿；气血虚弱者，益气养血，调经止痛；肝肾不足者，养肝益肾，滋养冲任；阳虚内寒者，温经散寒，暖宫止痛。总之病因不同，治法各异，应掌握病机，适时用药。一般在经前经期作痛者多为实证，则宜在经前三五天开始服用活血调经止痛药，若经后作痛者多为虚证，宜于平时调补。

方1：温经祛瘀汤

组成：当归10g，川芎6g，赤芍10g，延胡索10g，没药10g，小茴香10g，乌药10g，干姜6g，桂枝10g，枳壳10g，陈艾叶6g。

用法：水煎服。在月经来前3~5天始服。

功效：温经散寒，化瘀止痛。

主治：经前和经期小腹冷痛，或滚痛、拘痛、顶痛，经未来即腹痛，其痛势最剧，拒按，或经行第一二天痛始缓减，一般经期错后，色暗，夹有紫红血块，甚则紫黑血块，淋漓不畅，经量多少不一。或痛甚脐上冲逆，胃部疼痛，手足发凉，或伴恶心欲呕及呕吐，或胸腹胀满。舌质紫黯，或有瘀点，苔白薄，脉沉紧。

临床加减：经前腹痛甚者加青皮、川楝子；经中腹痛加炮姜；冲逆疼痛加吴茱萸、生龙骨、生牡蛎；恶心呕吐者加藿香、山楂；胸腹胀满者加香附、苏根、川厚朴；手足发凉者加桂枝、细辛；有外感者加紫苏、荆芥穗；瘀块多者选用桃仁、红花，或蒲黄、五灵脂；少腹冰凉者加肉桂或官桂。

按语：临床痛经，凡寒凝、虚寒、血瘀痛经者，都有气滞血阻现象，导致经水涩滞，腹痛剧烈，有瘀块夹杂。治疗应遵温而通之的原则。一般常用活血调经药，如山楂、川芎、赤芍、当归、延胡索、乳香、没药、桃仁、红花等。佐以白芍、续断调肝肾，枳壳、乌药、香附、青皮理气，干姜、官桂、艾叶、桂枝，温经暖宫等温经行气药。得以化散，气血温暖，经水通畅，腹痛就自然消失。临床寒凝经痛亦可选用艾附暖宫丸（《沈氏尊生书方》）或吴茱萸汤（《医宗金鉴》）。

方2：行气活血汤

组成：乌药10g，香附10g，当归10g，川芎10g，赤芍10g，延胡索10g，枳壳10g，柴胡6g，甘草3g。

用法：水煎服。在经期前3~5天始服。

功效：行气活血，祛瘀止痛。

主治： 经前或经期小腹胀痛，拒按，或痛时而移动。经期先后无定，经量少，淋漓不畅，经色深红，浓稠，血凝块成烂肉样片状。经前经期胸憋不舒，烦躁易怒，经前胸胁乳房作胀，或前后阴胀或阴吹。平时精神抑郁，时欲太息。口苦，舌暗红，苔正常，或微黄，脉沉弦，或弦涩。若偏血瘀重者经少，血块多，痛甚，口干不渴，小便自利，或下肢皮肤甲错。

临床加减： 经前腹痛者加青皮；经期腹痛加炮姜；痛剧者加山楂、没药；胸憋胁胀甚者加郁金、桔梗，或木香、陈皮；瘀块多者加桃仁、红花，或五灵脂、牛膝；口苦苔黄者加栀子、益母草；前后阴胀者，或阴吹者加川楝子、升麻；恶心呕吐者加黄连、吴茱萸，或半夏、生姜；心烦内热者加黄芩、牡丹皮；纳差苔腻者加鸡内金、茯苓；痛经病人体虚者加党参、白术，或黄芪、黄精。

按语： 气滞血瘀导致痛经，多由精神因素引起肝气不舒，肝失条达，气机不畅，不能运血畅行，血行受阻，冲任经脉失调不利，导致经血停滞于胞宫而作痛。治法当以行气活血，拟用疏肝解郁、行气活血、化瘀止痛之药物。上方乌药主开温通，顺气降逆；香附疏肝理气调经止痛，为理气解郁之圣药。乌药、香附相辅相成，行气解郁为首药。辅以当归、川芎、赤芍、延胡索等常用的活血调经之药，延胡索乃活血止痛之圣药；以柴胡疏肝解郁，调畅气机；枳壳下气除痞，开胸行气，升降并用，配合活血行气；甘草补中缓急定痛，调和诸药，为佐使。恰当配伍，熔于一炉，共奏行气活血祛瘀止痛之功效。

方3：调经化湿汤

组成： 当归 10g，白芍 10g，川芎 6g，郁金 10g，香附 10g，苍术 10g，生山药 12g，茯苓 10g，萆薢 10g。

用法： 水煎服。在月经来前 3~5 天始服。

功效： 利湿化浊，调经止痛。

主治： 经前经期腹滞胀痛，经期先后不定期，湿浊郁滞，经血壅阻，脘腹痞闷，肢体沉重，体胖纳呆，经色黯红如酱，质黏稠，或夹小血块，腰骶痛，或下腹胀痛，平时有白带而黏浊。或行经有腥污之味，或心烦躁急，或低热，或身热不扬，口渴，小便短赤，或经期延长，或月经过多。舌淡苔白，或白腻，或舌红苔微黄或黄腻，脉濡数或弦数。

临床加减：腹痛甚者加延胡索、川楝子；下腹冷痛者加艾叶、小茴香，或山楂、炮姜；经前腹痛者加青皮；量过多者去川芎、郁金，加椿根皮、仙鹤草；畏寒便溏，脉沉迟者加吴茱萸、干姜；痛时手足发凉者加桂枝、细辛；烦闷不宁者加栀子、黄连；口渴者加知母、玄参；经期提前，血灼热者加生地黄、牡丹皮、知母；胸胁不舒者加柴胡、枳壳；经色红黏稠有腥味者加生地黄、红藤、败酱草；阴痒者加白鲜皮、蛇床子，或土茯苓、苦参；身热不扬者加青蒿、茵陈、地骨皮；食欲不振者加山楂、鸡内金。

按语：平素脾肾虚弱，或久病，饮食不节，劳累，房事不节，损伤脾或肾气。脾虚则生化之源缺乏，不能养肝，气机郁结，与水湿邪浊互相搏结，郁滞不通。或肾为水火之脏，肾阳虚则不能温煦脾阳，于是脾阳不振，致水湿内聚，寒湿凝滞，或湿浊内蕴，气机不利，血脉壅阻，湿郁化热，或郁热伤阴，水湿与火热相搏，导致痛经。治宜利湿化浊，调经止痛。

痛经者，凡寒凝血瘀、气滞血瘀、湿浊血瘀皆选择经前及来经时服药，平时可服用丸药和胶囊以缓图治，亦可服用汤剂。因治疗月经病，当月治疗，下个月才能有疗效，故治疗月经病要掌握适当时期给药。在《素问·刺疟》中曰："凡治疟，先发如食顷，乃可以治，过之则失时也。"故痛经是实证者，在经前和来经期服药，其道理是一样的，服药时机，贵在选择，应用适当。当月经前3~5天，是经期将至，或已至经期，适逢阴消阳长至重阳阶段，逢多气多血之时，开始用药调经，即疏利气机，利湿消滞，活血化瘀，又不伤正气，同时鼓动月经来潮，顺应机体阴阳消长的自然规律。经期血室正开，可因势利导，将湿、热、血瘀、气滞之邪，似顺流载舟，排出体外，使气血通畅，亦符合"通则不痛"的原理。

方4：调经滋补汤

组成： 党参 30g，黄芪 10g，当归 10g，川芎 10g，熟地黄 10g，白芍 10g，山茱萸 10g，白术 10g，山药 10g，茯苓 10g，甘草 5g。

用法： 水煎服。

功效： 滋补气血，调经止痛。

主治： 身体虚弱，以经期将终时小腹绵绵作痛，或绕脐一周如绳紧束，经血流出不畅，或小腹空痛，或痛如细丝抽掣，或芒刺牵引，按之痛减，得热则舒。精神倦怠，面色无华，腰腹冷寒，腰膝酸困，四肢乏力，心悸失眠，气短眩晕，自汗纳差。一般经量偏少，经期短，经色淡红，质清稀，或月经错后，或提前，或伴头晕、耳鸣，或有大便溏，或便秘。小便次数较多，或平时白带清稀较多，血虚者舌质淡，无苔，或淡白苔，脉缓弱。肾虚者舌淡红，苔薄，脉沉弱。总之，临床症状多样，颇为错综复杂。

临床加减： 行经痛甚者加延胡索、没药；腰骶痛甚者加桑寄生、五灵脂；两胁乳房痛者加郁金、川楝子；小腹两侧疼痛者加小茴香、乌药；气虚甚者，党参、黄芪加量，亦可加紫河车；血虚甚者加何首乌、阿胶、龙眼肉；身体怕冷阳虚者加鹿角霜、巴戟天，或仙灵脾、菟丝子；腰膝酸困者加杜仲、川续断、牛膝；肢体麻木加天麻、桂枝；头晕加山茱萸、钩藤；身热，手足热，心烦热者熟地黄易生地黄并加牡丹皮、地骨皮，或用逍遥散；便溏者加肉豆蔻、诃子、莲子；便秘者加火麻仁、蜂蜜，或肉苁蓉；小便频而多者加覆盆子、桑螵蛸、益智仁；纳呆者加山楂、鸡内金；失眠多梦者加远志、夜交藤；心悸怔忡加龙骨、牡蛎。

按语： 虚性痛经，一般身体虚弱，诸虚不足，或久病、大病之后，气血不足，血海空虚，胞脉失养，或者肝肾亏损，精血不足，冲任俱虚导致行经腹痛。治疗虚性痛经，无论气虚、血虚，甚则肝肾亏损，冲任虚弱都是身体虚弱而引起经来腹痛，则体虚为本，经痛是标。《素问·阴阳应象大论》曰："治病必求其本。"故平时服药，气虚者用党参、

妇科病症方

黄芪、白术、茯苓；血虚者用当归、地黄、川芎、赤芍、阿胶、何首乌。但肠胃不好，消化不良者慎用阿胶。肝肾不足、冲任虚损者选用仙灵脾、山茱萸、紫河车、鹿角霜、龟甲等药。诸种情况酌情加苏根、砂仁、陈皮等行气醒脾之药，病程中虚者易寒气内生，根据临证酌情应用吴茱萸、干姜、肉桂，或附子；若阴虚者选用墨旱莲、枸杞、桑寄生、鳖甲。平时进行调补，使身体健壮，痛经一次比一次减轻，直至痊愈。

闭 经

概述： 发育正常的女子，一般 14 岁左右，月经即应来潮，若女性年满 18 岁，月经尚未来潮或月经周期已经建立，又 3 个月以上不来月经为"闭经"。前者为"原发性闭经"，后者为"继发性闭经"。

祖国医学对闭经病因早有记载，经典医著《黄帝内经》中有"血枯""二阳之病发心脾，又不得隐曲，女子不月"及"胞脉闭""石瘕"等病因引起闭经的记载。

汉代《金匮要略》中又补充了"脾虚""实积"。如书中说："脾气衰则鹜溏，胃气衰则身肿；少阳脉卑，少阴脉细，男子则小便不利，妇人则经水不通。"元代李东垣《兰室秘藏》曰："妇人脾胃久虚，或形羸气血俱衰，而致经水断绝不行。或病中有胃热，善食渐瘦，津液不生。夫经者血脉津液所化，津液即绝，为热所灼，肌肉消瘦，时见渴燥，血海枯竭，病名曰血枯经绝。宜泻胃之燥热，补益气血，经自行矣……或因劳心，心火上行，月事不来，安心和血，泻火，经自行矣。"故《黄帝内经》曰："月事不来者，胞脉闭也，胞脉者，属心而络于胞中，今气止迫肺，心气不得下通，故月事不来也。"

明代《景岳全书·妇人规》说："枯之为义，无血而然，故或以羸弱，或以困倦……欲其不转，无如养营，欲以通之，无如充之，但使雪消而春水自来，血盈则经脉自至。"

清代《傅青主女科》说："治法必须散心、肝、脾之郁，而大补其肾水，仍大补其心、肝、脾之气，则精溢而经水自通矣。"

历代医家在《黄帝内经》基础上有所发展，这些文献对当今临床实践仍有指导意义。

一般妊娠期、哺乳期、绝经期，或少女初潮后数月内均有闭经现象，是属于生理状态，至于先天性无子宫、无卵巢、阴道闭锁等器质性病变所引起的闭经，非药物治疗所能解决，都不属于功能失常导致的闭经。

临床上闭经分为虚型、实型两种。虚者多因肝肾不足、精血两亏，或因气血虚弱、血海空虚，无余可下的血枯之证。实者多为气滞、寒凝、痰湿等郁阻导致胞脉不通，经脉不得下行的壅塞不通之证。

治疗依照"实则泻之，虚则补之"的法则。临证以肾气亏损闭经与气血虚弱闭经，皆为虚证。前者可滋补肝肾养血调经，后者可益气养血调经，虚证总以培本润源、充养为主。实证以气滞、寒凝、痰湿阻滞所引起的闭经，总以气宣、寒温、湿化、热清，经血通畅，月经自然而下。临证可对证选用行气活血汤、温经祛瘀汤、调经化湿汤，随症加减，皆可取得良好效果。

方：益经十味汤

组成：党参 15g，白术 10g，山药 10g，当归 15g，熟地黄 15g，白芍 10g，鸡血藤 15g，山茱萸 10g，菟丝子 15g，柴胡 3g。

用法：水煎服。

功效：益气养血，滋补肝肾。

主治：虚证闭经。月经初潮较迟，或月经超龄未至，或月经由后期量少而渐至停经，或久病、大病及各种原因失血致气血虚弱者。临床可见面色暗淡，面色苍白，或萎黄，气短懒言，神倦肢软，纳少心悸，腰膝酸困，头晕耳鸣，或腿有浮肿，或目肿。一般唇色淡，脉细弱，或细缓。

临床加减：形寒肢冷，腰酸神倦者选加紫河车、木瓜，或仙灵脾、牛膝；四肢不温，小腹虚冷者加鹿角霜、巴戟天；情志不畅，小腹冷痛者加香附或乌药；纳呆者加鸡内金、山楂；心悸者加远志；若虚阳上浮，口干咽燥，心烦热，舌红苔少，脉细数或弦数者加牡丹皮、地骨皮、熟地黄易生地黄。

按语：闭经有虚证、实证之分。虚证以肾气亏损和气血虚弱导致闭经。肾为癸水之本，肾气不足，冲任虚损，经源枯涸，月经自然难行来潮。肝为藏血之脏，肝肾同源，互相滋补，肝肾亏损，肝血虚少，肾精不足，则肝肾不足，血海不充，冲任虚弱，经水涸竭则闭经。脾胃虚弱则生化之源不足，气血虚弱，血海空虚，无余可下。虚证闭经以充养为主，培其本，润其源，并在补以通之，散以开之，不设攻坚辛热之品来调治，使之康复，经水自然而来。临证用益经十味汤，益气养血，滋补肝肾，五脏同治，可取良效。另有少女一直未来经水，至青年都未来，凡功能失常者可用人参养荣丸10～20盒（一盒10丸），每每见效。

崩 漏

概述：妇女不在行经期间阴道大量出血或持续下血，淋漓不断的病症称"崩漏"。一般来势急，出血量多的称"血崩"，也叫"崩中"，来势缓，出血量少，持续不断的称"漏下"。由于发病过程中崩中和漏下可相互转化，血崩日久，可变成漏下。久漏不止，病势急进，亦成崩中，所以临床上常常崩漏并称，亦叫"崩中漏下"。

崩漏证在祖国医学中早有论述，《黄帝内经·阴阳别论》曰："阴虚阳搏谓之崩。"《百病始生篇》又曰："阳络伤则血外溢，阴络伤则血内溢。"之后历代医学家对崩漏的原因、机理及治疗经验论述很多。如明代《景岳全书·妇人规》说："崩漏不止，经乱之甚者也。盖乱则或前或后，漏则不时妄行。由漏而淋，由淋而崩，总因血病……"清代《医宗金鉴·妇科心法要诀》说："淋漓不断名为漏，忽然大下为之崩，紫黑块痛多属热，日久行多损任冲，脾虚不摄中气陷，暴怒伤肝血妄行，临证察因须细辨，虚补瘀消热用清。"《傅青主女科·崩漏》说："止崩之药，不可独用，必须于补阴之中行止崩之法。"又在论述固本止崩汤时说："方妙在全不去止血而惟补血，又不止补血而更补气，非惟补气而更补火。"《朱小南妇科经验选》说："……久崩久漏者，……重用厚味胶质以峻补，如以阿胶、龟甲胶、黄明胶、牛角鳃等为主，加入补养止血、健脾和胃等品熬成膏滋药，每日进服，崩漏已止者，可以巩固治疗，未止者可以截止，获效确实。"《钱伯煊妇科医案》说："崩漏主要原因，往往由于劳伤气血，损伤冲任，或中气下陷，或阴虚阳搏，或血热妄行……此病治法，在崩冲之际，主要以补气养阴，固摄冲任，止血之后，采用益心脾、补肝肾。"这些论述和经验可供我们学习。

崩漏的原因有外感热邪，以及饮食不节、过食辛辣之品，或情绪过激，或思虑劳极，或大病久病，或平素脾胃虚弱，或早婚、房劳、多产等原因引起冲任不固，或热迫血溢，或脾气不足，统摄无权，血海不固，或胞脉阻滞，瘀血未去，新血不能归经。或肾气虚弱，封藏失职，冲任不固等病理病机导致崩漏。

崩漏在临床上一般分血热、血瘀、气虚、肾虚等型。但临证要细心详审，崩漏发生在不同年龄、不同时期，其临床特点表现不一。发生在青春期其病多属肾虚，因青春期肾气初盛，天癸始至，冲任之气尚未健全，易受外邪导致冲任失调。若发生在壮年时期，一般以血热者居多，但也有气虚者，或有血瘀者，因经、孕、产、乳期伤于血者，因情志所伤，肝火内炽，或热邪伤及冲任，迫血妄行。或瘀血阻滞经脉，旧血不去，新血不守，血不循经。或脾胃损伤，脾气虚弱，统摄失调，清阳下陷，冲任不固导致崩漏。若发生在绝经期，以气虚者为多，亦有肾虚者，因中气虚弱，统摄无权，肾气不足，冲任不固，遂致崩漏。在临证要详细审查进行辨证，为准确治疗奠定基础。

崩漏的治疗应以"急则治其标，缓则治其本"为原则，按塞流、澄源、复归三法进行论治。此三法是治疗崩漏的基本原则。塞流即是止血，用于血崩大出血时迅速止血，防止形成脱证。澄源就是求因，要澄清本源的意思，是治崩漏的重要一环。必须详审，分清原因，审定属寒、热、虚、实，辨证施治。复归即是固本，固本的含义有二，一为先天，因月经病之源，其本在肾；二为后天，重在调理脾胃，取其后天以养先天之意。复归就是血止后善后调理的方法。

临证崩漏应用的三法是相互关联的，在塞流止血时，根据病因采取相适应的止血方法，即止血与澄源相结合，如血热者要清热；气虚者要益气；有瘀者要祛瘀；肾虚者要滋补肾阴，或温阳益肾。当崩漏流血停止后，要调整月经周期，在调理中亦要根据不同的原因采取不同的方法，即复归与澄源相结合。崩漏病在临证据病情审因辨证，灵活用药，才能提高疗效。

临证治疗崩漏，必须详审，切忌不问原因即投止血药，不问寒热虚实，概投寒凉或温补之剂，以犯虚虚实实之戒。失去"治病求本"，辨证施治的意义。

方1：断红八味汤

组成： 墨旱莲30～50g，白茅根15～30g，生地榆15～30g，仙鹤草10～15g，大蓟15～30g，生藕节15～30g，乌贼骨15～30g，茜草3～6g。

用法： 水煎服，严重崩症可1日2剂。

功效： 滋阴清热，凉血止血。

主治： 暴崩下血，淋漓不断。

临证加减： 热盛者加生地黄、栀子、黄芩；虚热者加地骨皮、青蒿；血瘀甚者加三七、益母草；腹痛，血块多者加生蒲黄、五灵脂；小腹疼痛者加延胡索、焦山楂；闪跌血崩者选配大黄炭、桃仁、红花；气虚者加党参、白术，或生黄芪；冲气上逆者加生龙骨、生牡蛎，或代赭石；秽毒邪盛者选加白花蛇舌草、重楼、蒲公英。

按语： 崩漏发生的原因是冲任损伤，制约经血功能的失常而导致。

崩漏的治疗，第一步先止血，即用塞流、截断的方法；第二步是血止后进行调整周期治疗。出血时应注意辨证求因，审因论治，不可专事固涩。调理时重在补肾，因本证之由，其本在肾，兼顾肝脾。因肝主藏血，疏泄。脾主统血，故不能一味补肾，宜"澄源"与"复归"相结合的调理方法，详审病因，辨证论治。大量出血，将致气随血脱，造成虚脱，危及生命，可急用独参汤或参附汤挽脱救逆，协同止血截断治疗暴崩。凡久崩久漏者，必用阿胶、龟甲胶、鹿角胶，以厚味胶质血肉之品，进行峻补。若脾胃虚弱者可加健脾和胃之药，要防黏腻滞补之弊。妇人血止后，调理周期治疗宜用丸药，以缓图治直至康复。

方2：温肾健脾止血汤

组成： 党参30g，白术10g，茯苓10g，熟地黄15g，山茱萸10g，补骨脂10g，生地榆30g，仙鹤草15g，乌贼骨30g，茜草6g。

用法： 水煎服，严重崩症可1日2剂。

功效： 温肾健脾，益气止血。

主治： 暴崩下血，或淋漓不尽，色淡红质薄，面色㿠白，或虚浮，或晦暗，精神萎靡，或头目眩晕，身体倦怠，或畏寒肢冷，气短懒言，尿频而长，或大便溏清。舌质淡，舌体胖嫩，有齿痕，舌苔薄润或腻，脉细弱或沉微弱。

临床加减： 肝气郁者加白芍、柴胡；胸胁胀痛者加香附、郁金；腰膝酸困者选加川续断、桑寄生、杜仲；小腹痛者加延胡索、小茴香；血热者熟地黄易生地黄，去补骨脂加栀子、黄芩；气虚甚者加黄芪补气摄血，乃有"阳生阴长"之意；气脱者用独参汤。

按语： 温肾健脾止血汤，临床多用于脾肾阳虚出血多者，包括西医的功能性失调子宫出血。脾者后天之本，脾虚则中气不足，清阳下陷。肾者，先天之本，肾阳不足，封藏失权，又不能温煦脾阳，引起统摄失司，冲任气虚，血海不固，导致血崩。治宜温肾健脾，以固其本。待血止后，以党参、白术、茯苓、熟地黄、山茱萸、补骨脂为主，酌情选用仙灵脾、仙茅、菟丝子、覆盆子，或鹿角胶、紫河车，或巴戟天、狗脊，或山药、黄芪，或当归、阿胶等药物，调整肝、脾、肾功能及月经周期。据证灵活配伍，方可尽收全功。

方3：滋养肝肾止血汤

组成：生地黄15g，当归10g，白芍10g，墨旱莲30g，女贞子10g，山药10g，地榆30g，仙鹤草15g，乌贼骨30g，茜草6g。

用法：水煎服。

功效：滋补肝肾，养血止血。

主治：出血量中等，或量少，淋漓不断，色鲜红，头晕耳鸣，五心烦热，失眠盗汗，腰膝酸软，或胸憋体倦。舌质红少苔或无苔，脉细数无力。

临床加减：头晕耳鸣者加泽泻、生牡蛎；五心烦热者加地骨皮、牡丹皮；胸胁胀痛者加郁金、香附；血块多者加生蒲黄或三七粉；有热者加栀子、黄芩；出血多者加白茅根。

按语：滋养肝肾止血汤，临床多用于肝肾阴虚出血者。肝与肾同属下焦，有"肝肾同源"之说，又名"乙癸同源"，是相互滋养的关系。肝有疏泄条达和调节血量的功能，但必须依赖于肾阴的滋养，肾阴的再生又必须通过肝的疏泄而入藏于肾，肝藏血，肾藏精，故肝肾同源。肝与肾均可生火，相火源于命门。肾虚火动，亦可血之妄行。水不涵木，则肝火横逆，亦可导致火逆血溢妄行。肝主藏血，冲为血海，冲脉附于肝，冲任要靠肝的疏泄和调节。肾主封藏，冲任精血有依，且月经本于肾，若肝肾功能失常，冲任受损，血海无依，可导致下血。临证用滋补肾阴、养肝、止血等药。药后血止，可以生地黄、当归、白芍、墨旱莲、女贞子、山药为主，酌情选用何首乌、黄精、枸杞子、山茱萸、鳖甲、阿胶、龙眼肉，或地骨皮、牡丹皮，或黄柏、知母等药物养肝滋肾，使月经周期恢复正常。

经行吐衄

概述：月经来潮前一两天，或正值经行时，发生有规律的吐血或衄血，每伴随月经周期发作，可致月经减少，或不行，称之谓"经行吐衄"或"倒经"，亦叫"逆经"。

产生经行吐衄的原因是平素肝气不舒，情志抑郁，肝气怫逆，郁火气逆，血热逆行，或平素阴亏，阴虚阳旺，则生内热，虚火上炎，血热遂气逆而上溢。每逢月经周期即血热逆行，故吐血衄血。

治疗应本着"热者清之，逆者平之"的原则，清热降逆，引血下行。治宜清热凉血、疏肝解郁、滋阴润肺、调血降逆之法，治疗即可奏效。

方：顺经平逆汤

组成：当归 10g，白芍 12g，生地黄 12g，牡丹皮 10g，香附 10g，茯苓 10g，牛膝 15g，藕节 10g，白茅根 15g，黑荆芥穗 10g，墨旱莲 15g。

用法：水煎服。

功效：清热凉血，调经平逆。

主治：经前或经期及经后吐血、衄血。血量较多，色红烦躁易怒，两胁胀痛，口苦口渴，尿黄便秘，或经量少，色暗红。平时头晕耳鸣，手足心热，两颧潮红，心烦咽干，或经期腹痛。舌红苔黄，或舌红绛少苔，脉弦数或细数。

临床加减：咽干口渴者选加沙参、麦冬、石斛；胸胁胀痛者加郁金、川楝子；身热、烦躁易怒者加栀子、黄芩；口舌生疮者加黄连、黄柏；头晕耳鸣者选加黄芩、菊花、钩藤；手足心热、潮热者加地骨皮、黄柏；肾肝阴虚者加枸杞、女贞子；伴痛经者加川芎、延胡索。

按语：逆经，并非谓月经由鼻中流出，口中吐出，而是因肝热气逆，迫血妄行，在上在外的鼻腔黏膜较薄，血络密布，容易络破血流。《灵枢·百病始生》曰："阳络伤则血外溢，血外溢则衄血。"经行衄血吐血，主要因血热迫血妄行，冲气上逆之故。临床可见实热与虚热。实热证多见肝郁化火，火热上冲；虚热证多见于阴虚肺燥，虚火上炎。经行衄血吐血，治疗以清热降逆、引血下行为主，能使血归经循络，下行纳于血海。但慎用苦寒之品，以防伤损阴血。

经行便血

概述： 每逢经前，或正值经行，出现大便下血，伴经量减少，经后即愈，呈周期性发作者，称为"经行便血"，也称"错经"或"差经"。

经血流于肠中，是因平素嗜食辛辣燥热之物，或素体虚弱，或久病多产，或忧思郁怒，或素体脾弱，或饮食劳倦、七情内伤等因素，致肠胃郁热。逢经行之际，冲脉气盛，引动肠内积热，二火交炽，伤及血络，迫血妄溢。或体虚五志化火，阴精暗耗，经行下注则阴虚更甚，阴虚内热，迫血错行。或中气受损，气虚则统摄无权，经血来潮，气随血泄。上述因素皆可导致经行便血。

临床一般归纳为胃肠郁热、阴虚血热、脾失统摄等类型的经行便血。治宜清热凉血合清肠泄热，或合滋阴清热，或合健脾益气、摄血归经来治疗经行便血。

方：顺经调血汤

组成： 当归15g，白芍12g，熟地黄12g，山茱萸6g，巴戟天6g，党参15g，白术10g，地榆10g，槐花10g，炒荆芥穗3g，升麻3g。

用法： 水煎服。

功效：清热凉血，摄血归经。

主治：经行大便下血。面红烦热，口干咽燥，溲赤便干，便血色呈深红，经量少，或点滴而下，血色紫红，质黏稠。舌红苔黄，或绛红少苔，脉弦滑数，或细数。或有的病人五心烦热，潮热盗汗，腰酸肢倦。

临床加减：热甚者加黄芩、栀子；五心烦热者熟地黄易生地黄，加牡丹皮、地骨皮；口干咽燥者加沙参、麦冬。

按语：经行便血，临床可见胃肠郁热，阴虚血热，脾失统摄之类型，治疗宜清热凉血，但可佐以清肠泄热、滋阴清热、健脾摄血之药物调经血，使血归经，阴平阳秘而诸症自愈。

更年期综合征

概述：妇女在 45 岁以后，开始月经紊乱，到最后终止，称为"绝经"或"断经"。在断经前后常有月经异常、血量或多或少、周期不准，常伴有潮热出汗，头晕耳鸣，烦躁易怒，心悸失眠，或浮肿，或尿频、尿急、夜尿多，或便溏，或大便燥结，精神萎靡，倦怠思卧，腰酸腿困，或皮肤瘙痒，或皮肤感觉异常似蚁行感，甚则可出现喜怒无常、情志异常等症状。有的妇女持续时间较长可达三五年之久，甚则更长。这些症状三三两两，轻重不一地综合出现，称为"经断前后诸证"，或叫"绝经前后诸证"，西医称为"更年期综合征"。

在《黄帝内经》中认为此期是冲任二脉功能逐渐衰退的一个过渡时期。如《素问·上古天真论》曰："……七七任脉虚，太冲脉衰少，天癸竭，地道不通，故形坏而无子也。"当妇女临近断经前后，肾气渐衰，冲任虚损，阴精耗伤，天癸将竭，阴阳平衡失调，导致脏腑功能失调而出现诸证候。

经断前后诸证，西医叫更年期综合征，是妇科常见病之一。其诊断以发病年龄在 45～55 之间。月经紊乱周期前后不定，经量或多或少，渐至闭经。伴见乳房及生殖器逐渐萎缩，白带减少，甚则没有，性欲下降。临证常见潮热出汗，心悸呈阵发性过速或过缓，失眠多梦，记忆力减退，注意力不集中，情志异常，易激动，甚则喜怒无常，多疑忧郁。有时见尿急、尿频、尿失禁、夜尿多，或者腰酸腿困、肢体麻木、肌肉关节疼痛，倦怠无力，或头晕耳鸣、血压波动等。经各种检查，排除有关器质性病变，方可诊断，以免贻误治疗。

临床上常分肝肾阴虚、肾阳虚衰和肾阴阳俱虚等型。治疗以滋肾平肝、育阴潜阳，或温补肾阳，或滋养肾阴为治疗原则。临床上一般以肾阴不足、肝阳偏旺者居多。治疗必须详审阴阳盛衰情况，以平衡阴阳，调和气血，病可渐愈。用药不宜辛温香燥太过，以防耗气伤精。这段时间要科学锻炼，安定情绪，无须焦虑。

方1：更年康1号

组成：生地黄 15g，熟地黄 15g，山药 15g，墨旱莲 15g，女贞子 10g，枸杞 10g，山茱萸 10g，何首乌 15g，龟甲 15～30g，生龙骨 15～30g，生牡蛎 15～30g，盐黄柏 10g，盐知母 10g，生白芍 10g。

用法：水煎服。

功效：滋肾平肝，育阴潜阳。

主治：头晕头痛，目眩耳鸣，烦躁易怒，烘热汗出，五心烦热，心悸健忘，记忆减退，腰困腿酸，倦怠嗜卧，或情志失常，恐惧不安，或皮肤瘙痒，或皮肤感觉异常似蚁爬行，或麻木抽筋，月经周期紊乱，经量少，色紫红，或有小血块，淋漓不断，或大便燥结，小便短赤。舌质红，少苔，脉弦细而数。

临床加减：有抽搐者加钩藤、天麻；头痛者加菊花、蔓荆子；烦躁者加百合、陈皮、竹茹；失眠者加合欢花、夜交藤；皮肤瘙痒者加白鲜皮、地肤子，皮肤似蚁爬行者加牡丹皮、赤芍，或僵蚕、蝉蜕。

按语：更年康1号治经断前后诸证之肝肾阴虚证。以滋阴益肾、清热凉血为主。通过滋补肝肾、柔肝敛阴、养血荣筋、调理冲任，并滋阴降火、收涩潜阳、缓急调经，达到滋阴益肾、清热降火之功效。

方2：更年康2号

组成： 仙灵脾 15g，仙茅 10g，山茱萸 10g，巴戟天 10g，菟丝子 30g，党参 15g，白术 10g，茯苓 10g，当归 10g，熟地黄 10g，白芍 12g，柴胡 6g，山药 12g。

用法： 水煎服。

功效： 温补肾阳，益精固本。

主治： 临床表现为月经量少，色淡，质稀，经期不定，多为后延。面色㿠白，或晦暗，面目浮肿，精神萎靡，情绪淡漠，喜静怕扰。腰膝酸软，倦怠无力，手足发凉，肩背恶寒。带下清稀如水，阴部有重坠感。腹胀便溏，夜尿多。舌淡苔白，或舌胖有齿痕，苔腻，脉沉迟而弱。

临床加减： 浮肿者加生黄芪、泽泻；腿肿者加大腹皮、冬瓜皮；便溏加补骨脂、肉豆蔻；夜尿多者加益智仁、桑螵蛸；腰酸困选加杜仲、川续断、狗脊。

按语： 更年康2号方剂主要治疗肾阳虚衰、命火不足的肾阳虚。腰为肾之府，肾主骨，肾虚则腰腿酸困，四肢骨软。阳气不足，则失于温煦，畏寒肢冷。阳气不振则身体倦怠，精神萎靡。肾脾阳虚，中气不足，阳虚气陷，既不能升举，又不能固摄，且失营运之力，则出汗、便溏、尿多、失禁、月经量少且质稀色淡。治疗宜用温肾扶阳、填精强骨、健脾益气等固本之法，才能逐渐消除诸症。

方3：更年康3号

组成： 生地黄 15g，熟地黄 15g，菟丝子 30g，枸杞 10g，山茱萸 10g，生山药 12g，茯苓 10g，巴戟天 10g，鹿角霜 10g，桑寄生 15g，川续断 15g，当归 10g，仙灵脾 15g。

用法： 水煎服。

功效： 阴阳双补，调理冲任。

主治：肾阴阳俱虚证，时而畏寒，时而烘热汗出、头晕耳鸣、腰酸乏力。更年期阶段的诸症，三三两两，轻重不一，错杂并见。舌淡苔白，脉沉细；或舌淡胖，脉沉弦；或舌红苔少而干，脉细数。

按语：更年康3号主要调理肾阳肾阴俱虚证，以温肾阳、滋肾阴、调理冲任。肾阴虚而生内热则见面部烘热潮红，心悸出汗，眩晕耳鸣，手足心热，烦躁易怒，失眠多梦。肾阳不足，则火不温土，脾失健运，故纳呆腹胀，浮肿便溏，神倦畏寒。肾主骨，阳气不能温养，故见腰膝酸软。肾又主水，与膀胱相表里，中气不足，气虚而不固，则尿急、尿频、夜尿多，甚则失禁。肾水亏虚，水不涵木，肝阳浮越，则头晕目眩，或头痛。阳虚则寒水上逆，则心动悸，呃逆呕吐。临证肾阳肾阴虚者，病症变化多样，谨慎详审，随证求本，进行调治。

更年期综合征临床加减：更年期诸证，余在临床常用更年康1、2、3号方，但病证常变化多端，错杂并见，治疗中以主方随症加减。如潮热汗出，肾阴虚而生内热，方中熟地黄易生地黄，去巴戟天等助阳药物加地骨皮、牡丹皮，或白薇、生白芍；面部潮红加栀子；汗出者加五倍子、麻黄根，或五倍子、五味子，或生牡蛎、浮小麦；手足心热者，阴血不足，内热烦扰，热灼津液的患者，加白芍、牡丹皮，重用生地黄，或地骨皮、栀子；心悸者，阴虚，心血不足，心失所养，神不守舍，常心慌有内怯现象。虚烦心悸者加酸枣仁、柏子仁；阳气不足，肾阴亏损，引起心悸，心动过缓，心率每分钟52次以下者加丹参、党参、麦冬、五味子；心动过速者选加党参、苦参、葛根、桑寄生；体弱气短脉结代者加党参、阿胶、炙甘草；形瘦、气短、虚烦心悸者加党参、阿胶、桑寄生；若阳虚者，水气上逆，亦称"水气凌心"，心阳不振心悸者加桂枝、茯苓、龙骨、牡蛎；体胖，痰郁心悸者加菖蒲、郁金、远志；失眠者，肾阴亏损、心火独亢称"心肾不交"，加黄连、肉桂；失眠多梦者加夜交藤、合欢花；肾阳虚，水不涵木，肝阳偏胜，失眠多梦加琥珀、远志；虚烦失眠者加生龙骨、生牡蛎；眩晕耳鸣头痛者加天麻、钩藤；兼头疼且胀甚者，有麻木感乃肝阳上亢加钩藤、白芍，或菊花、蔓荆子，或天麻、白术；头痛，脑冷，痛而昏，重而空洞感者加蔓荆子、藁本，或细辛、葛根；烦躁者，烦者是胸中热而不安，多属阳。躁者是手足多动而不宁多属阴。心烦多于躁者是肝木郁结，情绪焦虑，常一言一语，引起激动，是虚火妄动加陈皮、郁金、竹茹；烦躁者加百合、生牡蛎；烦热是内热引起，用栀子、竹茹；浮肿者，下肢浮肿选用茯苓皮、冬瓜皮、大腹皮，或生黄芪、防己；面目浮肿的加蝉蜕、茯苓；肾阳虚寒，制水无能者，加附子、当归；脾虚浮肿者，加白术、茯苓，或生黄芪、陈皮；胸闷者，情志不畅引起的胸闷用木香、香附，或乌药、郁金；心气不足和中气不足引起胸闷者，勿用一般理气法，应以补气为主，加党参、白术，或用桔梗、枳壳，取其一升一降，调畅气机；形寒肢冷者，温补肾阳，用巴戟天、紫河车；便溏者，脾阳虚寒腹泻宜用附子理中丸，腹痛者，加干姜、吴茱萸；脾肾阳虚者选用干姜、吴茱萸、附子，其功能在于固阳祛寒。干姜偏温脾胃之阳，附子偏温脾肾之阳，吴茱萸温散开郁、疏肝暖脾。肠鸣者加木香、乌药；大便溏甚者，加肉豆蔻、诃子；大便燥者，血虚阴虚加当归、何首乌、枸杞子；阳虚引起者，加肉苁蓉；气虚者加黄芪；尿多者加益智仁、桑螵蛸；失禁者加鹿角胶、黄芪；皮肤瘙痒者加白鲜皮、蛇床子，或僵蚕、蝉蜕；皮肤感觉异常者，似蚂蚁行感者加赤芍、牡丹皮，或夜交藤、地肤子；肌肉瞤动者甚则抽搐加天麻、钩藤；皮肤麻木者选用威灵仙、僵蚕，或党参、黄芪、当归、芍药，调理气血，通络活血。病在上肢加桑枝，病在下肢加牛膝。临证一定要审因施治，灵活配伍，方可取得明显疗效。

老年经断复行

概述：老年妇女月经本已断经一年以上，忽然出现阴道出血，称"老年经断复行"或"妇人经断复来"。

老年经断复行多因脏腑虚弱。因虚因火，火亦为肝火为虚火，迫血妄行。如脾气虚则不统血导致下血，或肾虚则相火妄动，热迫血行，或肝失所养，郁而化火，迫血妄行。亦有湿毒下注，侵入下焦，秽浊之气，入侵胞宫，损伤冲任而致。西医认为可由良性及恶性病因引起。良性者多为妇女内源性及外源性因素导致雌激素变化而形成子宫内膜炎、子宫黏膜下肌瘤、卵巢良性肿瘤、宫颈炎、老年性阴道炎等器质性病变。恶性病因多见于子宫内膜癌、宫颈癌、子宫内瘤及卵巢恶性肿瘤等。

老年经断复行临床治疗：脾气虚弱，脾不统血者，治宜健脾益气、摄血固本。肝肾阴虚者，治宜滋养肝肾、凉血固本。若肝郁化火者，治宜疏肝解郁、清热凉血。湿毒下注者，治宜清热利湿、解毒凉血。但本病临证要做妇科检查，排除癌变，对于癌症要早发现，早治疗，以免贻误病情。

方1：新加安老汤

组成：党参 15～30g，生黄芪 10g，熟地黄 10g，白术 10g，当归 10g，山茱萸 10g，香附 6g，阿胶 10g，黑荆芥穗 6g，乌贼骨 15g，艾叶炭 6g，炮姜 6g，甘草 3g。

用法：水煎服。

功效：补肾养肝，健脾摄血。

主治：断经一年多后突然出血，或多或少，淋漓不断，色淡质稀，或紫黑质稠，有血块，腰膝酸困，神疲肢倦，气短懒言，纳少腹胀，或心烦易怒，少眠多梦，或头晕耳鸣，颧红盗汗。舌淡苔薄或舌红少苔，脉细数或弦数或沉细无力。

临床加减：气怒伤肝，气郁化火，热伤冲任，心烦易怒，下血量多者去党参、黄芪、熟地黄易生地黄，加白芍、知母、黄柏，或地骨皮、牡丹皮、墨旱莲；血多者加白茅根、生地黄；胸憋乳胀者加郁金、川楝子；血块多，腹痛者加延胡索、益母草；若阴虚内热者去党参、黄芪，或减少剂量，熟地黄易生地黄；头晕目眩者加钩藤、白芍；盗汗者加地骨皮、麻黄根；若腰膝酸困，夜尿多者加鹿角胶、龟甲、菟丝子，或巴戟天、益智仁、桑螵蛸。

按语：妇人年五十开外经闭，忽然下血，多为脾气虚弱，下焦肝肾亏损，治宜健脾益气，补养肝肾，固本为主。正如傅山先生说："……补益肝脾之气，气足能生血而摄血。尤妙大补肾水，水足而肝气自舒，肝舒而脾自得养，肝藏之而脾统之，又安泄漏者，又何虑其血崩哉！"若气郁化火，迫血妄行者加疏肝、解郁、清热之药。若阴虚内热，热灼阴血，血热妄行者加养阴清热凉血之药，标本同治。临证要审因施治，随证配伍，才能取得满意疗效。

方2：经断解毒汤

组成： 黄柏 15g，苍术 10g，党参 10g，茯苓 15g，生地黄 10g，当归 10g，牛膝 10g，椿根白皮 10g，蒲公英 15～30g，白花蛇舌草 15～30g。

用法： 水煎服。

功效： 清热利湿，凉血解毒。

主治： 经断后，忽然阴道下血，淋漓不断，色暗紫稠，或有血块，或伴脓血，奇臭难闻，口苦而黏，便秘溲赤。舌苔黄厚或腻，脉细数而滑。

临床加减： 阴虚盛者加墨旱莲、女贞子；阳虚盛者加仙灵脾、仙茅；头晕者加天麻、黄芩、菊花；五心烦热者加栀子、牡丹皮；气郁者加白芍、柴胡、生牡蛎；血虚者加阿胶、何首乌。

按语： 妇人经断后，忽然阴道出血，淋漓不断，奇臭难闻，多因以前经行或产后，湿毒秽浊之邪乘虚侵入，伏邪损伤冲任或胞宫，伺机发病导致下血，或下秽浊物。原非善候，要先进行妇科检查，排除癌变，然后可按清热利湿、凉血解毒为主治疗，又不能盲目止血，以免贻误病情。若是癌症加土茯苓 40g～60g、薏苡仁 30g、山慈菇 30g、白及 10g、半边莲 30g。亦可用本方治疗。

白　带

概述：带下病是指妇女阴道内流出的物质绵绵不断，量多，或在带下颜色、质地、气味上有所改变，或伴有外阴瘙痒等局部不适、疼痛等症状的病症。

广义的"带下"是泛指所有的经、带、胎、产等疾病。因古人认为妇女生殖器官——包括胞宫、胞脉、阴户等均位于带脉以下部位，并都受带脉的约束，如果带脉受到损伤，约束功能失常，就会导致各种经、带、胎、产疾病的发生。故在《史记·扁鹊仓公列传》称妇科医生为"带下医"。

带下一词，首先见于《黄帝内经》。在《素问·骨空论》曰："任脉为病……女子带下瘕聚。"隋代《诸病源候论》说："带下病者，由劳伤血气，损伤冲脉任脉，致令血与秽液兼带而下也……五脏之色，随脏不同，伤损经血，或冷或热，五脏俱虚者，故其色随秽液而下，为带下五色俱也。"指出妇女阴道内流出的分泌物呈青、黄、赤、白、黑色相杂。然在临床中，往往是黄、白、赤三种颜色多见。妇女阴道流出量多色白、黏稠或稀薄的分泌物称白带。如《女科经纶》中说："白带多是脾虚。肝气郁则脾受伤，脾伤则湿土之气下陷，是脾精不守，不能输为荣血，而下白滑之物。"

《医学心悟》说："大概此证又不外脾虚有湿。脾气壮旺则饮食之精华生气血而不生带，脾气虚弱则五味之实秀，生带而不生气血。"《女科证治约旨》说："下焦虚寒，脐腹疼痛，痛而不已，遂致白带绵绵。"

清末《傅青主女科》论述得更为完善。傅山先生说："夫带下俱是湿证。而以"带"名者，因带脉不能约束而有此病，故以名之。盖带脉通于任、督，任督病而带脉始病。带脉者，所以约束胞胎之系也。带脉无力，则难以提系，必然胎胞不固，故曰带弱则胎易堕，带伤则胎不牢……况加以脾气之虚，肝气之郁，湿气之侵，热气之逼，安得不成带下之病哉！故妇人有终年累月下流白物，如涕如唾，不能禁止，甚则秽者，所谓白带也。夫白带乃湿盛而火衰，肝郁而气弱，则脾土受伤，湿土之气下陷，是以脾精不守，不能化荣血以为经水，反变成白滑之物，由阴门直下，欲自禁而不可得也。治法宜大补脾胃之气稍佐以舒肝之品。"

赤带指妇女在非月经期间，阴道流出似血非血的红色或褐色分泌物。《女科指南》曰："带下形如红液者，名曰赤带。"《女科经纶》引缪仲淳语云："赤带多因心肝二火时炽不已，久而阴血渐虚，中气渐损，遂下赤带。"《傅青主女科》说："妇人有带下而色红者，似血非血，淋漓不断，所谓赤带也。"又说："女人忧思伤脾，又加郁怒伤肝，于是肝经之郁火内炽，下克脾土，脾土不能运化，至湿热之气蕴于带脉之间，而肝不藏血，亦渗于带脉之内，皆由脾气受伤，运化无力，湿热之气随气下陷，同血俱下，所以似血非血之形象，现于其色也。"

妇女阴道内流出的分泌物，呈青、黄、赤、白、黑相杂的称为"五色带"。如《医宗金鉴·妇科心法要诀》载："……其带久淋病之物，或臭，或腥秽，乃败血所化，是胞中病也，若似疮脓，则非瘀血所化，是内痈脓也。"又载："五色带下也，皆湿热所化。"同时指出："若更有脏腑败气，俱时下不止而多者，是危证也，其命必倾矣。"五色带在临床中大多见于生殖器恶性肿瘤晚期，如宫颈癌、子宫体癌等。因而对五色带患者，我们一定要认真详细地进行妇科检查，以及必要的辅助检查，以明确诊断。

带下病是妇科最常见的疾病，故有"十女九带"的说法。正常健康的妇女阴道内常有少量白色或无色无臭味的黏性分泌物。这些分泌物能起润滑外阴及阴道、防御外邪入侵、保持阴道清洁的作用。这些阴液是由脾的运化、肾的闭藏、肝的疏泄、任脉的作用、带脉的约束之功能产生，分布于胞中，润泽阴道。正常妇女在月经前后，两次月经中期、妊娠期，或上避孕环后，阴道分泌物会有所增加，这都属正常生理现象。正如《沈氏妇科辑要笺正》中引用王孟英所说："带下乃女子生而即有，津津常润，本非病也。"

带下病无论是外感还是内伤，其基本的病因是"湿"。一是外感湿邪，多因经期不注意卫生、涉水、淋雨、洗涤不当，致湿邪入侵，或产后胞脉空虚，湿毒入侵胞宫。二是内伤因脾虚运化失职，肾虚气化不利，或肝的疏泄功能失常等引起水湿下注，损伤冲任，带脉失约，导致带下。

带下病，妇科诸书记载有白带、黄带、赤带、青带、黑带、赤白带、五色带、白崩、透明带等名称。但带下病与肝、脾、肾三脏的功能失调有关，尤与脾、肾更为密切。湿浊留于体内，可以阴化寒，发为寒湿带下，或从阴化热，或湿郁化热引为湿热带下。湿性重浊黏滞，病变过程较长，易反复发作，缠绵难愈。

带下病治疗主要是除湿。临床根据虚、实、寒、热及病变所在脏腑，按《黄帝内经》中"虚者补之，实者泻之，寒者温之，热者清之"的原则，进行相应的治疗。

带下病包括西医的各种阴道炎症，如滴虫性阴道炎、霉菌性阴道炎、老年性阴道炎、急慢性宫颈炎，以及子宫、输卵管、盆腔、腹膜的急慢性炎症，以及宫颈息肉、子宫肌瘤、宫颈癌、子宫体癌、输卵管癌等，在诊断上除应用祖国医学的四诊外，还应结合必要的妇科检查，以进一步明确诊断，以辨病辨证相结合，采取相应的治疗措施。

方：螵蛸完带汤

组成： 党参 15～30g，炒白术 10g，炒苍术 10g，白芍 10g，山药 10g，菟丝子 15g，柴胡 6g，陈皮 10g，黑荆芥穗 6g，车前子 10g，海螵蛸 15g，桑螵蛸 10g，甘草 3g。

用法： 水煎服。

功效： 助阳健脾，益气利湿。

主治： 白带量多，质地稀薄，或清黏液，面色㿠白、萎黄，无光泽，或晦暗。食欲不振，或食后脘腹胀满，神疲乏力，四肢不温。或腰下部酸困，形体肥胖，或下肢浮肿，下腹部坠胀，小便频数，大便溏薄。舌质淡，舌体胖嫩，有齿痕，舌苔薄白或白腻，脉濡细或沉细无力。

临床加减： 食欲不振者加砂仁、鸡内金；便溏者选用炒扁豆、炒薏仁、肉豆蔻、诃子；腰酸困者选用杜仲、川续断、桑寄生；外阴瘙痒者加地肤子、蛇床子；头晕健忘怕冷者加鹿角霜；下腰冷者，选用炮潼蒺藜。

按语： 妇女阴道内流出多呈白色、黏稠或稀薄的分泌物，如清鼻涕或唾液样液体，绵绵不断如带状，且伴有全身或局部症状者称为白带。白带量多，多为脾气虚弱，湿浊内滞，肝气郁则失疏条，损伤脾阳。一般脾阳虚者，多伴有肾阳不足，不能温煦脾阳，脾阳不振则气陷，运化失常，肾虚者水的气化功能亦失常。若脾虚，或肾虚则水湿停于体内，脾精不守，不能输为荣血，湿浊下注，损伤冲任二脉，任脉不固，带脉失约，产生带下。

螵蛸完带汤是由《傅青主女科》中完带汤加海螵蛸、桑螵蛸、菟丝子组成的。方中人参多用党参代替，党参补脾益气，鼓舞清阳，振动中气，健脾养胃；白术、苍术健脾燥湿，合车前子利水，以祛下焦湿邪；山药补肾健脾，菟丝子入肝肾，不温不燥，补而不腻，助阳益精，滋补肝肾；海螵蛸助阳补脾，桑螵蛸益肾助阳，脾气健运则水湿自消；白芍、柴胡相配，既能疏肝养血，又能理气升阳，肝血不燥，不致克损脾土；黑荆芥穗能入血分，祛风胜湿，同螵蛸协同固涩止带；陈皮配甘草，能健胃和中，胃气壮则五脏六腑皆壮，故健胃则能补脾。此方乃脾、胃、肝、肾四经同治，补中有升有散，使其补而不滞，消中有升，既能消水湿又能升举阳气。共奏助阳健脾、益气利湿、固精止带之功效。

黄带

方：新加易黄汤

组成： 山药 10g，炒芡实 10g，黄柏 10g，车前子 10g，白果 10g，茯苓 10g，炒薏苡仁 15g，白芍 10g，山茱萸 10g，鱼腥草 15～30g。

用法： 水煎服。

功效： 疏肝清热，健脾除湿。

主治： 黄带。带下量多，色黄，质地黏稠，秽臭难闻，面色萎黄无华，饮食不振，食后脘腹胀满不适，或形体肥胖，或下肢浮肿，或四肢疲乏无力，或腰膝酸软。舌淡苔黄或腻，脉细数或弦细数。

临床加减： 饮食不振者加鸡内金、炒麦芽；性情急躁，或郁闷不舒、乳房胀痛者选用青皮、木香、川楝子；腰膝酸痛者选用川续断、杜仲、桑寄生、牛膝；热盛者选用黄芩、山栀、生地黄、当归；湿毒化热，带下呈黄绿色，或呈泡沫样，臭味太盛者，选用金银花、连翘、蒲公英、土茯苓、败酱草、椿根皮；手足心发热者选用牡丹皮、地骨皮，或知母、生地黄；大便黏滞不爽者选用龙胆草，或大黄、防风；小便黄赤者加生地黄、甘草、竹叶；头晕目眩者加生龙骨、生牡蛎；下肢浮肿者加赤小豆，或泽泻、白茅根；外阴瘙痒者选用白鲜皮、苦参、地肤子、蛇床子、土茯苓、防风。

按语： 妇女阴道内流出黄色、质地黏稠，伴有臭味或脓样分泌物，并同时伴有局部瘙痒、疼痛等症状为黄带。其因体质虚弱，或饮食不节，过度劳累，损伤脾气，脾虚运化失常，湿浊内停，滞久化热，或精神抑郁，怒气伤肝，肝气郁结，郁久化热，或久病、多产、房劳，或出血过多，或房事不洁，经期产后胞脉空虚，又外感湿毒秽气等因素，导致脾气虚弱，肝气郁结，肝肾阴虚则阴虚血热。黄带者以湿与热为患，湿邪为阴邪，脾主湿，脾虚者脾阳不振，肾阳不能温煦脾阳则运化失常，脾不守精，不能转化荣血，则水湿内停，郁久化热，或因脾虚，反侮肝木，肝气郁结，肝郁化热，或情绪之过，影响气机升降，导致水液代谢失常，水湿内停，郁久化热，或肝肾阴虚，血虚则阴虚内热。总之，湿热相搏，注入下焦，损伤冲任，带脉失约，则从阴道流出黄带。

治疗根据病情以健脾益气，疏肝清热，滋阴降火，清热解毒，除湿止带。临证需随证配伍，才可以提高疗效。余临床常用新加易黄汤，临床配伍化裁疗效显著。

赤 带

方：凉血止带汤

组成： 白芍 15g，生地黄 10g，当归 10g，牡丹皮 10g，栀子 10g，黄柏 10g，牛膝 10g，香附 10g，柴胡 6g，地榆 15g，乌贼骨 15g。

用法： 水煎服。

功效： 清热利湿，凉血止带。

主治： 带下赤色或褐色，似血非血，量或多或少。淋漓不断，气味腥臭，伴情志不畅，心烦易怒，或胸胁及乳房胀痛，食欲不振，食后脘腹胀满不适，少眠多梦，或口舌生疮，小便黄，大便干燥。舌质红，苔黄，脉弦数。

临床加减： 赤带多者加白茅根、仙鹤草；食欲不佳者加鸡内金、砂仁；胸胁胀痛且乳房疼痛者加青皮、延胡索、川楝子；病久气虚者加党参、白术，或黄芪；血虚者加阿胶；赤带中有白色脓液者选用蒲公英、白花蛇舌草、败酱草；大便干燥者加瓜蒌或大黄；少眠多梦者加夜交藤、莲子心；口舌生疮者外用口腔溃疡散；阴部灼热瘙痒者加白鲜皮或苦参。

按语：妇女在非月经期间，阴道内流出似血非血的红色或褐色的分泌物，或伴有局部症状，称为赤带。

赤带者因肝气郁结，损伤肝脾，肝失藏血，脾失统血，且水湿不化，血湿内郁；或肝郁日久化火，火气上炎，肝心火旺；或下却肾阴，肝肾同源，则肝肾阴虚；或久病血虚，阴虚血热；或癥瘕积聚，损伤血络等导致湿热相搏，损伤任脉及胞脉血络，带脉失约。故妇女阴道下流赤红火热秽浊之物。

临床多以疏肝清热、健脾利湿，清泻肝心之火，凉血止带。若病程长久者，治疗应予养血固涩止带。

赤带者，多见于西医的宫颈息肉、宫颈重度糜烂、黏膜下肌瘤，或宫颈癌、宫体癌等病。在治疗赤带病人时，除用祖国医学进行辨证论治外，还应进行详细的妇科检查，以及其他辅助检查，争取早期明确诊断，以防贻误病情。

先兆流产

概述：先兆流产属妊娠病范畴。中医理论认为妇女的月经、胎孕，主要与冲、任二脉有关。《素问》王冰注曰："冲为血海，任主胞胎，二者相资，故能有子。"冲脉隶属于阳明，为诸经聚会之处，亦叫"血海"。谷气盛则海满，月经遂按时而下。任脉主胞胎，总任一身之阴脉，为阴脉之海。二脉相辅相成，互相滋生，是产生月经、妊娠的根本。当男女发育成熟以后，两性相合，女子便可以怀孕产子。

关于早期妊娠诊断的记载，《黄帝内经》曰："阴搏阳秘。"《难经》曰："尺脉按之不绝者。"《金匮要略》说"阴脉小弱"或"滑数者右关尤甚"。《濒湖脉学》指出：停经后见带脉或滑脉者为有胎。《医宗金鉴》说："少阴动，甚知有子，阴搏阳别尺寸凭，但搏不滑胎三月，搏而滑石五月形。"还有书籍记录"妇女停经而在二手中指、无名指的两侧指脉呈放射状搏动为怀孕的征象""神门穴处脉呈圆滑性搏动有力""天突脉（天突是任脉俞穴，在颈结喉下，胸骨切迹上缘处），停经二月有感觉，即是孕后两个月，眼能看到跳动为 4 个月以上""妇女停经，按其拇指甲呈红色鲜润者为孕兆，黯滞者为月经病""停经二三月，脉象和平而无弦劲涩伏，或右寸和二尺脉滑利较甚者即为受孕"，这些仅供临床参考。

妇女受孕以后生理上起了特殊的变化，从体征来说，首先是月经停止来潮，阴道分泌物增多，外阴部色素沉着、组织松软。乳房逐渐膨大，乳头和乳晕颜色加深，并有些圆形突起，妊娠初期可能挤出"初乳"。面部前额及腹部中线也有色素沉着呈棕褐色。临床可结合头晕、乏力嗜睡、流涎、食欲不振、晨起呕吐、尿频，经脉证合参，可定为妊娠。现代较准确的诊断方法是尿妊娠试验。

在妊娠期间，由于生理上的特殊改变，易发生一些与妊娠有关的疾病，称妊娠病，亦称胎前病。中医典籍记载有妊娠恶阻、妊娠腹痛、妊娠胎漏、妊娠胎动不安、坠胎、小产、胎死不下。妊娠过程中还有妊娠浮肿、妊娠胎水、妊娠胎位不正、妊娠眩晕、妊娠发热、妊娠咳嗽、妊娠气逆、妊娠心烦、妊娠心悸、妊娠痫证、妊娠腰痛、妊娠小便淋痛、妊娠小便不通、妊娠便秘、妊娠下痢、妊娠血虚，包含西医的贫血、难产等病症。

妊娠病的发病的机理：妇人受孕之后，阴血聚于冲任以供养胎儿，因而多为阴血偏虚、阳气偏亢的体质。在胎儿逐渐长大的过程中，易影响气机的升降出入，又易形成气滞、气逆、湿阻痰郁等病理改变。且胎儿逐渐长大，多需气血营养供给。若脾胃虚弱，生化之源不足，气血精微虚弱，则会影响胎儿发育。且胞脉系于肾，若先天肾气不足，或为房室所伤，易致胎儿不固。

妊娠病的治疗原则：大多是治病与安胎并举。但亦有葡萄胎、胎死腹中，或胎坠难留等疾病。安之无益，反而有损母体，则宜下胎益母。

安胎之法以补肾固本、健脾培胎、益气养血为主，并注意养阴清热。孕期用药应谨慎，或禁用峻下滑剂、祛瘀破血、行气破气及一切有毒的药品。但在病情需要的情况下，亦可适当选用。《黄帝内经》曰："有故无殒，亦无殒也。"但须严格掌握用药程度，当病情减其大半即应停用，避免对胎儿造成损害及影响。

先兆流产是"胎漏"和"胎动不安"同时并见。孕妇阴道有时少量出血，或淋漓不断，但无腰酸、小腹胀坠等现象称之为胎漏，亦称"胞漏"或"漏胎"。在妊娠早期出现间歇性腹痛或阴道出血者谓"胎动不安"。"漏胎"和"胎动不安"，西医称"先兆流产"。若病情发展，腹痛加剧，出血量增多，或小腹坠，或腰部酸痛憋胀，以致流产。若在怀孕三个月内流产者称"坠胎"。在三个月以后流产者称"小产"。坠胎和小产西医称"自然流产"。在坠胎或小产之后下次受孕，仍如期而坠，或屡孕屡坠，达三次以上者称"滑胎"。西医谓习惯性流产。

胎漏、胎动不安和坠胎、小产是同一病症发展的不同阶段。胎漏和胎动不安是胎尚未殒，胎犹可安。坠胎和小产是胎元已伤，要离胞坠下。

本病的发生原因是气血虚弱，冲任不固，不能摄血养胎所致。以体弱脾虚，化源不足，或大病久病，气血虚弱，气虚不能载胎，血虚不能养胎，或禀赋素弱，或先天肾气不足，或孕后房事不节，引起坠胎。小产屡伤肾气，导致冲任不固，胎无所载，胎失所养，或素体阳盛，或孕后热邪内盛，下扰血海，迫血妄行，损伤胎元。或跌仆闪挫，攀高持重，或劳累过度，直伤冲任，胎元受损等诸因素导致胎漏、胎动不安、坠胎、小产。

先兆流产应及时治疗，以防患于未然。其治疗用药，以补肾益气、养血固本为主。盖补肾为固胎之本，益气是载胎之要，养血乃安胎之需，本固气旺血充则胎儿自安矣。临证气虚者益气，血虚者养血，肾虚者补肾固本。血热者加滋阴清热之药，外伤者补气养血，固肾安胎。但在妊娠期间慎用利下、寒凉、温燥之药，即使是病情需要亦当斟酌少用，避伤胎元。若胎儿已死腹中，不宜再安，尽快下胎，免生他疾，应及时促其流产，流产的处理方法与一般流产的处理方法相同。

方：补肾养血安胎饮

组成： 桑寄生 15g，菟丝子 30g，当归 6g，白芍 6g，阿胶 6g，党参 15g，炙甘草 3g，仙鹤草 15g，小蓟 15g。

用法： 水煎服。血止后仍隔日 1 剂，连服 6 剂，以资巩固。

功效： 滋肾养血，益气安胎。

主治： 妊娠后，以阴道少量流血，时下时止，淋漓不断，色淡暗，或淡红，或仅为少量褐色血性物，或伴有轻度腹痛，或小腹下坠，或腰酸胸憋。舌质淡，脉沉细，或细滑无力。

临床加减： 神疲乏力，心悸气短，面色无华，阴道出血，色淡清稀者党参加倍，或加生黄芪，阿胶加倍；腰酸痛者加川续断、杜仲；头晕耳鸣者，小便多者加益智仁、鹿角胶；大便稀者加白术、山药；大便秘者加肉苁蓉；腹寒者加艾叶、生姜；腹痛下坠者白芍加倍，加柴胡、升麻；若口干心烦，手心发热，或面红，阴道出血鲜红，或深红质稠者，去党参加黄芩、黄柏。

按语： 先兆流产是胎漏与胎动不安同时并见，是坠胎和小产的先兆，应及时治疗，以防患于未然。

先兆流产见孕后阴道少量出血而无腹痛，或腹部微憋胀，或微有腰憋腰酸，或间歇性腹痛，伴有阴道出血。若孕后阴道出血，神疲肢倦，心悸气短，面色㿠白，舌淡者为气血虚弱。治疗以补气益血、固肾安胎之药，以党参、阿胶为主，甚者党参可用至 30g。若头晕耳鸣面色黯滞，或有流产史，多为肾虚，治疗以固肾安胎，佐以益气。药用菟丝子、桑寄生为主，若腹痛甚者白芍用至 30g；若血热有心烦口渴喜冷饮，或有潮热，或便秘者酌情加黄芩、黄柏；或肾阳虚便秘者加肉苁蓉。在中医书籍中的安胎法，常用黄芩、白术，还有川续断，其实黄芩性寒，白术性燥，皆能祛阴。在怀孕两月前后多为阴虚阳亢之象，只宜清润，不宜温燥。续断性温动血，即使病情需要，亦当酌情少用，余临床常以补肾养血安胎饮，可滋肾养血、益气安胎，疗效显著。

习惯性流产

方1：固本育胎汤

组成： 菟丝子30g，桑寄生10g，川续断10g，白芍6g，当归10g，阿胶10g，熟地黄10g，党参15g，白术10g，鹿角胶10g，砂仁5g。

用法： 水煎服。未孕前服用，妊娠后去续断、白术。隔日1剂。

功效： 补益肝肾，健脾益气。

主治： 滑胎。一般临床表现为面色少华，身体虚弱，齿疏发枯，头晕，腰膝酸软。舌色淡薄，脉虚无力。

临床加减： 阴虚发热者加知母、黄柏，或熟地黄易生地黄。气虚甚者加黄芪。

按语： 滑胎者，当妊娠后，一般以腰酸为先兆征象，又常存在恐惧心理，易造成滑胎。

滑胎即习惯性流产。多为先天、后天不足所导致，应当防治为先。《黄帝内经》有"治未病"的论述。妇人应在一段时间暂停受孕，以调补先天肝肾和后天脾胃，固本培元为要。待其身体状况明显改善，气血旺盛，才可受孕。要以心平气和之心态对待妊娠。在妊娠期间可常服用枸杞、菟丝子、大枣米粥，进行食补养胎。据情配用保胎药，才是治疗习惯性流产的好方法。

方2：固本育胎丸

组成： 菟丝子300g，桑寄生200g，白芍90g，阿胶120g，党参200g，鹿角胶90g，当归60g，熟地黄100g，墨旱莲100g，甘草20g，砂仁20g。

用法： 上药研细末，炼蜜为丸，每丸 9g，1 日两次，每次 1 丸，3 个月为 1 疗程。在未妊娠时，或妊娠后皆可服用，以丸药缓治，巩固疗效。

功效： 补肾健脾，养血安胎。

主治： 习惯性流产。

按语： 习惯性流产是妇人在坠胎或小产之后，当下次受孕，仍如期而坠，或屡孕屡坠，达三次以上者谓"滑胎"。即今所谓习惯性流产。多因肾虚体弱、气血不足所致，要想受孕生产，必须先补肾健脾，益气养血。因调理脾胃，益气养血需要一定时间，故配制丸药，以缓图治。

产后乳汁不行

方：下乳通泉汤

组成： 党参 15g，炒白术 10g，茯苓 10g，当归 10g，王不留行 30g，漏芦 10g，白通草 6g，续断 10g，路路通 10g，丝瓜络 10g，桔梗 6g。

用法： 水煎服。

功效： 益气补血，通络下乳。

主治： 产后乳汁不行或乳少，乳房不胀，或略有胀者。舌淡苔薄，脉虚细。

临床加减： 乳房胀痛者加冬葵子；两乳软绵，无憋胀者加鹿角胶；长久乳汁稀少者加穿山甲或猪蹄，猪蹄另煎服之；若精神抑郁、胸胁不舒者去党参、白术，选用香附、柴胡、青皮、白芍、乌药；乳房焮肿微热者选用夏枯草、蒲公英、白芷；口渴者加天花粉；气虚甚者加生黄芪；长久恶露不止者加生地榆；舌苔白腻，纳差者加鸡内金；小腹痛者加焦山楂；若有乳裂疼痛者外敷周氏溃疡散。

按语：产后乳汁甚少或全无称为产后乳汁不行，又称为缺乳或无乳。古人云："产后有两种乳脉不行，有气盛而壅闭不行者，有血少气弱而不行者，虚当补之，盛当疏之。"当临证审因用药。

产后三天，乳汁应下而不下，或少者，或新产之后乳汁并不少，后因某种原因，在产后或哺乳期乳汁减少或无乳。传统医学认为"乳血同源"，以胃经和肝经行走于乳房，乳头属肝经所司，乳房属阳明胃经，乳汁为气血所化生。气血来源于后天脾胃之水谷精微，冲任旺盛、肝气条达、气机畅顺则上为乳汁，下为经血。若气血虚弱，生化不足，无乳可下，或肝气郁结，乳脉壅塞，乳汁不下。前者为虚，后者为实。虚者宜益气补血，实者宜疏肝解郁，佐以通乳之品。临床需审因，结合体征，应用下乳通泉汤，随症配伍，疗效显著。

回　乳

方：回乳闭泉汤

组成：生麦芽 30g，熟麦芽 30g，当归 10g，红花 10g，赤芍 15g，牛膝 15g，焦山楂 15g。

用法：水煎服。

功效：通经闭泉，断行乳汁。

主治：回乳。

按语：妇人分娩后，哺乳期已满，或分娩后由于其他原因不需哺乳，可用药物使乳汁分泌减少，渐至无乳。

根据"乳血同源"之原理，下则为经，上则为乳。在《济阴纲目》中曰"欲摘乳者，用其方药通其月经则乳汁不行。"但有大部分人在哺乳期已有月经，乳经并行，是气血仍未全归经也。故用回乳闭泉汤调和气血，一般用 3~6 剂，即可回乳。

乳　癣

概述：乳房部位出现形状大小不一的硬结肿块称乳癣。其临床见症为乳中结核，形如鸡卵，表面光滑，推之移动。或乳房肿块，随喜怒而消长，在经前肿块增大疼痛加重，经后减轻，多见于 20~45 岁的妇女，是妇科乳房病变中的多发病。西医的乳腺增生病和乳腺纤维瘤都属于乳癣范畴。

乳癣之名，最早见于汉代《中藏经》。隋代《诸病源候论》云："癣者，癣则在于两胁之间，有时而痛是也。"《医宗必读》谓："癣者，僻也，内结于隐僻，外不可见也。"清代《疡科心得集》对该病症状描述较为具体，其中说："乳中结核，形如丸卵，不疼痛，不发寒热，皮色不变，其核随喜怒为消长，此名乳癣。"《疡医大全·乳痞门主论》说："乳癣……多由思虑伤脾，怒恼伤肝，郁结而成也。"《外科真诠》说："宜节饮食，息恼怒，庶免乳岩之变。"指出有岩变的可能，实为经验之谈。历代的文献资料对临床实践有指导意义。

乳癣多因情志内伤，肝郁气滞，思虑伤脾，脾失健运，痰湿内蕴，肝脾两伤，气滞血瘀，痰湿相搏，致痰瘀成块。或因肝肾不足，冲任失调，阳虚痰湿内结，形成乳癣。

乳癣的临床表现不一，或乳房外上方单发，或多发为卵圆形，表面光滑，质地坚实，皮核不相亲，推之活动，边界清楚，皮色如常，多无疼痛感觉，不溃破，数年变化不大。或双侧乳房发生大小不一的肿块，其形态不规则，或圆，或扁，或片状，或结节状，不与皮肤粘连，肿块边界不清，推之移动，不溃破，结块能随喜怒而消长，或在经前增大，经后缩小等病症。

乳癖的治疗：肝郁痰凝者，宜疏肝理气，化痰消坚，拟用逍遥散合瓜蒌贝母散加减。冲任不调者，宜疏肝解郁，调摄冲任，拟用二仙汤合四物汤加减。临床详审，辨证施治，贵在变化。

方1：青皮三核汤

组成：青皮 12g，荔枝核 12g，橘核 12g，山楂核 12g，当归 10g，赤芍 10g，香附 10g，枳壳 10g，柴胡 6g，夏枯草 15g，路路通 10g。

用法：水煎服。在月经前 3~5 天开始服用，每日 1 剂，服至月经干净为止，3 个月为一个疗程。

功效：疏肝理气，化瘀祛痰。

主治：乳房肿块，其形不规则，或圆，或扁，或呈条形，或结节，色如常，不溃破，肿块边界不清，结块随喜怒而消长，疼痛增减，或经前增大，经后缩小。

临床加减：经前肿块增大者选加仙灵脾、女贞子，或鹿角霜、益母草；腰腿酸困者选用桑寄生、续断、牛膝；胸胁疼痛甚者选加郁金、延胡索、川楝子；乳房结节肿块坚硬者加昆布、海藻，或三棱、莪术，或玄参、生牡蛎；气虚者加党参，或生黄芪；血虚者加熟地黄、阿胶。

按语：本病多由肝郁气滞，痰结血瘀交结于乳房而成。治疗以疏肝理气、活血化瘀、消痰散结为主。

治疗乳癖值得一提的是贵在选择服药的时间。在月经来前 3~5 天，恰逢阴消阳长至重阳阶段，是多气多血之时，开始用药，即疏利气机，豁痰消结，又不伤正气，且鼓动月经来潮，是顺应机体阴阳消长的自然规律。当经期血室正开，可因势利导，使痰结血瘀之邪，以顺流载舟，排出体外，这样服药可提高治疗效果。

方2：消癖饮

组成：柴胡 10g，枳壳 10g，香附 10g，白芥子 15g，半夏 10g，丹参 10g，夏枯草 30g，生牡蛎 30g，鸡血藤 15g，郁金 10g，路路通 10g。

用法：水煎服。每日 1 剂。

功效：疏肝行气，化痰消瘀散结。

主治：乳房肿块，结节，肿胀疼痛。

临床加减：肿块不规则，结节较硬者选加海藻、昆布，或玄参、浙贝母；肿块硬痛者选加川芎、延胡索、荆三棱；肿块胀大疼痛者选加王不留行、天花粉、漏芦；胸中烦闷，烦热，包块肿痛且有热感者加白花蛇舌草、山慈菇；肿块引胸胁疼痛者加延胡索；烦躁易怒者加栀子、蒲公英；月经前肿块增大者加鹿角胶、益母草，或威灵仙、女贞子；气虚者加太子参或黄芪；血虚者加当归、何首乌；脾胃虚寒者夏枯草减量。

按语：本病多为肝郁气滞，痰结血瘀气滞交结于乳房而成。治疗以疏肝理气、化瘀散结、清热解毒为主。为了每个家庭的幸福，应该提高妇女健康意识和自我保健知识，时常做到自我乳房检查，做到早期发现，早期治疗，防止癌变。

不孕症

概述：凡是生育年龄的妇女，夫妻同居两年以上者，配偶生殖功能正常，未避孕而不孕者，或曾有孕育，又间隔数年以上未避孕而不再受孕者，称为不孕症。前者为原发性不孕症，后者为继发性不孕症。

对于妇女不孕，祖国医学论述很多。早在《素问·上古天真论》曰："女子七岁，肾气盛，齿更发长；二七天癸至，任脉通，太冲脉盛，月事以时下，故有子。"

在晋隋时代，南齐的褚澄在《褚氏遗书》中"求嗣"一门，曾论述了精血化生之理。后唐、宋、金、元、明时代医学家继承前辈的理论和经验，博采众长，结合个人的临床体会著书立说。古人指出："人之育胎者，阳精之施也，阴血能摄之，精成其子，血成其胞，胎孕乃成。"

清代《傅青主女科》载：治不孕症，种子十方。

清代《医宗金鉴·妇科心法要诀》指出："女子不孕之故，由伤其冲任也。《经》曰：女子二七而天癸至，任脉通，太冲脉盛，月事以时下，故有子。若为三因之邪伤其冲任之脉，则有月经不调、赤白带下、经痛、崩漏等病生焉。或因宿血积于胞中，新血不能成孕，或因胞寒、胞热，不能摄精成孕，或因体盛痰多，脂膜壅塞胞中而不孕者，皆当细审其因，按证调治，自能有子也。"

清代《医部全录》又说："今妇人无子者，率由血少不足以摄精也。血之少也，固非一端，然欲得子者，必须补其精血，使无亏欠，乃可以成胎孕。窃谓妇人之不孕，亦因六淫七情之邪，有伤冲任，或宿疾淹留，传遗脏腑，或子脏虚冷，或气旺血衰，或血中伏热，又有脾脏虚损，不能荣养冲任，审此更当察其男子之形气虚实何如，有肾虚精弱，不能融育成胎者，有禀赋原弱，气血虚损者，有嗜欲无度，阴精衰惫者，各当求其原因治之。"

历代治不孕症的文献是我们临床工作的重要参考资料。

妇女不孕的原因是多种复杂的因素引起，可归纳为：一是由于先天性生理缺陷，二是由于后天的病理变化。在《圣济总录》中说："妇人所以无子者，冲任不足，肾气虚寒也。"《女科要旨》云："妇人无子，皆因经水不调。经水所以不调者，皆由七情之伤，外有六淫之感，或气血偏盛、阴阳相乘所致，种子之法，即在调经之中。"

临床常见的病理性不孕症有以下几种。

（1）肾虚型：先天肾气不足，精血亏损，天癸未充，胞宫失养不能受精而成孕。或由于脾肾阳虚，胞宫失于温煦而致宫寒不孕。或由于肝肾阴虚，相火亢盛，而致宫热不孕。

（2）肝郁气滞：情志不悦，肝气郁结，气血不和，冲任失调，影响受孕。

（3）脾虚痰湿：体形肥胖，饮食不节，恣食油腻，损伤脾胃，痰湿内生，或外邪湿淫，致气机不畅，冲任受阻，而致不孕。

（4）血瘀型：或气滞，或血虚，或寒滞，或外邪等引起血凝阻塞，胞脉闭阻，冲任不调，不能受精成孕。

（5）血热型：热邪伤津耗液，不能滋润胞脉，血海空虚，冲任失养而致不孕。

（6）气血虚弱：七情内伤，六淫损伤，或大病，或崩漏，损伤元气，气血虚弱，冲任空虚，不能荣胞养胎，导致不孕。

治疗不孕症，临床要详审病因，辨证施治。首要是调经，通过调经治疗，为孕育创造条件。《妇人规》说："调经之要，贵在补脾肾，以资血之源，养肾气以安血之室。"临床通过治疗，使脾胃健旺，生化充盛，肾气旺盛，任脉通，冲脉和，月经才得以如期来潮。肾藏生殖之精，临床通过益肾、温煦胞胎，使冲任胞脉充盈，大概也是西医说的促排卵、健黄体的作用吧，这样为种子创造良好条件，男精壮，女经调，何愁无子？

方1：益肾孕子汤

组成： 菟丝子15g，生熟地黄各10g，枸杞10g，山茱萸10g，当归10g，党参15g，茯苓10g，仙灵脾15g，鹿角霜10g，蛇床子10g。

用法： 水煎服。在月经干净后第5至20天，每日1剂。平时服用补肾调血丸，益肾健脾养血调经，服用丸药，以缓图治。

功效： 补肾资血，益胞促卵。

主治： 不孕症。临床表现为月经不调，或先期，或后期，或先后不定，量过多或过少，经色呈红或淡红或紫红色，有块，或有腹痛，或有带证，腰膝酸痛，下腹冷，四肢不温，精神不振，肢体虚胖，疲倦无力，面色晦暗，眼眶黧黑，小便清长，夜尿多，大便稀或便秘。舌淡嫩，苔白润，脉沉迟，或沉细无力。

临床加减： 肾阳虚甚者选加巴戟天、附子、肉桂；肾阴虚甚者选加龟甲、麦冬、桑寄生、女贞子、墨旱莲；肝气郁滞者去滋腻和温阳药、补气药，选加香附、青皮、柴胡、白芍；体肥胖有痰湿者加艾叶、吴茱萸、苍术；有湿热者去温阳之品，选加败酱草、薏苡仁、牡丹皮、赤芍、苍术；腰膝酸痛者选加杜仲、续断、桑寄生、牛膝；胞络阻塞者选加川芎、地龙、王不留行，或皂角刺、穿山甲、路路通；小腹寒冷者选用附子或官桂；手心烦热者加地骨皮、桑寄生；舌嫩红少苔者加墨旱莲、女贞子；无排卵者，重用熟地黄、附子、蛇床子、巴戟天。

按语：妇女不孕的治疗，重在调经。《妇人规》云："调经之要贵在补脾胃以资血之源，养肾气以安血之室。"不孕者多肾气虚寒，肾藏生殖之精，若肾虚则阴精不足，天癸不能按期而来，冲任不盛，胞脉不荣，则月经失调不能摄精成子。在《圣济总录》中说："妇人所以无子者，冲任不足肾气虚寒也。"通过调经，月经正常，肾气旺盛，任脉通，冲任充盈，月事才得以如期来潮，且益肾温煦健脾，可使冲任旺盛，也可能是包括西医说的促排卵、健黄体的作用。

不孕症属于慢性疾病，且一个月只有一次受孕机会，故需要耐心进行药物调治和心理调理。思想要有所准备，精神不要紧张，心情需舒畅，用药物调理以3个月为1疗程，一般需2个疗程左右，方可奏效。治疗不孕症用药贵在择时。余临证中是在排卵期服自拟的益肾孕子汤，平时服自拟的补肾调血丸，补肾健脾养血调经，经治疗后效果满意。

方2：温宫孕子汤

组成：当归10g，熟地黄10g，川芎10g，白芍10g，香附10g，艾叶6g，桂枝6g，川续断15g，吴茱萸4g，姜半夏10g，紫石英15g。

用法：水煎服。在来月经前3天服至月经干净。平时服用补肾调血丸，益肾健脾，养血调经。服用丸药，以缓图治。

功效：温经行气，活血通络。

主治：久不受孕者，月经不调，或前或后，或逾期不止，或一月两行。或痛经，小腹冷痛，手足不温，见血色紫，或黑块，腹痛拒按，或腹胀。精神倦怠，腰膝酸困，四肢乏力。或傍晚发热，手心发热，或经色粉红，兼带证。舌质淡，苔薄，或正常，脉沉迟，或舌质淡，苔白腻而滑，脉沉弱。

临床加减：痛甚用白芍；血瘀甚用赤芍；肝气郁结者加香附、郁金；腰酸痛者加杜仲、桑寄生；腰冷者加艾叶、肉桂；小腹寒冷者选用干姜、小茴香、附子；血块多者加失笑散；痛经者经前痛加青皮，经期痛者加炮姜，经后痛加党参、熟地黄；胞脉闭阻者用皂角刺、路路通，或穿山甲、地龙；子宫发育不良者，加紫河车、山茱萸；痰湿阻滞者，选用苍术、半夏、天南星、白芥子；手心烦热者加生地黄、地骨皮；阴虚甚者，加二至丸，气虚甚者，选用党参或黄芪；脾虚者加党参、山药；血虚者，选用何首乌、熟地黄、阿胶；肾虚甚者，选用山茱萸、鹿角霜、蛇床子、枸杞、龟甲。

按语：欲治不孕者，必先调其经。欲调其经，必益其血。故补脾肾以资血源，而益其血，必温其经。因阳为阴之先，气为血帅，肾主胞胎。肾阳为人体阳气之根，能温煦五脏六腑，肾气不足无力运行血脉，故调经必先行气，气畅血运，胞络通畅，冲任充盈，男精壮，女经调，方可有子。

在调月经时，贵在选择服药时间。在月经前3至5天，恰逢阴消阳长至重阳阶段，多气多血之时，开始用药，既疏理气机，又鼓动月经来潮，而且顺应机体阴阳消长的自然规律。当经期血室正开，可因势利导，使血瘀痰湿、污毒邪热，通过顺流载舟排出体外，又不伤正气。在治疗不孕症时要选择服药时间，一为排卵期，二为来月经时，三为经后调理，其效果倍增。

方3：补肾调血丸

组成：艾叶45g，炒香附90g，吴茱萸15g，川芎45g，白芍45g，生熟地黄各30g，当归45g，续断45g，菟丝子45g，仙灵脾45g，枸杞30g，生黄芪45g，茯苓30g，桂枝30g，附子8g，党参45g，陈皮30g，蛇床子30g，鹿角霜15g，小茴香30g，鸡内金20g，牡丹皮15g。

用法：上药研细末，炼蜜为丸，每丸9g，1日2次，每次2丸，平时服用。

功效：补肾健脾，养血调经。

主治：肾虚，子宫虚冷，兼血虚。临床表现为月经不调、痛经、带下白淫、腹痛胀满、腹痛拒按、小腹拘冷、腰膝酸痛、倦怠乏力、饮食减少，或傍晚发热，手心烦热，或四肢不温，下肢略肿，久不受孕。行经不畅，血色紫黑晦暗有血块，或血色淡有血块。舌暗红苔白，或舌质淡胖嫩，苔白腻，脉沉细或弦细。

按语：自拟补肾调血丸，临床实践中反复应用，治疗肾虚、子宫虚寒、血瘀胞脉所致的久不受孕之症。方中运用益肾健脾、温经散寒、暖宫祛瘀、养血调经的必用之药，其疗效满意。

方4：开郁逍遥孕子汤

组成：柴胡 6g，香附 10g，郁金 10g，当归 10g，白芍 15g，茯苓 12g，白术 10g，牡丹皮 10g，仙灵脾 10g，菟丝子 20g，合欢花 10g。

用法：水煎服。

功效：疏肝解郁，理脾养血，补肾益精。

主治：久不孕者，月经周期紊乱，月经先后无定期，经血量多，或量少不一，行而不畅，痛经，经色暗滞，有小血块，或经前乳房胀痛，或者胸胁胀满疼痛，或小腹胀痛，烦躁易怒，或抑郁寡言，精神不宁，或悲伤欲哭，或身体瘦弱，面色萎黄，腰膝酸软。舌暗红苔薄白，脉弦细或沉细。

临床加减：胸胁胀满者去白术加青皮、乌药；乳房胀痛者加王不留行，或加枳壳；腹痛者选用丹参、三七，或延胡索、川楝子；腰膝酸痛者选用川续断、杜仲、桑寄生；血虚者加鸡血藤、何首乌；手足心热者加生地黄、地骨皮。

按语：心情不畅，肝气郁结，气机不利，母子相依，心与肾必有郁者，肝病先传脾，脾郁气塞，脾胃损伤，化源不足，血海空虚，肾精不藏，冲任失养，故易导致不孕。其治法宜疏肝解郁，理脾养血，补肾益精。正如傅山先生指出："解肝气之郁，宣脾气之困，而心肾之气亦因之而俱舒。"舒则气畅，气血旺盛，肾精充实，冲任得资，故能有孕。

盆腔炎

概述： 盆腔炎是指生殖器官的炎症病变，包括子宫、输卵管、卵巢、盆腔腹膜及盆腔结缔组织的炎症，是妇科常见病、多发病，并易反复发作。其病变过程与细菌的种类、毒性、数量及个体对外邪的抵抗力等因素有关。其炎症可以局限一处或累及几处。若病变局限于输卵管和卵巢时，即叫附件炎。根据盆腔炎的病变发展过程，临床上分为急性盆腔炎与慢性盆腔炎两种。盆腔炎的高发人群约为 30 至 50 岁的中青年女性，近来发病人数日趋增多，并且患病人群越来越年轻化。

盆腔炎其病因是由于过度劳累，正气虚弱，病邪乘虚而入，或经期不注意卫生，或经期行房事，或人工流产手术，或分娩接产病菌感染，或不注意产后卫生，或湿热之邪侵袭胞脉，损伤冲任，并与气血相搏而发病。

急性盆腔炎感染常见高热恶寒，头痛，精神不振，食欲差，腹胀下坠，小腹痛，带下多，呈脓性，有秽臭。亦可见尿频、排尿困难、大便秘结，或伴有恶心呕吐，或小腹内有包块，查白细胞总数增加和中性粒细胞比例升高。治宜清热利湿、化瘀散结、解毒止痛。在壮热阶段，或脓肿形成时，应中西医结合，辨病与辨证相结合进行治疗。对于慢性盆腔炎，若湿热瘀结者，治宜清热利湿、活血化瘀。若寒凝血滞者，治宜温经散寒、行气活血。在治疗慢性盆腔炎中，中医中药疗效明显。

方1：薏苡败酱解毒汤

组成： 薏苡仁 15g，败酱草 30g，金银花 30g，蒲公英 30g，生地黄 10g，牡丹皮 10g，赤芍 10g，桃仁 10g，延胡索 15g，川楝子 10g，白花蛇舌草 30g。

用法： 水煎服。

功效： 清热解毒，利湿化瘀。

主治： 盆腔炎。临床表现：发热恶寒，下腹两侧疼痛拒按，带下色黄，或有脓带，秽臭味，口干溲赤，大便燥结，或溏而不爽，或伴有泛恶纳呆。舌质红，苔黄，或腻，或糙，脉弦数或滑数。

临床加减： 发热恶寒者加柴胡、薄荷，或黄芩、栀子，或荆芥、防风；腹痛甚者加乳香、没药，或五灵脂、蒲黄；大便秘结或溏而不爽者加大黄、枳实；带下量多、秽臭者加黄柏、茵陈、土茯苓；小腹胀痛拒按者加三棱、莪术，增加破瘀散结之功效。

按语： 盆腔炎在急性感染时，体温可高达39℃至40℃，药物治疗无效，高烧不退，有脓肿形成者应中西医结合，辨病与辨证相结合，或采用手术治疗，能提高疗效。

盆腔炎在古籍中并无专论，其主要症状是发热、小腹疼痛、腰痛腰酸、腹胀坠沉、白带增多、下腹肿块，且能引起不孕。它散见于祖国医学的"痛经""带下""种子""癥瘕"等病症中。本病主要病因乃为经行或产后，血室正开，胞宫空虚，秽浊之邪乘虚入侵所致。若治疗不及时，邪毒可进入营血引起诸病症。若治疗不彻底，余邪未除，可反复发作。今介绍三方是临床常用之有效方，仅供同道参考应用。

方2：清热利湿化瘀汤

组成： 茵陈 10g，黄柏 10g，薏苡仁 15g，白花蛇舌草 15~30g，生地黄 10g，丹参 10g，赤芍 10g，香附 10g，川牛膝 15g。

用法： 水煎服。

功效： 清热利湿，活血化瘀。

主治： 慢性盆腔炎。

临床表现： 常反复发作，低热起伏，腰酸腹痛，经行或劳累时加重，胸闷纳少，口干不欲饮。经行先期，带多秽臭，大便秘结，或过稀不爽，小便短赤。舌质红，苔薄，或黄腻，脉弦数或濡数。包括西医的附件炎，检查子宫一侧或两侧，能摸到条状物及压痛，或平时隐隐作痛，或盆腔结缔组织炎，子宫两侧呈片状增厚，或不同程度压痛，或已形成输卵管积水，或卵巢囊肿，并可能触及囊性包块。

临床加减：腹痛甚者加延胡索、川楝子，或乳香、没药；有包块者加莪术、三棱、败酱草；黄带多者加车前子，或白果、芡实；赤白带者加苍术、地榆；体胖有痰湿者加陈皮、半夏；纳食少者加鸡内金，或焦山楂、焦神曲、焦麦芽；气短者加党参、白术；血虚者加当归、阿胶；头晕目眩者加生龙骨、生牡蛎，或天麻、菊花；腰膝酸困疼痛者选用杜仲、川续断、桑寄生；大便秘者加大黄、枳实；便稀者加山药、白术，或诃子。

阴部瘙痒难忍，带下多，或起泡沫者用中药外熏清洗，方药为：百部 15g，苦参 15g，土茯苓 15g，蛇床子 10g，白矾 10g，黄柏 15g，白鲜皮 15g，木槿皮 6g，冰片 0.2g（另包后下或分次放入煎好的药液中）。上药水煎外用熏洗。每日 1 剂，每日熏洗 1～2 次，每次 20～40 分钟，10 日为一个疗程。

按语：慢性盆腔炎是由急性盆腔炎未经彻底治疗而延缓而成，也有部分病人起病缓慢，忽视治疗，而逐渐形成。其病程长，比较顽固，易反复发作。当机体抵抗力下降时，常易急性发作。其主要证候是全身症状不明显，下腹坠胀，腰骶酸痛，带下多，每于劳累后或月经前后加重，可伴有月经异常、痛经、带下、不孕等。余临证用清热利湿化瘀汤以清热利湿、活血化瘀，治疗湿热性慢性盆腔炎疗效良好。

方3：温经活血汤

组成：小茴香 6g，干姜 6g，桂枝 10g，茯苓 10g，吴茱萸 4g，当归 10g，川芎 10g，赤芍 10g，牡丹皮 6g，川牛膝 15g，川续断 15g。

用法：水煎服。

功效：温经散寒，行气活血。

主治：治疗慢性盆腔炎。

临床表现：小腹胀痛有凉感，或小腹有积块，腰骶酸痛，行经或劳累后则甚，或月经不调，痛经，带证，或漏下，或癥瘕，或不孕症。体倦无力，或薄暮发热，手心烦热，唇口干燥，一般月经错后，经色呈紫色或紫黑色，有血块，腹胀得暖则舒，带下多清稀，或兼粉红。舌质淡，苔白薄，或白腻，脉沉迟。

临床加减： 胸憋不舒者加枳壳、柴胡；腹部胀痛者加香附、白芍；小腹痛甚者加延胡索、没药；小腹胀甚者加乌药、小茴香；小腹痛甚瘀滞者加失笑散（五灵脂、蒲黄）；脘腹胀痛者加丹参、砂仁；小腹胀满者加木香；腰酸痛困者加杜仲、桑寄生；倦怠无力者加党参、白术；手心烦热者选加生地黄、地骨皮、秦艽、白薇；带下多者加山药、芡实。

按语： 慢性盆腔炎，祖国医学认为本病是由于余邪未尽，瘀积胞中，以致胞府功能失常，气血失调，冲任受伤所致。病程延长，身体多脾肾阳虚或肝肾阴虚，易寒凝血滞于胞脉，久而癥瘕内结，伤阴内热，寒热错杂之症状并现。中医古代文献所论述"腹痛""月经失调""带下"及"癥瘕"等篇章可作为本病的辨证和治疗的参考。余在临床凡是寒性气血瘀滞，西医又确诊为"慢性盆腔炎"者，用自拟温经活血汤温经散寒，行气活血。临床随症加减，疗效满意。

阴 痒

概述： 阴痒证以妇女外阴瘙痒或阴道奇痒难忍，坐卧不安为特征，又称"外阴瘙痒""阴门瘙痒"。西医称为"外阴瘙痒症"。

在明朝《景岳全书·妇人规》中说："妇人阴痒……微则痒，甚则痛，或为脓水淋漓，多由湿热所化。"

《女科经纶·杂证门》引明代医家徐春甫之语："妇人阴痒，多属虫蚀所为，始因湿热不已，故生三虫，在肠胃间其虫蚀阴户中作痒，其则痒痛不已，溃烂肿深。在室女寡妇，多因欲事不遂思想所淫，以致气血凝于阴间，积成湿热，久而不散，遂成三虫，故有此疾。亦有因房事过伤，以致热壅，故作肿痒内痛，外为便毒，莫不由欲事伤损所致。"

《校注妇人良方》中明代医家薛己按："妇人阴内痛，内热倦怠，欲食少思，此肝脾郁怒，元气亏损，湿热所致。"

《医宗金鉴·妇人心法要诀》曰："妇人阴痒，多因湿热生虫……"历代医家对阴痒症状、病因病机及临床治疗经验都有详细论述。

阴痒是临床常见病之一，可发生于不同年龄的妇女。因脾虚湿浊内停，郁久化热，湿热下注，从而发生阴痒。或平素性格急躁易怒，怒则伤肝，气机不畅，郁久化火，循经下扰阴器而致阴痒，或因洗涤、检查用具不洁，感染病虫，或感受外邪风湿，或久病、年老体虚，肝肾不足，阴亏血少，化燥生风等因素导致阴痒。

阴痒有虚有实，虚者以分泌物少、阴道干涩为特点。实证多见分泌物较多。常与带下病同时或先后发生，由全身疾病引起阴痒，亦可由滴虫、霉菌等各种阴道炎引起阴痒，以及皮炎、湿疹、外阴白色病损、溃疡等引起阴痒。

阴痒的治疗大致以利湿清热、清肝泻火、清热解毒及滋补肝肾等法则为主。若湿热下注者，治宜利湿清热止痒，拟用萆薢渗湿汤；若肝郁化火者宜清肝泻火，拟用逍遥散或龙胆泻肝汤；若感染虫病者宜清热解毒、杀虫止痒，拟用《医学正传》的三妙丸；若肝肾阴虚者，宜滋阴养血，润燥祛风止痒，拟用知柏地黄汤加减。阴痒病除辨证论治用药外，需结合外治法，方能提高疗效。

方：苦白汤

组成：苦参 15g，白鲜皮 15g，蛇床子 15g，防风 10g，黄柏 10g，土茯苓 15g，百部 10g，枯矾 10g，白芷 10g，蜀椒 10g，冰片 15g。

用法：上药加水 2000 毫升左右，煮沸后煎 20 分钟。将药汁倒入浴盆，放入冰片，乘热熏阴部，待药液温度降至能洗患处，多次清洗阴部。每次 1 剂，熏洗 2～4 次，每次约 20～30 分钟。妇人内阴痒者，将药液用两层纱布或过滤纸过滤药汁，倒入阴道洗涤器，进行冲洗。

功效：清热燥湿，杀虫止痒。

主治：阴痒症。见外阴瘙痒或阴道痒痛难忍，坐卧不安等症状。亦治男人阴囊作痒及西医的"外阴瘙痒症"。

按语：阴痒病。多因肝郁化火，脾胃虚弱，湿热下注，以及肝肾阴虚，或感受风寒，或虫毒感染等引起。在临床常用苦白汤外用治疗。若伴有宫颈糜烂者，先用洁尔阴洗液冲洗阴道，用龙葵、白花蛇舌草，水煎炼膏，涂在带线棉球上，放置在宫颈糜烂处，24小时后取出，每周3次，10次为一个疗程，阴痒可快速好转。若由白带、糖尿病等引起的阴痒，往往需同时治疗。

另外此方亦治男人阴囊瘙痒，又名"肾囊风"，俗称"绣球风"。由外感风湿或挟肝经湿热，感染虫毒，湿热下注，脾肾虚弱，血虚生燥，或因生疮脱皮等引起阴囊瘙痒。临证分干、湿两种，湿者，潮湿，汗液多，干者一般起皮屑，或因痒抓破流脂水，热灼疼痛如火燎，水多者用枯矾、黄连粉散扑，在临床上，用上述方法治疗阴部瘙痒疗效显著。

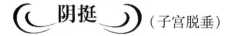

阴挺（子宫脱垂）

概述：妇女阴中有物下坠，或突出阴道口外，称"阴挺下垂"，或叫"阴挺"或"阴脱"。多因产后过早劳动，或多育、多产，冲任损伤，带脉失约所致。临床常见气虚、肾虚二种。气虚者，多见神疲气短，少气懒言，全身乏力，小腹下坠。肾虚者，多见腰膝酸软，小腹坠胀，小便频数。治疗上应按《黄帝内经》中所言"虚者补之，陷者举之"的原则，以益气升提、补肾固脱为主。临证亦见局部肿痛、焮红，或黄水淋漓，实乃本虚标实的湿热下注，当用清热利湿解毒之药，清解下焦和局部感染，然后再用益气升举、补肾固摄之法，以治其本。

方：升宫汤

组成：党参30g，生黄芪15g，白术10g，枳壳15g，升麻6g，柴胡6g，当归10g，鹿角霜10g，山茱萸10g，菟丝子15g，益母草15g。

用法：水煎服。

功效：补肾健脾，益气升举。

主治：妇女阴中有物下坠，神疲气短，腰酸腿困，全身乏力，小便频数，或有头晕目眩，或少气懒言，或小腹坠胀。舌淡苔薄，脉沉细。

临床加减：腰酸腿软者加杜仲、川续断；小腹胀者加乌药、肉桂；局部红肿灼痛者加黄柏、知母、生地黄；有炎症者配合蒲公英30g、土茯苓30g、黄柏15g、苦参15g、蛇床子15g，水煎外用熏洗。

按语：阴挺。西医叫子宫脱垂。临证常见病人脾肾气虚，余拟用升宫汤治疗，以补肾健脾、益气升提进行调治。配合生枳壳50g、乌梅30g、蛇床子30g、枯矾15g，水煎外熏洗。严重者配用针灸，以中极、曲骨、子宫、气海、足三里、三阴交、百会为主。针刺补法，亦可配用电针，以患者感到子宫上抽，腰部和会阴部有酸胀感为度。让病人回家用艾条在适当穴位灸之，综合治疗，临床疗效显著。

儿科病症方

| 绪　言 |

儿科学是研究小儿时期生长发育、疾病预防和治疗的一门临床科目。

小儿科的研究对象包括从出生以至成年，即性初熟阶段这一时期的小儿。唐代《备急千金要方》记载"十六岁之内为少，六岁以下为小"。宋代《小儿卫生总微论方·大小论》认为"当以十四岁以下为小儿治"。近代一般规定儿科和内科的年龄分界是 14 岁。

由于小儿的生理病理特点是脏腑娇嫩、形气未充、生机蓬勃、发育迅速，即"稚阴稚阳""纯阳之体"。又因小儿脏腑柔弱，易虚易实，易寒易热，故发病容易，传变迅速。但小儿为"纯阳之本"，生机蓬勃，活力充沛，脏器清灵，病因单纯，随拨随应，易趋康复。发病的范围在一定程度上与成人有所差异，业医流传两句话："宁看十男不看一女，宁看十女不看一哑。"哑指不会说话的小儿。既反映了看小儿病之难，又反映了看儿科的重要意义。因此不能简单地把小儿看成是成人的缩影。

小儿疾病的治疗，其大法与成人基本相同。在疾病的辨证中以"治病必求于本"为原则。具体情况灵活应用，以"急则治其标，缓则治其本"为总原则。但由于小儿生理和病理上的特点，故在药物剂量、药物性能选择、给药方法方面都有很多特点及不同的方法，治疗要"中病即止"。给药的方法要灵活，少量多次，或加适量的调味品。治疗过程要慎用和不用不良反应大的药物，确保小儿安全健康。

历代医家为中华民族的繁衍昌盛贡献了重大力量，为了新生一代，在小儿保健、预防和医疗方面，积累了极其丰富的临床经验和理论知识，对人类发展意义重大。据文献记载，我国远在战国时代（公元前五世纪左右）已有小儿医。《史记·扁鹊仓公列传》所载："扁鹊名闻天下……未入咸阳，闻秦人爱小儿，即为小儿医。"公元前二世纪时，西汉名医淳于意已有儿科的病案记载，如下气汤治婴儿气嗝病。《汉书·艺文志》载"妇人婴儿方"十九卷。《五十二病方》亦有"婴儿病痫""婴儿瘈"的记载。

晋隋唐时代，祖国儿科学记载较详细，奠定了儿科学基础。在巫方所著的《颅囟经》中提出小儿为"纯阳之体"的观点，是我国和世界最早的儿科书籍。隋代巢元方《诸病源候论》中介绍小儿疾病 6 卷有255 候，对病因病理和证候阐述较详细。唐朝太医署分科教授医学，其中专设小儿科，学制五年。这是世界上最早的儿科专业讲座。孙思邈《备急千金要方》把妇孺医方列于卷首，儿科用方达 300 余首。王焘《外台秘要》40 卷，小儿用方 400 首左右，都反映了当时儿科的发展。

宋金元时代，祖国儿科学蓬勃发展，形成一门学科。一是重视儿童健康；二是对危害儿童健康的疾病有了更加明确的认识，并有了辉煌成绩；三是不断地从预防疾病进行研究，如预防天花，发明了人痘接种法，这对全世界都是一件伟大的贡献。

北宋钱乙师仲景法，继承《金匮要略》采用脏腑辨证法，著《小儿药证直诀》三卷传世。书中把小儿的生理病理概括为"脏腑柔弱、易虚易实、易寒易热"，并在治疗疾病方面总结了很多经验，至今仍为儿科医家所重视，由于对儿科贡献很大，被后世誉为"儿科之圣"。

南宋刘昉等编著《幼幼新书》40 卷，整理汇集了宋朝以前有关儿科的学术成就，其取材广博，内容详尽，并有己见，是当时世界上内容最完备的儿科专书。在公元 10 世纪时，据《太平圣惠方》的记载，宋代已有鉴别天花与麻疹的方法。《小儿卫生总微论方》20 卷，自初生至成童，谓保卫其生总括精微，对内外五官诸多疾病证治，分门别类详细收录。其中明确指出新生儿脐风与大人破伤风是同一种疾病。在《断脐论》主张用烙脐，烧灸脐带，应用封脐散，不但有消毒作用，而且为婴儿开辟了一条新的给药途径。陈文中《小儿痘疹方论》《小儿病源方论》是痘疹用温补法治疗的创始人。其中治疗痘疹、杂病皆有奇效。

论证候病源并附已验方论，均有独到之处。

元代儿科名家曾世荣著《活幼心书》三卷。把小儿致病的原因、病理、论治及治病经验等编成七言歌括并加以注解，以便初学者理解和记诵。

明清时代，儿科又进一步发展。李时珍《本草纲目》搜集三百多种小儿常见病的防治药物。徐用宣《袖珍小儿方》分 72 门共 624 方，各证齐备，叙述详明。寇平的《全幼心鉴》是明初最完备的儿科全书，其中对小儿面部及虎口三关指纹望诊进行了详细描述。薛铠、薛己著《保婴撮要》20 卷，附有很多验案、验方、对临床参考价值很大。鲁伯嗣《婴童百问》内容全面，包括儿科病症 100 种，列为 100 条，每条专述一病症。详述病源、证候及疗法，对于临床很有参考价值。明朝儿科世医万全著《育婴家秘》《幼科发挥》《片玉心书》等书。万氏十分重视小儿胎养、初生及婴幼儿调养。在钱乙"脏腑虚实辨证"的基础上提出小儿"肝常有余，脾常不足""心常有余，肺常不足""肾常虚"的观点。对天花、麻疹、惊风等病症有独特见解。万氏首先应用推拿手法于小儿科，在治疗上保护胃气，指出："如五脏有病，或泻，或补，慎勿犯胃气。"万氏著作和这些学术见解对后世影响很大。王肯堂《证治准绳·幼科》集众书之长，又参以己见，有所遵循。

明清两代都进行了大规模的图书整理和编辑，《普济方》是明代最大的一部方书，其中"婴孩"为一个分册，共 51 卷。清代《医宗金鉴·幼科心法》内容极为丰富，是把清代初期以前的儿科学进行了一次较全面的整理总结。之后，夏禹铸《幼科铁镜》主张通过"望面色、审苗窍"来诊断脏腑的寒热虚实。陈复正《幼幼集成》首创"赋禀""护胎"。在指纹析义中，对虎口三关脉纹研究颇有见地，并归纳为"浮沉分表里，红紫辨寒热，淡滞定虚实"，为后世儿科医生所采纳。叶天士《幼科要略》、沈金鳌《幼科释谜》、周震《幼科指南》也都各有成就。

在 17 世纪以前，我国是世界上医药较先进的国家，之后直到中华人民共和国成立前，由于帝国主义的侵略、国内统治者的压迫，中医中药到了奄奄一息的境地。后由于党和政府的中医中药政策的贯彻，中医中药犹如枯木逢春，得到了复苏和发展，在新老中西医的合作团结下，我国妇幼卫生工作很快出现了崭新的面貌。

麻　疹

概述：麻疹是由外感麻毒引起的呼吸道传染病。临床以发热咳嗽、鼻塞流涕、喷嚏、泪水汪汪、身体布发红疹为特征。因麻点如麻粒大，故名麻疹，俗称"发痧"。本病一年四季皆可发生，但多流行于冬春季节，传染性很强，好发于儿童，尤以六个月以上至五岁以下的幼儿多见。本病患过一次后，终身不再发生。

麻疹一病，古代医家视为"恶候"，被列为四大证痧、痘、惊、疳之一。历代医家论述较多，在宋代《小儿药证直诀》中记载："面糙腮赤，目胞赤赤，呵欠顿闷，乍凉乍热，咳嗽喷嚏，手足稍冷，夜卧惊悸，多睡，并疮疹证，此天行之病也。"在《小儿斑疹备急方论》中，将麻疹分别论述为天花与麻疹，是麻疹证治的专书。该书指出麻疹病程中发现"气促发喘，鼻煽胸高……"支气管肺炎是麻疹常见的并发症之一。《麻疹拾遗》指出："麻疹之发生，多为天行疬气传染，沿门履巷相传。"《麻疹会通》更明确指出："麻非胎毒，皆属时行，气候喧热，传染而成。"

清代《医宗金鉴·痘疹心法》云："凡麻疹出，贵透彻，宜先用表发，使毒尽达于肌表。若过用寒凉，冰伏毒热，则必不能出透，多致毒气内攻，喘闷而毙。至若已出透者，又当用清利之品，使内无余热，以免出现疹后诸证。且麻疹属阳热，甚则阴分受伤，血为所耗，故设后须以养血为主，可保万全。"

在《本草纲目》中，首先提倡预防麻疹。用初生儿脐带煅制后，以乳汁调服，可以预防麻疹。20世纪60年代后期，我国广泛地进行了麻疹减毒活疫苗的预防注射，使我国麻疹发病率明显下降，有效地控制了麻疹的流行。

麻疹之病，主要由于感受麻毒时邪，流行传染所致。整个发病过程，一般分为"初热""见形""恢复"三个阶段。麻毒时邪从口鼻吸入，侵犯肺脾，肺主皮毛属表，开窍于鼻，司呼吸，毒邪犯肺，故早期出现恶风发热、咳嗽、喷嚏、流涕等肺部症状，似伤风感冒。发热2～3天后，口腔两颊黏膜红赤，近齿处可见麻疹黏膜斑，即细小白色疹点，周围红晕，累累如麻，由少增多，此为初热期，亦叫疹前期。从始发热至疹点出现，为期约三天。当麻毒时邪进入气分，发热将持续，起伏如潮，疹随外出，疹点先从耳后发际出现，继则累及头面、颈部、胸背腹部及四肢，最后手心、足心、鼻准部都见疹点，即为疹点出齐。脾主肌肉和四肢，出疹为正气驱邪外泄，是见形期，亦叫出疹期，大约为期三天。当疹透之后，邪随疹泄，发热渐退，咳嗽渐减，热去津伤，声音稍哑，疹点依次渐回，大约为期三天，叫恢复期，也叫疹回期。此后皮肤呈糠肤状，脱屑，有色素沉着。因麻疹皮肤脱屑如糠状，故民间叫"害糠疮"。

麻疹发病以外透为顺，内传为逆。顺证者，患儿身热不甚，微汗，有肺卫症状，眼睑红赤，泪水汪汪，倦怠思睡，神气清爽，咳嗽而不气促，3～4天后开始出疹，依顺序而出，疹点色泽红润，分布均匀，无其他合并证候，疹出约在三天内透发完毕，续后依次隐没回退，热退咳减，胃纳渐增，精神转佳，渐趋康复。

逆证者，见疹出不畅，或疹出即没，或疹点密集，疹色紫暗，高热咳嗽，痰鸣漉漉，呼吸气促，鼻翼翕动，口渴烦躁，口唇青紫，乃热毒攻肺。多由调护不当，肺卫失宣，疹毒不得透发，麻毒炽盛，闭郁于肺，此谓麻毒闭肺，是麻疹最常见的逆证之一。若见咽喉肿痛、声音嘶哑、咳嗽声重如犬吠、舌红苔黄腻，乃热毒内盛，以肺胃热毒循经上攻咽喉，谓热毒攻喉之逆证，多见于见形期或恢复期，常见于支气管肺炎并发，病情危重。若疹色紫黑，皮肤疹点密集，遍及周身斑块，且高热，烦躁，谵语，或鼻翼翕动，神昏，抽搐，舌红绛，为毒热炽盛，内陷心包，热入营血，则动血，或引动肝风，发为抽搐，谓邪陷心肝，是麻疹的危证之一。若毒热内陷，正气不支，疹点色淡，面色青灰，四肢厥冷，脉微欲绝，为心阳虚衰，最为险证。还有两目肿赤，干涩，目睛云翳，此乃麻毒上攻于目，乃谓麻毒入眼。若麻疹虽收，症见下痢赤白，脓血兼见，里急后重，腹痛频作，日数十行，气味腥臭，或伴发热，是麻毒滞留大肠之故，谓麻后下痢。上述都属麻疹的逆证。

麻疹在治疗上，前人有"麻宜发表透为先，形出毒解便无忧"及"麻不厌透"之说。故主张发病透疹，使腠理开，微汗出，麻毒易透，其病源麻毒，喜由内达外，由里出表。在麻疹治疗过程中，总离不开宣透发表解毒，是治疗要点。同时要以"麻为阳毒""麻喜清凉"的理论为指导，按照患儿不同的体质，在不同病程中据情辨证施治。大致麻疹按其不同阶段采取透发、解毒、养阴三个大法。一般疹前期以透为主，见疹后以清毒为主，恢复期以养阴为主。但要注意透发须防耗伤津液，清解勿过犯寒凉，养阴需防滋腻留邪。在逆证中麻毒闭肺，不论麻疹有无出齐，透疹总须结合清热解毒之法。在透疹中还采用温散补托之法，但仅适用于体质虚弱而有虚寒的患儿，一般不可轻易使用。这些都是麻疹治疗中应注意之要点。

祖国医学历来重视麻疹的预防和护理，如服用紫草三豆饮（紫草根、绿豆、黑豆、赤小豆），有朱丹溪的稀痧法，李时珍的"脐带煅"，用乳汁调服法等，可以起到减少流行、推迟发病及降低发病率的作用。在流行期间，未患过麻疹的小儿尽量不要去公共场所，一旦与麻疹患儿接触，应立即隔离。若已患麻疹者，其卧室空气要流通，避免直接风吹受寒和强的光线刺激，保持口腔、鼻孔、眼睛清洁，多喝开水，补足水分，多吃清淡易消化的食物，忌辛辣油腻厚味食物。近代接种麻疹疫苗，确实减少了麻疹的发生，即使发生麻疹病情也较轻。

方1：透疹解毒汤

组成： 升麻 6g，葛根 10g，薄荷 3g，蝉蜕 6g，牛蒡子 6g，桑叶 6g，桔梗 6g，金银花 6g，板蓝根 10g。

用法： 水煎服。每日 1 剂，分 4~6 次服。

功效： 疏表、透疹、解毒。

主治： 麻疹初期，发热恶风，鼻塞流涕，喷嚏，呵欠，咳嗽，面目发红，泪水汪汪，倦怠思睡，麻疹始出。舌苔白或腻，脉浮数。

临床加减： 发热无汗，麻疹隐隐不出者加浮萍；高热口渴者加芦根；咽喉痛甚者选用射干、山豆根、马勃；口渴甚者加天花粉；咳嗽甚者加紫菀。

按语： 在 20 世纪 60 年代时，麻疹流行，一坡一梁，一凹一村，余常用此方助患儿疏表透疹，托毒外泄。疹子的透与不透、出齐与不出齐，对防止邪毒内陷，由顺证变逆证有着密切关系，故在出疹初期及时准确用药是很关键的。

经临床实践体会到，患儿平时食积轻，在患病过程亦轻亦顺。若食滞积食重者，患麻疹病程要重，易变逆证。在流行期儿童先服消导消滞药，食积轻病亦轻。

方 2：复疹解毒汤

组成： 防风 6g，荆芥穗 6g，天麻 6g，葛根 10g，蝉蜕 10g，浮萍 6g，牛蒡子 6g，板蓝根 10g，金银花 10g，鱼腥草 10g。

用法： 水煎服。另配猪鼻子，水煎频服，疹复为止。

功效： 透发隐疹，宣肺解毒。

主治： 患儿疹出一二天，疹色红润，疹出顺利，但因护理不当，受风寒，身恶风，身热，或身冷无汗，身疹隐陷，或回收，继则烦扰不安，或昏睡露睛。舌苔薄白，脉沉数。

临床加减： 若受寒凉疹回，无汗者加麻黄；高热烦躁，口渴舌绛，麻疹隐隐者去防风、荆芥穗，加石斛、生地黄，或当归、芦根；若面色㿠白，舌淡，疹回，或痧疹隐隐者去防风、荆芥穗，加党参或黄芪。

按语： 痧疹回收，或隐隐不出，是逆证的始变。麻疹有"麻不厌透"之说，务使腠理疏开，微汗疹透，麻毒时邪由内达表，由里出表，方可为安。"麻为阳毒"易化热化火，若毒邪郁闭，邪毒内陷，痧疹隐隐，疹出回收，务使隐疹透发，痧疹复出，宜宣肺透疹，微汗痧透，必要时略加辛温发汗，使毒邪外出。"麻喜清凉"始终要宣透出疹，清热解毒，并注意养阴。当痧疹回收，有高热咳嗽气喘鼻翼翕动，麻毒火邪内陷，燔灼肺胃，致实热证肺炎症状，宜用麻杏石甘汤加黄芩、鱼腥草、葶苈子宣肺开闭，清热解毒。若症见高热、谵语、神昏、抽搐此时疹回，或痧疹隐隐，宜用羚角钩藤汤，或选用紫雪丹、安宫牛黄丸，清心开窍。上两种情况并与复疹解毒汤1日交替服用，痧疹透发，病情可好转。

丹痧 （烂喉痧）

概述： 丹痧是较常见的出疹性急性传染病，又名"烂喉痧"。临床以发热、咽喉肿痛或伴腐烂、全身布有弥漫性猩红色皮疹为特征。冬春季节多见，2～8岁的儿童发病率较高，传染迅速，属时行疫病、温病的范畴。西医叫"猩红热"。

丹痧之名较早见于清代顾玉峰《丹痧简介》一书。此在古代《黄帝内经》《难经》等书都无记载。在汉代《金匮要略》中有"阴毒之为病，面色斑如锦纹，咽喉痛，吐脓血，五日可治，七日不可治，升麻鳖甲汤主之"的记载。有的医家认为是指"猩红热"，如章太炎、唐容川等人。但从使用之方，又非今日治疗猩红热所适用，故有很多医家认为此病是由国外传进来的疫病。

在清代对此病的论述，日见增多。在《丁甘仁医案》中附叶天士的医案有"烂喉病"的典型病案。在此期间有"丹痧""疫喉""疫疹""疫喉痧"等名称，载在《疫痧草》《临证指南医案·疫门》《烂喉丹痧辑要》《疫喉浅论》《喉痧证治概要》等书中。在清代以后，丹痧常有流行。因此，当时医家对本病的认识和治疗经验更为丰富。他们的临床经验对我们现在都有一定的指导意义。

本病主要病因是外感温热疫毒之邪，邪气从口鼻而侵入，蕴于肺胃。咽喉是肺胃之门户，两经上循喉咙，外邪束于外，疫毒郁于内，蒸灼肺胃，邪正相争，故见恶风、发热头痛、咽喉肿痛、咳嗽等卫分表现。邪毒化火，上攻咽喉，则腐败糜烂，故有"烂喉痧"之名。疫毒之邪以外透为顺，内陷为逆，毒从肌表而透则发痧疹，色红如丹，邪毒重者，痧疹深红，融合成片，疫毒化火，火必归心，舌为心之苗，心火燔灼，灼津耗血，舌生芒刺，状如杨梅，故有"杨梅舌"之称。疫毒阻肺，气机不利，可见高热咳嗽，若邪毒内陷心肝，则可出现抽风、昏迷等症状。若血分毒热内燔，灼伤营血，则痧疹呈紫红色，或为痧点，或为痧斑，肘部等处锦纹线条明显。若瘀毒耗气伤血及至伤阴，则见心跳、心慌、脉结代。若血分毒热未清，流注筋骨、关节，可引起关节红肿疼痛。若疫毒阻滞气机，肺气不宣，肺气不运，水液输布失常，水湿内停，可酿成水肿。若肺阴不足，时有咽干、出汗、面呈潮红。若胃阴内伤，可见食欲不振、口唇干燥、大便秘结、神疲乏力等丹痧诸变证的表现。

丹痧的诊治：其指导思想为初感疫毒，邪侵肺胃者治宜辛凉宣透，清热利咽。疫毒入里，蕴结营血，治宜凉营透气，清热解毒。疹后伤阴，毒热未尽者，治宜清泄余热，养阴生津。医者当在临床中据证灵活用药。方可提高疗效。

方1：利咽透疹汤

组成：葛根6g，蝉蜕6g，牛蒡子6g，玄参10g，桔梗6g，生地黄10g，赤芍6g，大青叶10g，芦根15g。

用法：水煎服。每日1剂，分4~6次服用。

功效：宣散透疹，清热利咽。

主治：丹痧初期，发热骤起，体温持续在38℃~39℃之间，皮肤潮红，在颈、胸部疹点隐出，疹似"鸡皮疙瘩"，摸之碍手，手指压之，红晕隐退，皮肤变白，抬手后恢复原状。咽喉肿痛，口渴饮水。舌质红，苔薄白或薄黄，脉浮数。

临床加减：咽喉肿痛甚者选加射干、马勃；有恶寒者加浮萍、荆芥穗；热甚者配用牛黄清热散；口渴唇燥者加天花粉。

按语：丹痧亦叫烂喉痧，是传染病，传染迅速，病情进展快，痧后诸变。其诊断要点：①发热骤起，体温保持在38℃～39℃之间。②发热一天出现痧疹，色红如丹，似猩红色，依次分布于颈、胸、背、四肢、周身密布，红晕连片。③丹痧似"鸡皮疙瘩"样红色痧疹，摸之碍手，手指压之，红晕隐退，皮肤苍白，手指抬之，恢复原状。④咽喉疼痛，初期乳蛾红肿，后起白腐糜烂，故叫"烂喉痧"。⑤全身红晕痧疹，唯唇口周围肤色苍白，叫"环口唇白"。⑥出疹3～4天，舌红少苔，舌生芒刺，状如杨梅，叫"杨梅舌"。⑦痧疹周身红晕，在肘部内侧横纹处，屈之有白色线条，伸侧锦纹红晕复归。⑧痧疹2～3天遍及全身，之后脱屑，状如鳞片，约2周后脱尽。据上可诊断为丹痧。临床治疗初以辛凉宣透、清热利咽为主要原则，疫毒入里则清营透气、清热解毒，痧后毒邪未尽，要清泄余毒，养阴生津是治疗丹痧之大法。丹痧是时疫之病，属温病范畴，西医叫"猩红热"。

方2：清热凉血解毒汤

组成：石膏15g，知母10g，大青叶10g，金银花10g，连翘4g，生地黄10g，牡丹皮6g，赤芍6g，芦根15g，牛蒡子6g，玄参6g。

用法：水煎服。每日1剂，分4～6次服。

功效：清热解毒、凉血透疹。

主治：丹痧壮热不已，有汗不解，体温为39℃～40℃，咽喉肿痛，起腐糜烂，烦躁口渴，全身弥漫痧疹，呈紫红色，红晕连片，压之褪色，抬指苍白，屈肘时内侧锦纹线条明显。舌质绛红，苔黄或燥黄，起刺如杨梅，脉滑数有力。

临床加减：咳嗽者选用桔梗、杏仁、白前、紫菀；壮热无汗，痧疹不透者，选加浮萍、蝉蜕；咽喉痛甚者加马勃、射干，或吹撒周氏溃疡散（见五官科病症），或服六神丸；口渴者选加沙参、麦冬、天花粉、石斛。

按语：丹痧疫毒入里，热在气分和蕴滞营血，治宜清营透气、凉血解毒。丹痧为疫毒之邪，化火伤阴最速，易耗气伤阴，应时刻注意养阴生津。丹痧又名烂喉痧，故在治疗过程中要利咽润喉。若邪气内陷心肝，易致神昏谵语、惊搐躁动，可选用紫雪丹、安宫牛黄丸，清心开窍。大便干燥，要通腑泻火。这些都是治疗丹痧之要点。同时对患儿即行隔离，注意观察，冬春流行期间，勿带小儿到公共场所。幼儿园学生可用贯众、板蓝根服用3天进行预防。丹痧期间适当休息，要避风寒，多饮开水，要做好预防及护理工作。

水 痘

概述：水痘，其形态如豆，色泽清净如水疱，故曰"水痘"，也称"水疱疮"。症状以发热，在皮肤上分批出现红斑、丘疹、疱疹、结痂为其特征。水痘是由外感时行邪毒引起的急性发疹性传染性疾病。水痘一年四季皆可发生，冬春季多见，1～4岁为多发年龄。水痘预后良好，愈后不留瘢痕，且可获终生免疫。

古代医学家对本病论述较多，在宋代钱乙《小儿药证直诀·疮疹候》中已指出水痘是一种水疱性皮疹。明代王肯堂《证治准绳·幼科》指出水痘"皮薄如水疱，破即易干，而出无渐次，白色，或淡红，冷冷有水浆者，谓之水痘"。明代《景岳全书》曰："凡出水痘，先十数点，一日后，其顶尖上有水疱，二日三日，又出渐多，四日浑身作痘……七八日乃愈。但与正痘不同，易出易靥，治而清热解毒为主。"清代《医宗金鉴·痘疹心法》说："水痘皆因湿热成，外证多与大痘同，形圆顶点含清水，易胀易靥不浆脓，初起荆防败毒散，加味导赤继相从。"

在明清时代，医家就对水痘认识很清楚，治疗亦有很多经验。水痘是外感时行邪毒引起的传染病，时毒由口鼻而入，蕴郁肺脾，肺主皮毛，主肃降，外邪袭肺，宣通失常，邪郁于肺，故出现发热、流涕、咳嗽等肺卫症状。脾主肌肉，主湿。时邪与内湿相搏，发于肌表，再则肺为水之上源，肺气不利，夹邪夹水，外透肌表，乃发为水痘。

水痘皮疹稀疏，疮顶较薄，皮薄如水疱，晶亮如露珠，根盘红晕不明显，此类水痘，风热时邪较轻，治疗宜疏风清热解毒。有的根盘红晕较显，皮疹密，疮顶较厚，浆液较显，或是赤痘，此为时毒湿热较盛，治宜清热凉血解毒。以上为治疗水痘的方法。

水痘传染性很强，发现病儿应及时隔离，直至全部痘疹结痂。集体儿童单位如发现病人，要将居室通风消毒，被褥暴晒，用品煮沸。患儿饮食要清淡易消化，且不宜洗浴或接触凉水，以防感染。

方：疏风清热解毒汤

组成： 竹叶 3g，薄荷 3g，金银花 10g，桑叶 6g，芦根 10g，大青叶 10g，蝉蜕 3g，浮萍 6g，桔梗 3g。

用法： 水煎服。每日 1 剂，分 4~6 次服。

功效： 疏风透疹，清热解毒。

主治： 水痘，临床表现为发热或无热，鼻塞流涕，喷嚏及咳嗽，1~2日出疹，疹色红润，疱浆清亮，根盘红晕或不明显。舌苔白薄，脉浮数。有的患儿出现壮热不退、烦躁不安、口渴欲饮、唇口干燥、面红目赤、水痘分布密集、疹色紫暗，以及身上赤痘，疱浆混浊，舌红苔黄，脉洪数等症状。

临床加减： 疱疹较密，疹色深红及丹痘者加紫草、山栀，或黄芩、黄连；壮热烦躁，口渴汗出者，去薄荷、桑叶、蝉蜕、浮萍，加石膏、知母；面红目赤，口舌生疮者，加生地黄、牡丹皮；乳蛾肿痛者加马勃，或山豆根，或射干。疱疹作痒者选用僵蚕、白蒺藜、白鲜皮；疱浆混浊，抓破流脓者加蒲公英、连翘；唇燥舌干者，选用沙参、麦冬、天花粉；大便干燥，舌苔黄而厚腻者加大黄、枳实；舌红苔花剥，湿热重者加青蒿。

按语：水痘风热轻者，疫毒较轻，初期病在肺卫，治宜疏风透疹，辛凉解毒，可用桑菊饮或银翘丸加减。毒热重证，治宜清热凉血解毒，可选用清胃解毒汤加减，并要避风，饮食清淡，忌用辛辣，隔离消毒。

风 疹

概述：风疹亦叫风痧，因其形似痧子，故名。其症见发热，咳嗽流涕，1～2天内全身透发细小红疹，耳后、枕部有硬核肿大，有压痛，多流行于冬春季节，多见于7岁之内小孩。俗称"出痧""发痧"，西医叫"风疹"。风疹之名，最早见于《养生方》，谓："汗出不可露卧及浴，使人振寒热，风疹也。"古代对"风疹""风痧"无专题论述，多在发疹性疾病之中散见。

本病是外感风热时邪由口鼻而入，郁之肺卫，蕴于肌腠与气血相搏而发于皮肤所致。

邪毒较轻者，一般只伤及肺卫，仅见恶风发热、咳嗽流涕。疹在1～2天先起于头面、躯干，随即遍及四肢，分布均匀，唯手足心少见，或无疹，2～3天即消，无色素沉着。全身透发细小红疹，有瘙痒感，摸之碍手，耳后或枕部有硬核肿大，且有压痛。若邪毒炽盛，可见高热、口渴、精神倦怠，或心烦不宁，疹色鲜红或紫暗，疹点较密。舌红苔黄或黄腻，风热之邪涉及营分。

本病以外感风热为主，病变部位在肺卫，毒邪炽盛之时，风热时邪涉及营分。治疗一般宜疏风清热，因势利导，祛邪外出，毒邪较重，邪热灼盛者，加入清热解毒之品。

本病通过治疗，预后良好，恢复较快，在流行期间，风疹患儿应隔离到出疹后5天。发病期间要避风寒，饮食宜清淡，多喝开水，注意休息。

方：疏风清热汤

组成： 板蓝根6g，薄荷3g，葛根6g，牛蒡子6g，桔梗3g，桑叶6g，浮萍6g，金银花6g，蝉蜕3g。

用法： 水煎服，每日1剂，分4～6次。

功效： 疏风清热解毒。

主治： 风疹。临床表现为发热，咳嗽，流涕，全身细小红疹，耳后及枕后部有硬核肿大，按之痛。舌偏红，苔白薄，脉浮数。热毒炽盛，高热，口渴，精神倦怠，或烦躁不安，疹色鲜红或紫暗，疹偏密。或大便干燥，或皮肤有瘙痒感。舌红苔黄或黄腻，脉浮数，指纹紫。

临床加减： 热盛者选用鱼腥草、芦根、菊花、赤芍；口渴者加天花粉；心烦不宁者加豆豉；大便干燥者，选用瓜蒌、郁李仁、小麻仁；饮食积滞者选用焦山楂、焦神曲、焦麦芽、莱菔子、鸡内金。

按语： 风疹一病，古书叫"风㾦""㾦疹"。在《养生方》中有"风疹"之名，无专题论述，多在发疹性疾病中散见。俗称"发㾦""发疹""出疹"，西医亦叫"风疹"。初起家长易混为"麻疹"。

风疹的病情轻重与外因、内因有极大关系，外因以风热毒邪入侵，轻者则病轻，入侵重者则病重。同时和患儿食积轻重有很大关系，一般食积盛者病亦重。在治疗时轻者疏风清热，重者宜加入解毒消滞之品。临床余自拟疏风清热汤加减，治疗效果良好。

(痄 腮)

概述： 痄腮以耳下腮颌部漫肿、皮色不变、肿而不着骨、发热不化脓、肿胀疼痛为特征，是由风温邪毒引起的急性传染病。一年四季都有发生，春冬易于流行，俗称"蛤蟆瘟"，西医称"流行性腮腺炎"。

历代文献中根据本病的发病部位、证候特征、流行季节和传染性而有不同的命名，如"时行腮肿""痄腮""搭腮肿""腮颌发""颅鹚瘟""温毒"等名称。

在《疮疡经验全书·痄腮》中云："此毒受牙根耳聤，通于肝肾，气血不流，壅滞颊腮，此风毒症。"《活幼心书·痄腮》云："毒气蓄于皮肤，流结而为肿毒……多在腮颊之间。"清代高秉均在《疡科心得集·颅鹚瘟》中说："颅鹚瘟者，因一时风湿偶袭少阳，络脉失和。生于耳下，或发于左，或发于右，或左右齐发，初起形如鸡卵，色白濡肿，状若有脓，按不引指，但酸不疼，微寒微热，重者或憎寒壮热，口干舌腻……此症永不成脓，过一候自能消散。"

痄腮为外感风温邪毒，毒邪聚于耳后，发于一侧，或两侧，初起腮颌漫肿，皮色不变，肿而不着骨，发热不化脓，邪入少阳，则是少阳之脉起于目外眦，上行至头角，下耳后，绕耳而行入脉络。邪毒壅滞不散，结于腮部。少阳与厥阴互为表里，病则相互传变，足厥阴之脉循小腹，络阴器。若受邪严重，可并发小腹痛，或睾丸肿坠。若邪毒炽盛与阳明湿热交蒸，热极生风，内窜心肝，扰乱神明，则出现高热、昏迷、惊厥等变证。

痄腮的病情有轻有重，温邪在表者属轻证，热毒蕴滞者属重证，有并发症者属变证。轻者宜疏风清热、祛邪解毒。热毒蕴滞者宜清热解毒、软坚消肿，亦可局部配合外治法。

本病以儿童多见，患儿应多卧床休息，多喝开水，饮食宜清淡，病人应及时隔离治疗，至腮肿消退一周左右为止。在流行期间，儿童应少去公共场所，若毒邪内传可引发脑炎、睾丸炎，当引起注意。

方：九味清毒饮

组成： 板蓝根 15g，牛蒡子 10g，夏枯草 10g，金银花 10g，玄参 10g，僵蚕 10g，柴胡 6g，桔梗 6g，薄荷 5g。

用法： 水煎服。每日1剂，分4～6次服。

功效： 疏风散邪，清热解毒。

主治： 痄腮。临床表现为耳下腮颌漫肿，皮色不变，一侧或两侧肿而不着骨，发热不化脓，或有恶热，或有疼痛，或有咽红肿，甚者牙关开合不利，或有痰核肿硬，似发颐，但无溃无脓，或男孩睾丸红肿下坠，或少腹痛。舌红，苔白或淡黄，脉浮数。

临床加减： 恶热恶寒者加桑叶、芦根；头痛者加菊花、蔓荆子；咽喉肿痛者加马勃、蝉蜕；硬结不散者加海藻、昆布；肿硬痰核者加皂角刺、穿山甲；大便秘结者加大黄、枳实；睾丸下坠者选加橘核、荔枝核、小茴香；小腹痛者加延胡索、川楝子；惊厥者选加钩藤、菖蒲、蜈蚣、全蝎。

按语： 痄腮是由时邪风温、风热邪毒壅滞腮颊或温邪传染而得。亦有合阳明湿热交蒸，或少阳火逆，邪毒留腮，或少阳厥阴为传变。治疗总以疏风祛邪、清热解毒、软坚消肿为原则，可取得较佳疗效。温但不可乍用寒凉清火，否则外邪遏郁，拒不外达。此病是风湿之邪，慎用辛温之药，过伤津液。可局部配用仙人掌加食盐少量，捣烂外敷，或鲜蒲公英、鲜生地黄加少量食盐捣烂外敷患处。

（ 厌食症 ）

概述： 厌食是指小儿较长时间见食不食，食欲不振，甚至拒食的一种常见病症。主要原因是由于饮食喂养不当，因家长溺爱孩子，乱投食物，或过度给予营养食品，导致脾胃不和，受纳运化失健。厌食患儿一般精神状态较正常，病程长者，亦出现面色少华、头发干枯、形体消疲、多汗、腹软无积、大便干燥、小便黄赤等症状。本病多以1～6岁为多见。

早在《黄帝内经》中指出："饮食自倍，肠胃乃伤。"宋代《小儿药证直诀》说："脾胃不知，不能食乳，致肌瘦。亦因大病，或吐泻后，脾胃尚弱，不能传化谷气也。"

《幼幼新书·乳食不下第十》："脾脏也，胃府也，脾胃二气合为表里。胃受谷而脾磨之，二气平调，则谷化而能食。"又《肌肤羸瘦第十二》："儿羸瘦不生肌肤，皆脾胃不和，不能饮食，故气血衰弱，不荣肌肤……"

在小儿时期"脾常不足"，饮食不能自调，食物不能自理，最易导致脾失健运、胃不思纳、脾胃不和的厌食症。脾与胃互为表里，脾主运化，输布营养精微，升清降浊，为气血生化之源，以供五脏六腑、四肢百骸之营养。胃主受纳，腐熟水谷传于小肠，分清泌浊。胃与脾各有所主，而彼此互为影响。脾为阴土，喜燥恶湿，得阳则运。胃为阳土，喜润而恶燥，以阴为用。故饮食失调，必伤脾胃，胃阴伤则不思进食，脾阳伤则运化失职。初则纳呆，病程长者，则出现面色少华、形体消瘦、头发干枯、多汗等诸症。

小儿厌食症，调节饮食是预防治疗其病的重要措施。治疗中要纠正偏食习惯，禁止小儿饭前吃零食和糖果。小儿饮食要定时定量，建立规律性、科学性的生活习惯。患病后要及时治疗，除药物治疗外，并遵循"胃以喜为补"的原则，从患儿喜爱的食物来诱导开胃，待其食欲增进后，再按需补给，进行调理。

方：纳食散

组成： 焦山楂 10g，炒麦芽 10g，炒谷芽 10g，鸡内金 30g，党参 15g，炒白术 6g，炒山药 20g，石斛 10g，炒莱菔子 30g。

用法： 上药研细末，1 日 3 次，每次 5g 配 1g 红糖，1 个月为一疗程或药末分次蒸入馒头中给患儿吃，药食同疗。

功效： 益气健脾，行滞和中。

主治： 纳呆，小儿厌食、拒食，小儿较长时间见食不贪，不思饮食，喂食拒之，甚至恶闻食味，食少饮多，形体消瘦，腹软无积，大便

儿科病症方

干燥，小便黄赤，面色不华，多汗，头发干枯等。舌质红，苔微黄或剥脱，脉细弱，指纹淡。但无其他病症。

按语：小儿厌食症，中医叫"纳呆"，是儿科常见之病，多是暂时性疾病。因家长溺爱，乱投食物，伤及脾胃，或因过早断乳，或平时喂养不当，饥饿无度，或有偏食习惯，或进食不定时，生活不规律，因小儿脏腑娇嫩，脾气不足，胃气虚弱，导致脾胃失和，胃不思纳，脾不运化之厌食症。小儿为稚阳之体，生长旺盛，正确治疗则可"一拨则灵"。但需要较长时间耐心调养，巩固治疗。

注意事项：①小儿厌食症与其他病症引起的食欲不振应严格区别，避免延误患儿病情。②注意调节饮食，饮食宜多样化。③要纠正饮食不良习惯。④不要吃生冷瓜果及过油腻的食物，避免加重患儿病情。

小儿泄泻

概述：泄泻以大便次数增多、粪质稀薄或如水样为主要症状，是2岁以下小儿常见的胃肠道疾病，一年四季皆可发生，但夏、秋两季发病较多。

中医对泄与泻的认识其含义不同。如《丹台玉案》说："泄者，如水之泄也，势如舒缓；泻者，势如直下，微有不同，而其病则一，故统称为泄泻。"《幼科发挥》亦说："泄泻二字，亦当辨证，泄者，谓水谷之物泄出也。泻者，谓肠胃之气陷也。"从字义上讲泄者病缓，泻者病急，但在临床上无详细区分之必要。

泄泻在古代医书中名称繁多，如《黄帝内经》中有"濡泄""飧泄""洞泄"。在《诸病源候论·小儿杂病诸候》称"下利""注下""洞泄""久利""冷利"等。

泄泻其主要的病变在于脾胃，明代张景岳说："泄泻之本，无不由乎脾胃。"因小儿"脾常不足"，消化功能较弱，若感受外邪，或饮食不节，都可影响脾胃功能而致水谷不分，并走肠道导致泄泻。

小儿泄泻的原因常见感受外邪、内伤饮食、脾胃虚弱和脾肾阳虚，其中以前三者为临床多见。

一因感受外邪。小儿脏腑脆嫩，卫外不密，易受暑热、湿邪及寒邪，皆可引起脾胃功能紊乱而致泄泻，常在夏秋季节暑湿之气较多，脾喜燥而恶湿，湿易伤脾，故有"湿多成五泄"之说。在《幼科全书》中亦说："凡泄泻皆属湿。"

二因内伤饮食。《黄帝内经》曰："饮食自倍，肠胃乃伤。"由于调护失宜，哺乳不当，饮食失节，过食生冷、肥甘厚腻及不易消化食物，致脾胃损伤。伤脾则运化失常，伤胃则不能很好地消磨水谷，宿食内停，清浊不分并走大肠而成泄泻。

三因脾胃虚弱。因先天禀赋不足，脾胃本虚，或后天调护失当，或久病迁延，或用药不当，皆可致脾胃虚弱。运化失常，水谷不能化生精微，水湿内滞，清阳不升，胃肠功能紊乱，水谷不分，导致泄泻。

四因脾肾阳虚。脾以阳为运，肾寄命门真火，肾为胃之关，开窍于二阴，司二便。若因小儿禀赋不足，或久病久泻，脾虚及肾，肾阳不足，命门火衰，火不暖土，阴寒内盛，水谷不化，并走肠道而致澄澈清冷，完谷不化，泄泻不止。

在治疗小儿泄泻中，若伤食泻者，治宜消食化积，拟用保和丸、山楂导滞丸。若湿热泻者，治宜清热利湿，拟用葛根芩连汤加味或清热利湿止泻汤。若脾虚泻者，治宜健脾益气，拟用参苓白术散。若脾肾阳虚泻者，治宜补脾温肾，拟用附子理中汤。

小儿泄泻，因脏娇体弱，故有"稚阴稚阳"的生理特点和"易虚易实""易寒易热"的病理特点。小儿泄泻易损伤气液，病情较重，常发生"伤阴""伤阳"的变证。严重者可同时阴阳两伤，或久泻不止，脾土受伤，肝木无制，往往因脾虚肝旺出现慢惊风证。

在伤阴者，治宜酸甘敛阴，拟用连梅汤；伤阳者，治宜温阳救逆，拟用参附龙牡汤；若小儿泄泻病情严重，脱水少液，除中药治疗外，应配合补液疗法。上述治疗方法，临床据情参考。

方：小儿止泻散

组成： 赤石脂2g，薏苡仁3g，山药6g。

用法： 上诸药研细末，分6～8次服用，1日1剂。

功效： 健脾渗湿，涩肠止泻。

主治： 伤食、受凉所致小儿泄泻，拉稀不止，腹胀满，时腹痛。舌苔黄，脉滑而沉实，指纹紫红，或苔白滑、脉沉弦。

按语： 赤石脂涩肠止泻。《本草纲目》论述赤石脂时说："厚肠胃，除水湿。"现代药理证明赤石脂有吸附作用，可吸附消化道毒物，保护消化道黏膜。薏苡仁甘淡，清肺利气，健脾渗湿，生则利湿，炒则健脾止泻，尤擅除肠道之湿。其性微寒不伤胃，益脾而不滋腻。山药甘平，补脾胃，益肺肾。山药其原名为薯蓣，补而不滞，不热不燥，能补脾气而益胃阴，为培补脾胃性质平和之药。三药配伍，健脾渗湿，涩肠止泻，有立竿见影之效，价廉又安全。

积 滞

积滞也叫"食滞""食积""积证"，俗称"停食""宿食""积食"，指小儿内伤乳食，停滞不化，导致脾胃运化失常，形成的一种胃肠疾患。以不思乳食、食而不化、腹满胀痛、嗳腐吐酸、大便腥臭为主要临床表现。

早在《素问·痹论》曰："饮食自倍，肠胃乃伤。"隋代《诸病源候论·小儿杂病诸候》所记载的"宿食不消候""伤饱候"等篇论述了小儿有关饮食不节所引起的肠胃疾病。

在《婴童百问》始有"积滞"之病名称，在《活幼心书》有"积证"之名。《济生方·积聚》说："夫积者，伤滞也，伤滞之久，停留不化，则成积矣。"

明代孙一奎《赤水玄珠》曰："脾胃虚，则停积。再如过食生冷，小儿寒伤中阳，脾运失调，寒积留滞于中，而气不利，故亦易形成寒积。"

清代《医宗金鉴·幼科心法》云："夫乳与食，小儿资以养生也。胃主纳受，脾主运化，乳贵有时，食贵有节，可免积滞之患，若父母过爱，乳食无度，则宿滞不消而疾成矣。"

《幼幼集成·食积证论》曰："夫饮食之积，必用消导，消者，散其积也，导者，行其气也。脾虚不用则气不流行，气不流行则停滞为积。或作泻痢，或作癥痞，以致饮食减少，五脏无所资禀，血气日愈虚衰，因致危困者多矣，故必消而导之……若积因脾虚，不能健运药力者，或消补并行，或补多消少，或先补后消。洁古所谓：养正而积自除。故前人破滞消坚之药，必假参、术赞助成功。"

积滞与伤乳食、疳证等有密切关系，一般伤乳食，经久不愈，病程进展，可变成积滞，积久不消，迁延失误，日渐羸弱，影响小儿的营养和生长发育，身体日渐消瘦，可转化成疳证。三者虽各有异，但病源则一，唯病情证候上有轻重、深浅之不同。伤乳食积滞是疳证的前奏，以实为主，疳证是由于脾胃运化障碍日久，耗伤津液而形成的虚证，或虚实寒热夹杂，是积滞迁延发展的结果。

本病的治疗原则应以消导为主，然患者体质有强弱，病情有新久，或见寒热交错，或虚实夹杂，临证应结合其体质情况和病情，辨证施治，同时注意饮食调理。

方：消积饮

组成：炒神曲 10g，炒麦芽 6g，炒山楂 6g，炒莱菔子 10g，陈皮 6g，白术 5g，枳实 5g，鸡内金 10g，藿香 3g。

用法：水煎服。每日 1 剂，分 4～6 次服。

功效：消乳消食，导滞和中。

主治：食欲不振，烦躁不安，胃气上逆，口有异味，呕吐酸馊乳食，腹部胀实，或时有腹痛，小便短黄，大便腐臭，兼有低热，午后明显。舌红苔腻，脉滑数，指纹紫滞。

临床加减：伤乳者，只进乳，口吐奶块，有腥臭味，去枳实、山楂，加砂仁；面黄困倦，食则饱胀，唇舌色淡，脉沉细，指纹清淡者选加党参、云茯苓、山药、砂仁；发热者加胡黄连；腹胀盛者加大腹皮、川厚朴、生姜。

按语：孩童积滞是乳食内积，气机郁滞，易胃肠积湿化热，初为积滞实证，久则脾胃虚弱，中气不足，不能化生精微，导致虚实夹杂之证或虚证。生活中，孩子比平时能吃时，口中有异味，是胃中始有积滞，胃中有湿有热，应"治未病"，先调理。可服用焦山楂、焦神曲、焦麦芽或莱菔子、鸡内金，可预防积滞。小儿百病食上起，一日所进饮食；二日，形成积滞。积滞日久易患消化不良、腹泻。内有积滞，外易感冒，或可引起诸病。故乳贵有时，食贵有节，应定时定量、规律化。食物要新鲜清洁，不宜食生冷肥腻之品。若有不正常时，未病先治于平时，一个星期或半个月服用一次消导药，即能平安健康少生病。

疳 证

概述：疳证又名"疳积"，是一种慢性消化系统疾病。临床以精神萎靡、面色无华、毛发稀枯、形体消瘦、脘腹胀大、纳呆厌食、病程缠绵、影响生长发育为特征。多见于5岁以下的乳幼儿。由于病情比较复杂，缓慢迁延，顽固难治，严重影响小儿的正常生长发育，被古代医学家列为小儿"痧、痘、惊、疳"四大要证之一。

临床可见小儿乳食失调，喂养不当，壅聚中焦，化热化湿，酿成积滞，损伤脾胃。脾胃运化失常，不能将水谷化为精微，输布全身，以致气血不荣，形体羸瘦，气液内亏，虚实夹杂，导致面黄肌瘦、毛发稀枯、饮食不振、纳呆厌食、肚腹膨胀、肚大坚硬、青筋暴露、精神疲惫、心烦不宁、脾气急躁等症状。

疳者有两种含义，一为"疳者甘也"，二为"疳者干也"。前者言其病因，多由于多食肥甘、生冷，形成积滞，严重损伤脾胃功能，日久渐成疳证。后者言其病症，是指脾胃损伤，气液耗伤过量，气血津液不足，形体消瘦形成疳证。

疳证之名，首见宋代医学家钱乙在《小儿药证直诀》一书中"疳皆脾胃病，亡津液之所作也"的论述。

古代医家早在《黄帝内经》中指出"饮食不当，损伤脾胃"的观点。如《素问·痹论》曰："饮食自倍，肠胃乃伤。"在隋代《诸病源候论·小儿杂病诸候》曰："小儿丁奚病者，由哺食过度，而脾胃尚弱，不能磨消故也。哺食不消，则水谷之精减损，无以荣其气血，致肌肉消瘠。其病腹大颈小黄瘦是也。若久不瘥，则变成谷癥。伤饱，一名哺露，一名丁奚，三种大体相似，轻重立名也。"

明代王肯堂《证治准绳·幼科》说："大抵疳之为病，皆因过餐饮食，于脾家一脏，有积不治，传之余脏而成五疳之疾。若脾家病去，则余脏皆安，苟失其治，日久必有传变。"书中又集诸家之论，结合作者的临床经验，收集病症六十一候之多。

在《小儿卫生总微论方》中指出："小儿疳病，诸论丛杂……唯五疳之说为当，其证候外则传变不同，内则悉属五脏。"

清代《医宗金鉴·幼科心法》又重新归纳，大致以五脏定名，病因命名，按病位立病，按病情分类，按病证取名，归纳为十九候。清代陈复正在《幼幼集成·诸疳论治》说："夫疳之为病，亦小儿恶候。十六岁以前，其病为疳，十六岁以上，其病为劳，皆真元怯弱，气血虚衰之所致也。究其病源，莫不由于脾胃。盖胃者，水谷之海也，水谷之精气为荣，悍气为卫，荣卫丰盈，灌溉诸脏。为人身充皮毛、肥腠理者，气也，润皮肤、美颜色者，血也，所以水谷素强者无病，水谷减少者病，水去谷亡则死矣。凡病疳而形不魁者，气衰也，色不华者，血弱

儿科病症方

223

也。气衰血弱，知其脾胃必伤。有因幼少乳食，肠胃未坚，食物太早，耗伤真气而成者；有因甘肥肆进，饮食过餐，积滞日久，面黄肌削而成者；有因乳、因寒热不调，或喜怒房劳之后乳哺而成者；有二三岁后，谷肉果菜，恣其饮啖，因而停滞中焦，日久成积，积久成疳。复有因取积太过，耗损胃气。或因大病之后，吐泻疟痢，乳食减少，以致脾胃失养。二者虽所因不同，然皆总归于虚也……疳之为病，皆虚所致。即热者亦虚中之热，寒者亦虚中之寒，积者亦虚中之积，故治积不可骤攻，治寒不宜峻温，治热不可过凉，虽积为疳之母，而治疳必先去积，然遇极虚者而迅攻之，则积未去而疳危矣。故壮者先去积而后扶胃气，衰者先扶胃气而后消之。书曰："壮人无积虚则有之。可见虚为积之本，积反为虚之标也。"

历代文献资料对疳证的分类、病因、临床证候及治疗，对临床医生都有现实指导意义，要刻苦钻研。

方1：理脾消积汤

组成： 党参10g，苍术6g，茯苓6g，陈皮6g，鸡内金10g，麦芽6g，山楂6g，胡黄连3g，藿香3g。

用法： 水煎服。每日1剂，分4～6次服。

功效： 消积理脾。

主治： 疳证初起，面黄肌瘦，毛发见稀，精神不佳，困倦喜卧，纳差厌食，或烦躁不安，或手足心热，唇干口渴，脘腹胀满，拒按，或呕吐，大便或燥或稀。舌苔白厚腻，脉滑细，指纹淡滞。

临床加减： 呕吐者加半夏、生姜；腹胀甚拒按者加川厚朴、大腹皮；若腹胀厌食，舌苔厚腻者去党参、白术，加神曲、莱菔子；大便稀者加炮姜、肉豆蔻；大便秘者选用枳实，或决明子，或女贞子。

按语： 疳病初起宜消积健脾，用自拟理脾消积汤，并配合针刺四缝穴。四缝是经外奇穴，位置在示指、中指、环指及小指，这四指的第二指节与第三指节之间的横纹中。皮肤消毒后用三棱针或粗毫针刺入0.5～1分深，出针后，用手挤出黄色透明液体，擦干消毒，隔日一次，

6次为一疗程。余小时候见母亲治小儿消化不良，常针刺四缝穴，故吾在临床常用中药调理并配合针刺四缝穴，疗效明显。

方2：健脾疳积散

组成：党参10g，炒白术6g，山药6g，鸡内金10g，麦芽10g，莱菔子10g，胡黄连3g，砂仁3g，肉豆蔻5g。

用法：水煎服。每日1剂，分4~6次。

功效：健脾益气，消积化疳。

主治：疳积。临床表现为面色萎黄无华，毛发稀枯，形体消瘦，精神不振，睡眠不宁，睡中露睛，或揉眉擦鼻，咬指磨牙，或脾气急躁，肚腹膨胀，甚则青筋暴露，或四肢发凉，食欲减退，或多吃多便，或大便稀溏，腹凹如舟。唇舌色淡，脉细无力，指纹色淡。

临床加减：腹胀如鼓，面㿠白舌淡黄者，加炮姜或干姜或肉桂；四肢厥冷者加附子；身热不退者加银柴胡、鳖甲；舌红干燥者加乌梅、石斛；腹凹如舟、腹泻不止者，用山药粉调食；气血虚弱甚者选加黄芪，或当归、熟地黄。

按语：治疗疳证，余常用中药调理，配针刺四缝穴。在治疗过程中，首先要护胃气，胃气得苏，方有生机。前人经验"壮者先去其积而后扶胃气，衰者先扶胃气，而后消之"是治疗疳积的原则。疳病严重者，腹凹如舟，不思纳食，大便稀溏，可用山药粉调粥代食应用，腹泻可止。四肢厥冷，腹胀如鼓，两目畏光，脾阳虚弱者可用附子、干姜，温中回阳，并要兼顾肾阴，加入枸杞、熟地黄。疳证患儿病愈后期，常反复发作，口腔糜烂，用周氏溃疡散涂调即可。

疳证的预防与护理十分重要，因乳幼儿时，脾胃功能易生积滞，所以应以"乳贵有时，食贵有节"的方法进行喂养。

蛔虫证

概述：蛔虫证又称"蚘虫""蛕虫""长虫"。无论男女老幼，皆可感染，但以儿童发病率最高。临床以食欲不振、面色萎黄、脐周疼痛时作时止、大便下虫、粪便检验有蛔虫卵为主要特征，是儿童常见的一种肠道寄生虫病。

蛔虫证早在《灵枢·厥病篇》曰："肠中有虫瘕及蛟蛕……心腹痛，懊恼发作肿聚，往来上下行，痛有休止，腹热喜渴，涎出者是蛟蛕也。"

汉代《金匮要略》云："蛔厥者，当吐蛔，令病者静而复时烦，此为脏寒，蛔上入膈，故烦，须臾复止，得食而呕，又烦者，蛔闻食，臭出，其人当自吐蛔。"

隋代巢元方《诸病源候论·蛔虫候》云："蛔虫者九虫之内之一虫也，长一尺，亦有长五六寸者。"

清代陈复正《幼幼集成·虫痛证治》说："凡腹内有虫，必口馋好甜，或喜食泥土、茶叶、火炭之类。"

明代《景岳全书·诸虫》指出："虫之为病……或由湿热，或生冷，或肥甘，或由滞腻皆可生虫，非独湿热而已，然以数者之中，又唯生冷生虫为最。"

清代林佩琴《类证治裁·诸虫篇》亦云："脏腑之生虫也，肥甘不节，生冷失宜，中脘气虚，湿热不运，诸蠱乃生。"历代医家对蛔虫病均有详细叙述和治疗方法，留下了防治本病的丰富经验。

蛔虫证主要是由吞入感染蛔虫卵的食物而引起。如以手取物和未洗净的生冷瓜果，以及饮水不洁，还有小儿吮手指，均能将虫卵带入口中下咽而造成感染。又因小儿脾常不足，加之饮食不节，过食生冷、甘肥煎炒之物，易造成肠胃壅滞，运化失和，积湿成热，为蛔虫提供了滋生繁殖的内在环境，故有"湿热生虫"之说。蛔虫的发病率与卫生知识普及、体质的强弱、居住环境和卫生条件等因素都有密切关系。

蛔虫在肠内，性好动喜窜，扭结成团，故阻碍气机运行，不通则痛，在脐周引起腹痛。虫静则痛止，虫动则痛发，故痛无定时，时作时止。虫为有形之物壅聚肠中，故有时可扪及条索状物或团块。虫扰肠胃，胃失和降，故吐清涎和呕恶。肠胃壅滞，脾虚肝旺，故精神烦躁，睡卧不安，食欲紊乱，或有异嗜，蛔虫吸取水谷之精微，耗伤患儿气血，故日久则面黄肌瘦，营养不良，日久成疳。虫聚肠胃，湿热内扰，循经上熏，可见面部花斑，巩膜蓝点，唇下小珠。若患者上焦有热，脾胃虚寒时，蛔虫易在腹中窜动，当钻入胆道时，可形成胆道蛔虫症，称为"蛔厥"。当扭结成团，阻塞肠道，则可形成蛔虫性肠梗阻，称为"虫瘕"。

蛔虫证临床表现有轻有重，病势有缓有急，蛔虫静则安，动则痛。轻者可无症状，或仅脐周时有腹痛，重则症状不一，或伴有并发症。

蛔虫证以驱蛔杀虫、调理脾胃为治则，常用使君子散。蛔厥以安蛔止痛，继以驱蛔为治则，常用乌梅丸。若虫瘕者，宜用大承气汤加减。这些方剂都要临床据情应用，方可取得良好效果。

蛔虫证关键在于预防，应重视开展卫生宣传，让儿童养成良好的卫生习惯，饭前便后要洗手，常剪指甲，不吮手，不吃生冷及未洗净的瓜果，在地上爬玩后一定要洗手洗澡，讲究卫生。切断传染途径，减少感染的机会。

方：安蛔止痛汤

组成： 花椒 6g，乌梅 9g，陈醋 50g。

用法： 先用水煮乌梅、花椒 15 分钟，后入醋同煎，醋沸后 2 分钟端下，温服。

功效： 温中止痛，和胃安蛔。

主治： 儿童腹痛阵作，伴有恶心吐涎沫，面部有蛔虫白斑，或唇内蛔虫斑粒，或眼内蓝点，脐部周围可扪及团块状、条索状之物。舌苔白，脉沉紧或沉滑。

按语：用民间偏方加入乌梅，在蛔虫阵发性疼痛时，不宜妄用杀虫攻下药，宜用安蛔止痛法，痛止据证驱虫。本方具有大辛大酸的安蛔止痛作用，临床急痛每用此方，有立竿见影之效。

五官科病症方

　　五官指鼻、眼、口唇、舌、耳等五个器官，它们分属于五脏，为五脏的外候，又名"苗窍"。《灵枢·五阅·五使》曰："鼻者，肺之官也；目者，肝之官也；口唇者，脾之官也；舌者，心之官也；耳者，肾之官也。"又曰："五官者，五脏之阅也。"

　　中医五官科与内、外、妇、儿等科一样在祖国医学理论体系指导下，进行诊断和治疗。五官病虽然发生于局部，但和整个机体有着密切关系，全身的病变都能在五官病症中反映出来，而五官科病症亦能影响全身。诊断和治疗既从整体出发，同时亦应注意到局部的处理，整体与局部的结合是祖国医学治疗五官病症的特点。

　　五官科随着祖国医学的发展而发展，早在甲骨文中就有龋齿病，卜辞中有耳、鼻、舌、口病的记载。西周时《礼记·月令》中记载："季秋行夏令，则其国大水，冬藏殃败，民多鼽嚏。"《左传》说："耳不听五声为聋。"据《史记·扁鹊仓公列传》记载："扁鹊过雒阳，闻周人爱老人，即为耳、目、痹医。"可谓我国最早的五官科医生。

　　《黄帝内经》论及五官科疾病症状及病因病理的有耳聋、耳鸣、耳中有脓、耵聍、鼽嚏、鼻衄、鼻渊、喉痹、喉塞、猛疽、瘖、口糜、口疮、齿痛、龋齿等三十多种。如《灵枢·忧恚无言篇》曰："咽喉者，水谷之道也；喉咙者，气之所以上下者也；会厌者，音声之户也；口唇者，音声之扇也；舌者，音声之机也；悬雍垂者，音声之关也。"《素问·上古天真论》曰："女子七岁肾气盛，齿更发长……三七肾气平均，故真牙生而长极。""丈夫八岁肾气实，发长齿更……五八肾气衰，发堕齿槁……八八则齿发去。"又如：《素问·阴阳应象大论》曰："心主舌……在窍为舌。""脾主口……在窍为口。""肺主鼻……在窍为鼻。""肾主耳……在窍为耳。"《灵枢·脉度篇》曰:"心气通于舌,心和则舌能知五味。""肺气通于鼻,肺和则鼻能知香臭矣。"又在《灵枢·决气篇》曰:"精脱者耳聋。"《灵枢·口问篇》曰:"上气不足,脑为之不满;耳为之苦鸣;头为之苦倾;目为之眩。"《素问·气厥论》曰:"胆移热于脑,则辛頞鼻渊,鼻渊者,浊涕下不止也,传为衄衊。"《素问·阴阳别论》有"一阴一阳结谓之喉痹"等论述。《黄帝内经》为五官科的发展奠定了理论基础。

秦汉时代,当时医学分为九科,其中有口齿科。《淮南子·记论训》有"喉中有病,无害于息,不可凿也"的记载。我国现存第一部药学专著《神农本草经》,载药365种,其中治疗五官科病症药物有53种。

汉代《伤寒杂病论》中,张仲景创立了比较系统的理法方药、辨证施治方法,对五官科病症的治疗有很大影响。如在《伤寒论》中,对少阴病咽喉痛进行了辨证施治,运用猪肤汤、甘草汤、桔梗汤、苦酒汤、半夏散等不同方药,治疗不同症状的咽喉病,至今仍是治疗咽喉病的常用方法。再如《金匮要略》中,"妇人咽中如有炙脔"一症,即后世所称"梅核气",用半夏厚朴汤治疗,也是应用至今。

晋朝《肘后备急方》中葛洪首次记载了耳道异物、气道异物、食道异物等病的处理方法。如用韭菜取食道鱼骨刺。

隋朝《诸病源候论》对五官科病症设有专卷,已有130多种病症之论述,在治疗实践中已采用了拔牙手术。

唐朝时,政府设立了"太医署",其中有"耳目口齿科",五官科开始形成一个独立的专科。政府编撰的《新修本草》中,载有用汞合金镶牙、补牙的方法。《千金要方》《千金翼方》中收集的治五官病症方法甚多,列方291首,灸法14首,并收载了烧灼治疗咽喉病的方法。《外台秘要》载五官科病症方已有400余首。其中"升麻揩齿方:每朝柳枝咬头软,点取药揩齿,香而光洁"即是现代牙膏、牙刷的萌芽。

宋朝《太平圣惠方》撰有五官科四卷,《圣济总录》有十二卷。据《梦溪笔谈》载:"世人以竹木牙骨之类为叫子,置人喉中,吹之能作人言，谓之颡叫子。尝有病瘖者，为人所苦，烦冤无以自言，听讼者试取叫子，令颡之作声，如傀儡子，粗能辨其一二，其冤获申。"可见我国在宋代已有了"人工喉"的问世。

金元时期《儒门事亲》张从正首先论述了用纸卷成筒，放入口内，再用筷子缚小钩，把误吞的铜钱取出，这就是内腔镜钳取异物的原始方法。在窦材《扁鹊心书》及窦汉卿《疮疡全书》中已记载了喉痹、喉肿的切开手术。在《洪氏集验方》中有压迫颈外动脉以止鼻衄的方法。西医学的梅尼埃病，早在《丹溪心法》中说："眩者，言其黑运转旋，其状目闭眼暗，身转耳鸣，如立舟车之上，起则欲倒。"并有详细的治疗经验介绍。

明朝在《普济方》中就有五官科病症十八卷，这个时代有很多首次记载的五官科病症和治疗方法。如《解围之薮》是喉麻风的第一篇论著，《红炉点雪》中的"喉结核"、《景岳全书》中的"咽喉梅毒"、陈实功《外科正宗》中的鼻息肉摘除手术、曹士衍《保生秘要》载的治耳内胀塞，还有《景岳全书》记载的导引鼓膜按摩术，至今仍有实用意义。李时珍的《本草纲目》收集1892种药物，其中单味直接治疗五官科病症之药有856种。薛己《口齿类要》一书传至今日，是五官科较早的一本专著。

清朝《医宗金鉴》中治五官科病症约50余种，清代医学研究五官科病症更加广泛，专书亦多，已刊发行的达四十余种。其中以《咽喉经验秘传》《重楼玉钥》《喉科心法》《白喉全生集》《疫痧草》《烂喉丹痧辑要》等书流传较广。

中华人民共和国成立后，党和政府十分重视人民卫生和中医事业的发展，经过发掘和整理，总结了不少有效的五官科疾病防治方法。中西医结合使五官科的发展取得了不少新成果，使五官科的发展有了广阔的前景。

眼 病

概述：眼为视觉器官，属五官之一。它通过经络与脏腑和其他组织器官保持着密切的联系，共同构成有机的整体，通过五脏六腑精气的滋养，能够明视万物，辨别颜色。

早在甲骨文中可知，武丁时代（约公元前13至14世纪）人们已将"眼"这一感觉器官命名为"目"。《黄帝内经》首次从解剖学角度提出目、眼、眶、内眦、外眦、约束、白眼、黑眼、瞳子、目系等名词，对眼的生理、病理进行了探讨，并记载了30余种眼部病症。《灵枢·大惑论》曰："五脏六腑之精气，皆上注于目而为之精，精之窠为眼，骨之精为瞳子，筋之精为黑眼，血之精为络，其窠气之精为白眼，肌肉之精为约束，裹挟筋骨血气之精而与脉并为系，上属于脑，后出于项中。"后代医家将其发展为"五轮学说"。

"五轮"是古代中医对眼部由外向内把胞睑、两眦、白睛、黑眼、瞳神五个部分分别命名为肉轮、血轮、气轮、风轮、水轮，总称为五轮。轮者，是比喻眼球旋转运动似车轮之意。肉轮指胞睑，属脾；血轮指两眦，属心；气轮指白睛，属肺；风轮指黑睛，属肝；水轮指瞳神，属肾。古人认为"五轮"是轮脏隶属关系，轮属标，脏属本。轮之有病，多是脏腑功能失调所致。在临床上五轮理论是眼科独特的五轮辨证，即是从眼局部进行脏腑辨证方法。对临床辨证的确具有一定的指导意义，故由宋代至今眼科医家运用比较普遍。

眼与心、小肠的关系：心主血脉，诸脉属目，心主藏神，目为心使。心与小肠为表里关系。《黄帝内经》曰"诸血者皆属于心""心之含脉也""脉者血之府""诸脉者皆属于目""目者心之使也，心者神之舍也""夫心者，五脏之专精也"。

眼与肝胆的关系：肝开窍于目，肝主藏血，肝受血而能视，肝气通于目，肝脉上连目系。眼与胆者，肝胆脏腑相合，互为表里。《黄帝内经》曰"东方青色，入通于肝，开窍于目，藏精于肝""肝受血而能视""肝气通与目，肝和则目能辨五色矣"。《审视瑶函》说："肝中升运于目，轻清之血，乃滋目，经络之血也。"又说："血养水，水养膏，膏护瞳神。"亦说："神膏者，目内包涵之膏液……此膏由胆中渗润精汁，升发于上，积而成者，方能涵养瞳神。此膏一衰，则瞳神有损。"

眼与脾胃的关系：脾主运化水谷，为气血生化之源。脾输精气上贯于目，脾气上升，目窍通利，脾主肌肉，睑能开合，脾与胃合称"后天之本"，脏腑相合，互为表里。脾主升清，故《黄帝内经》曰："清阳出上窍。"李东垣《兰室秘藏》在《黄帝内经》基础上指出："人五脏与六腑之精气，皆禀受于脾，上贯于目，脾者诸阳之首也，目者血脉之宗也，故脾虚则五脏之精气皆失所司，不能归明于目矣。"又在《脾胃论》中说："九窍者，五脏主之，五脏皆得胃气乃能通利。"又指出"胃气一虚，耳、目、口、鼻俱为之病"，由此可见胃气于眼之重要性。

眼与肺和大肠的关系：肺为主气，气和目明，肺与大肠相表里。《黄帝内经》曰"气脱者，目不明"，张景岳说："肺主气，气调则营卫脏腑无所不治。"肺朝百脉，主一身之气，气能推动血行，气血并行于全身，则目亦得其温煦濡养。

眼与肾和膀胱的关系：肾生脑髓，目系属脑，精气充足则目视精明，肾主津液，上润目珠。在《黄帝内经》中曰："肾主藏精，精能生髓，脑为髓海，目系上属于脑。"又曰："肾者主水，受五脏六腑之精而藏之。"并曰："肾者水脏，主津液。""五脏六腑之津液，尽上渗于目。"肾与膀胱脏腑相合，互为表里，膀胱属足太阳经，太阳主一身之表，易遭外邪侵袭，亦常引起眼病，故《银海指南》有"治目不可不细究膀胱"之说。

眼与经络的关系：经络有运行全身气血、沟通人体表里上下、联络脏腑器官的作用。《黄帝内经》曰："目者，宗脉之所聚也。"又曰："十二经脉三百六十五络，其气血皆上于面而走空窍，其精阳气上走与目而为睛。"通过上述说明眼与脏腑之间的密切关系，并依靠经络的连接贯通，保持着有机联系。其十二经脉、奇经八脉、十二经筋在经络循行路线上都直接或间接地与眼发生联系，并且网维结聚于眼及眼周围共同起着作用。如眼睑的开合、眼球的转动、明视万物、辨别颜色，这都说明眼与脏腑、经络的有机联系。在生理上，眼与经络相互协调，相互依存，在病理上相互影响，相互传变。

导致眼部发生疾病的原因，一般可为各种外来因素和人体内在机能失调，如六淫之风、寒、暑、湿、燥、火及疠气，内因为七情之喜、怒、忧、思、悲、恐、惊等情志变化，以及饮食不节、劳倦及眼外伤和先天与衰老等其他因素。故临证应从实践出发，全面地进行观察和分析，才不致贻误病情。

临床上常见的眼睑疾病如下。

椒疮：病名见于《证治准绳·七窍门》，并记述了本病的证治及指出本病有传染性，类似西医学中的沙眼。椒疮因在睑内面颗粒累累，色红而坚，状如花椒而得名。多因外感风热邪毒，内有脾胃积热，内热与邪毒相搏，上壅胞睑，气血失和，脉络阻滞所致。初微觉痒涩，翻转胞睑，可见睑内近眦处红赤，有红而硬的小颗粒，或夹有粟粒状颗粒，色黄而软。如反复感受邪毒，睑内红赤加重，颗粒增多，可布满睑内，眼痒涩不适，羞明流泪，或痒痛，眵泪胶粘等，继续发展为流泪，或眼球干燥。

粟疮：病名见于《证治准绳·七窍门》，因本病在胞睑内面颗粒累累，色黄而状如粟粒故名粟疮。类似西医学中的结膜滤泡症，或滤泡性结膜炎。因感受外邪急性发作胞睑水肿，白睛红赤多眵，自觉有痒涩疼痛、羞明流泪等症状。

胞睑痰核：本病是指胞睑内生硬结而又不痛不红的眼病，自觉有摩擦感或异物感，《龙树菩萨眼论》早有记载。《证治准绳·七窍门》称睥生痰核，又名疣病、胞睑肿核等，相当于西医学中的睑板腺囊肿。多因脾失健运，湿痰内聚，上阻胞睑脉络，与气血混结而成，或多食辛辣肥腻厚味，脾胃蕴积湿热，浊湿生痰，痰热相结与气血相搏，阻滞脉络，结于睑内。

胬肉攀睛：为目中胬肉由眦角横贯白睛，攀侵黑睛，故名，病名可见于《银海精微》。本病多见于成年人、老年人，病变进行缓慢，往往经过数日数年，该病眼部涩痒，多眵黏结，易影响视力。它相当于西医学的翼状胬肉。该病由于心肺两经风热壅盛，或恣嗜辛辣，脾胃实热上攻于目，或过度劳欲，损耗心阴，暗伤肾精，水不能制火而虚火上炎等因素，导致脉络瘀滞，血壅于眼，又受风沙灰尘、阳光等刺激加速胬肉滋生。

胞睑疾病首当责之于脾胃。两眦疾病，属五轮中的血轮，内应于心，由于心与小肠相表里，故两眦病症常与心和小肠有关，此为重点。但入白睛为气轮属肺，入黑睛者为风轮属肝，入瞳神者为水轮属肾，在临证应分清内因所致和外邪所致，详审辨证施治。

方：谷草叶拉眼法

组成： 谷草叶、黄连、乌贼骨。

用法： 把干净谷草叶剪成 1 寸许长，宽 0.3 ~ 0.5cm，去柄，及边齿的谷叶，用 75% 酒精浸 20 分钟。医者用左手夹持患者病眼，右手持谷叶在患处从左到右的拉，反复多次，分数次治疗，拉至见正常组织停止。每次拉术后用 5% 黄连水或乌贼骨水冲洗。乌贼骨水以乌贼骨 2g 研细末，加 50g 蒸馏水，浸泡过滤。

功效： 祛瘀去腐，清热解毒。

主治： 沙眼、急慢性结膜炎、睑板腺囊肿、胬肉攀睛。

按语： 谷草叶拉眼，是祛瘀活血治疗眼病的方法，亦叫谷草拉眼法。主治沙眼、急慢性结膜炎、睑板腺囊肿、胬肉攀睛等。由于此法有"简、便、廉、验"的优点，在缺医少药的年代很实用。用药比例是余在临床实践中逐渐总结出来的。

睑弦赤烂

概述：睑弦赤烂以睑弦红赤、溃烂、刺痒为特征。又名"目赤烂眦""风弦赤烂""迎风赤烂"，俗称"烂弦风""烂眼边""红眼边"，相当于西医学的睑缘炎。

早在《银海精微》中称："睑弦赤烂。"本病是由脾胃蕴热，复受风邪，风热相搏结于睑弦，伤津化燥，或脾胃湿热，复受风邪，风湿与热邪相搏，上攻睑弦，或心火内盛，复感风邪，风火上炎，灼伤睑眦，导致睑弦潮红刺痒，频喜揉擦，弦边溃烂，生脓结痂，或睫毛根部有糠皮样白屑，甚者睫毛脱落或乱生，眼羞明流泪，眵泪胶粘，灼热奇痒。本病病程缠绵，顽固难愈。临床治疗应用上方外治，配之内服，风热者配祛风止痒、凉血清热的银翘散加减；湿热偏重者配除湿祛风、清热解毒的除湿汤加减；心火上炎者配清心泻火的导赤散合黄连解毒汤或牛黄清心丸。临证详审辨证施治，方可提高疗效。

方：黄连炉甘石汤

组成：黄连 3g，竹叶 3g，灯心草 3g，当归 3g，菊花 3g，明矾 3g，铜绿 3g，白鲜皮 3g，苦参 3g，炉甘石 3g，冰片 0.5g。

用法：除冰片外，水煎 20 分钟，用过滤纸过滤，即入冰片密封。每日数次冲洗患部，用至病愈。

功效：清热解毒，祛腐止痒。

主治：睑弦赤烂。临床以眼边自觉有刺痒及灼热痛感，皮肤发红溃疡，结痂，长年不愈，见风流泪，有火更甚。延误治疗，病程长者有睫毛脱落，睫毛根部有白鳞屑。本病类似西医学的眼睑缘炎。

按语：睑弦赤烂，俗称"烂眼边"或"红眼边"。临床常用上方洗眼。本方具有清热解毒、养血活血、收敛生肌、祛腐止痒的作用。余临床实践证明其疗效明显。

耳鸣、耳聋

概述：耳司听觉，主平衡。耳位于面部两侧，是清阳之气上通之处，属"清窍"之一。它虽是局部器官，但不能离开整体而孤立地发生作用。早在春秋时期《左传》说："耳不听五声为聋。"这是对耳聋最早的定义。《灵枢·口问》说："耳者宗脉之所聚。"《灵枢·邪气脏腑病形篇》又说："十二经脉，三百六十五络，其气血皆上于面而走空窍……其别气走于耳而为听。"如足少阳胆经、手少阳三焦经均从耳后入耳中，走耳前；足阳明胃经从颊车上耳前；手太阳小肠经由目锐眦入耳中；足太阳膀胱经从巅至耳上角。故脏腑的生理功能和病理变化都循经脉反映于耳，相反耳病的发生亦循经脉波及所属脏腑，耳与全身各部及脏腑有着密切关系。

耳为肾之外窍。《素问·阴阳应象大论》曰："肾主耳……在窍为耳。"《灵枢·五阅五使篇》又曰："耳者肾之官也。"《灵枢·脉度》篇指出："肾气通于耳，肾和则能闻五音矣。"《灵枢·海论》篇指出："髓海不足，则脑转耳鸣。"《济生方·耳门》说："肾气不平，则耳为受病也。"《诸病源候论·卷二十九》说："凡耳中策策痛者，皆是风入于肾之经也。"《医学心悟·首卷》说："察耳之黏润，知肾之强弱。"可见肾与耳在生理和病理上是密切联系的。

《素问·金匮真言论》曰："南方赤色，入通于心，开窍于耳。"《素问·缪刺论》曰："手少阴之脉络于耳中。"《证治准绳·杂病》说："心在窍于舌，以舌非孔窍，因寄窍于耳，则是肾为耳窍之主，心为耳窍之客。"又谓："耳属二脏之窍也。"二脏者心与肾也，心火肾水相互相济，精气上行空窍，耳为听也。这都说明心与耳的关系。

《素问·脏气法时论》曰："肝病者……虚则目䀮䀮无所见，耳无所闻。"又曰："气逆则头痛，耳聋不聪。"《素问六元正纪大论》亦曰："木郁之发……甚则耳鸣眩转。"指出了肝与耳病的病理变化关系。

胆附于肝，互为表里。在《医学心悟·伤寒六经见证法》说："足少阳胆经，上络于耳，邪在少阳，则耳聋也。"

《素问·玉机真脏论》曰："脾为孤脏……其不及，则令九窍不通。"脾主运化水谷精微及运化水湿，脾的功能正常则耳得以濡养而健旺。说明了脾与耳的生理病理关系。

《素问·气交变大论》曰："肺金受邪……嗌燥，耳聋。"《温热经纬·外感温热篇》说："温邪上受，首先犯肺。"在临床上耳病初起，往往表现出邪在表的肺经症状，说明耳与肺有一定的关系。诸如上述反映出中医学的整体观念。

人体正气旺盛，邪气不易侵犯。正如《素问·遗篇刺法论》曰："正气存内，邪不可干。"若正气虚则邪气乘虚而入，才会发生疾病。故《素问·评热病论》曰："邪之所凑，其气必虚。"一般耳病多见于风、热、湿、邪毒及体虚，尤其是肾虚，所以引起脏腑功能失调者，多见于肝、肾、心、脾等脏器，为邪毒外犯。肝胆湿热，邪入心经，肾脏亏损，脾虚湿困。临床辨证要辨耳痛部位、轻重、深浅；辨耳脓液之黄稠清稀、量的多少、脓液气味；辨耳鸣耳聋，暴发渐发，发病时间的长短，听力的大小，有无脓液，有无眩晕、头痛、恶心呕吐、眼球震颤等。一般耳病分为鸣、痛、肿、聤、聋等。

耳病的治疗方法很多，有内治、外治、针灸、导引等，要根据临床辨证，选择性地互相配合使用。如内治以疏风清热、泻火解毒、利水渗湿、补肾填精、排脓散瘀、行气通窍等方法。外治以清洁、滴耳、吹药、涂敷之法，以及民间验方。总之，根据临床病症，要树立整体观念，辨证施治，方可取得良好疗效。

方1：祛痰开窍汤

组成： 柴胡 6g，白芍 10g，菖蒲 15g，黄芩 10g，半夏 10g，茯苓 10g，陈皮 10g，泽泻 15g~30g，川芎 10g。

用法： 水煎服。

功效： 健脾燥湿，祛痰开窍。

主治： 耳鸣，耳聋。临床见耳鸣，或耳聋，时轻时重，耳胀耳鸣如蝉鸣，似风声，似潮声，似流水声，头昏沉重，头痛眩晕，胸闷脘满，痰多，口苦咽干，烦躁不安，怒则耳鸣耳聋加重。舌红苔黄，脉弦数或弦滑。

临床加减： 痰多呈黄色者加瓜蒌、天竺黄；睡眠不佳，心神不安者加远志、夜交藤，或磁石；便秘者加枳实，眩晕者加天麻、钩藤；偏肝火者加夏枯草、栀子，或龙胆草；虚阳上越者加生龙骨、生牡蛎。

按语： 临床常见脾虚湿盛，肝火痰火上扰，郁于耳中，导致耳鸣耳聋。用上方加减，能清除耳毒，疏通耳脉，滋养耳膜，开通耳窍，疗效显著。或治西医学的神经性耳鸣、耳聋。

方2：开窍聪耳汤

组成： 磁石 30g，菖蒲 15g，黑豆 30g，粳米适量，猪肾 1 对。

用法： 磁石捣碎合菖蒲在砂锅内水煎 40 分钟，滤汁去渣，将黑豆炒热，猪肾去内膜洗净，切成细丝，分次合同粳米一起入药汁内煮粥，加葱、盐少许调味食用。

功效： 补肾益精，开窍聪耳。

主治： 老年性耳鸣、耳聋。

按语： 一般耳鸣与耳聋常并列，在《医学入门》中说："耳鸣乃是聋之渐也。"肾藏精生髓，上通于脑，开窍于耳，肾气充沛，髓海得濡，则耳聪听敏。老年人多气血虚弱，肾气肾阴不足，每多耳鸣耳聋，配置药膳，以脏补脏，补肾益精，开窍聪耳。临床久服，治耳鸣耳聋，老年人服用可延缓老年性耳聋的发生。

耳眩晕

概述：眩即目眩，眼前昏花缭乱。晕为头晕，谓头部运转不定之感觉。眩晕是两种症状的合称。耳眩晕是因耳窍有病，功能失调而引起的眩晕，属眩晕范畴。其特点是眩晕突然发作，自觉天旋地转，身体有向一侧倒的感觉，站立不稳，并有耳鸣耳聋、恶心呕吐等症状。

早在《灵枢·海论篇》曰："髓海不足，则脑转耳鸣，胫酸眩晕，目无所见，懈怠安卧。"《丹溪心法》说："眩者言其黑运转旋，其状目闭眼暗，身转耳鸣，如立舟车之上，起则欲倒。"眩晕以内伤为主，《黄帝内经》曰："诸风掉眩，皆属于肝。"又曰"髓海不足"和"上气不足"皆可引起眩晕，张仲景多从痰饮论治。朱丹溪认为"无痰不作眩"，张景岳强调"无虚不作眩"，陈修园在《医学从众录·眩晕》里综合各家学说，阐明上述因素的相互关系，认为本病之病根属虚，以肾、脾之虚居多，然有风、火、痰、浊等不同因素兼杂。

临床上眩晕可分髓海不足、上气不足、寒水上泛、肝阳上扰、痰湿中阻等类型。

眩晕的治疗宜分标本缓急，按照"急则治其标，缓则治其本"的原则，据情辨证施治。

方：定眩汤

组成：泽泻 30g，白术 15g，五味子 10g，当归 10g，川芎 10g，牛膝 15g，半夏 10g，茯苓 10g，陈皮 10g。

用法：水煎服。

功效：渗湿健脾，涤痰止眩。

主治：耳眩晕。临床见突然发作，目闭眼暗，耳鸣眼黑，自觉天旋地转，站立不稳，如立身舟车之上，有欲倒之感，卧则不欲动，动则眩晕，甚则出现眼球震颤、恶心呕吐、心悸等症状。舌苔白或白腻，脉濡滑或弦滑。西医学谓"梅尼埃病"。

临床加减：风火上扰者，眩晕甚者选用天麻、钩藤、石决明；偏风盛心悸者加生龙骨、生牡蛎；背冷，四肢不温者选加桂枝、干姜，或附子；少眠，睡不安宁者加酸枣仁、夜交藤；恶心呕吐者加生姜、竹茹；气虚者加党参或黄芪。

按语：本方治疗身体内虚导致以痰湿为主的内耳眩晕，对西医学的梅尼埃病疗效显著。

耳眩晕多由肾虚导致痰湿所聚而引起，但痰湿之成，当先责于脾。当耳眩晕发病后症状减轻，仍以健脾益气祛痰的方法加以调理，以期巩固。若肾虚明显者选加枸杞、菊花、白芍、何首乌，养肝益血；精髓空虚甚者加鹿角胶、龟甲胶填精补髓；肾阳虚者用真武汤，温壮肾阳，散寒利水；上气不足者加入四君子汤或归脾汤补气养血。临床据情辨证施治，泽泻一药，利水除湿，祛痰退肿，常以健脾利尿配伍以协同奏效，临床可用至50g。正确用药，才能有更佳效果。

脓耳（化脓性中耳炎）

概述：脓耳是指以耳内流脓为主要表现的疾病，相当于西医的化脓性中耳炎。

中医历代文献中有"脓耳""聤耳""耳疳""耳痈""耳中生毒"等病名。如《外科大臣·卷三》："耳疳者，为耳内流出脓水臭秽也。"在《锦囊秘录·卷六》中说："聤耳之名，更有五般，常出黄脓者，谓之聤耳；常出红脓者，谓之脓耳；耳内疳臭者，谓之㫗耳；白脓出者，谓之缠耳；耳内虚鸣，时出青脓者，谓之曩耳。"脓耳有急慢、虚实之分。是耳科常见病、多发病，尤多发于小儿。

本病的发生，外因多因风热湿邪侵袭，内因多属肝、胆、肾、脾等脏腑功能失调。

脓耳以耳部流脓为主要特点。病情有急缓之分，病程有长短之别。一般以急者为流脓初起，多属实证；缓者为流脓日久，多属虚证或虚中夹实。按其脓色区分，黄脓者多为湿热；红脓者多为肝经与心经火热，热伤血分；白脓或青脓者多为脾虚；流脓臭秽者，多为肾虚。湿浊困结之虚实兼杂证候，病情多危重，容易导致脓耳变证。多因脓耳邪毒炽盛，或治疗不当，邪毒久蕴，腐蚀骨质，脓汁流窜，邪毒扩散而变生他证。常见的变证有耳根毒、脓耳口眼㖞斜和黄耳伤寒。若病情复杂、严重、毒盛者，可危及生命。

临床治疗，必须四诊合参，局部与全身症状综合分析，进行辨证施治。

脓耳有内治与外治的区别。

（1）内治：初起证轻，风热在表宜疏散风热、解毒消肿，可用蔓荆子散加减（蔓荆子、菊花、升麻、生地黄、赤芍、麦芽、云茯苓、桑白皮）。若肝胆火热较盛加夏枯草、柴胡以增强清泻肝火之力，或用龙胆泻肝汤以清泻肝火、解毒消肿。大便秘者加大黄、芒硝。若脓液外流，热势减缓，治疗上重用渗湿解毒、活血排脓，可用仙方活命饮加入车前子、地肤子、苦参等渗湿毒之药。若邪毒内陷或引动肝风，可在上述方中加钩藤、蝉蜕，以平肝息风；若有烦躁、神昏、项强、呕吐等症，则宜清营凉血、解毒开窍，并可以辨病与辨证相结合，提高疗效。

（2）外治：①清除耳道脓液；②用清热解毒、消肿止痛、敛湿去脓之药液滴耳；③用清热解毒、敛湿去脓的药物吹耳；④在耳郭、耳后有红肿疼痛者，用紫金锭或如意金黄散调敷。

本病病情变化迅速而危重，及早防治脓耳是预防本病的关键，以免病情转向严重，危及生命。

方：耳洁液

组成： 乌贼骨2g，黄连2g，蜈蚣1g，冰片0.1g。

用法： 将上药研成细末，装入小瓶中密封，临证用时加入10毫升蒸馏水，摇匀应用。先用棉棒蘸3%双氧水或生理盐水洗净耳内，然后蘸上药，或吹上药粉涂上。

功效： 收敛生肌，燥湿杀菌。

主治： 脓耳。西医学中的急慢性中耳炎。临床可见耳内、耳后红肿胀痛，溃破流清白稀脓，或黄黏液及黑臭水。

按语： 脓耳是以邪毒炽盛，或治疗不当，或邪毒久蕴，腐蚀骨质，脓汁流窜，邪毒扩散，导致的耳内外红肿疼痛，邪聚痛痛，溃破流脓。久病易形成瘘管，可伴有全身症状，如发热、头痛、口干、小便黄、大便干。舌红苔黄，脉滑数或弦数。

本方是民间偏方经实践验证有效的，自定名为耳洁液，临床应用轻者3~4次即可愈，重者10余次，治好为止。用药期间不宜游泳，不能用尖锐器物挖耳，防止伤耳。

(鼻 炎)

概述： 鼻为气体出入之门户，司嗅觉助发音，为肺系之所属。头面为诸阳所聚，鼻居面中，为阳中之阳，是清阳交会之处。清阳之气从鼻窍出入，故属"清窍"，亦有"明堂"之称。

鼻的文字记载早在甲骨文中已经出现，卜辞中有"贞旨自病"（自者鼻也）。在西周《礼记·月令》说："季秋行夏令则其国大水，冬藏殃败，民多鼽嚏。"此时就有了鼻病的记载。鼻通过经络与五脏六腑紧密地联系着，如鼻为肺之外窍。在《素问·阴阳应象大论》曰："肺主鼻……在窍为鼻。"《灵枢·脉度》曰："肺气通于鼻，肺和则鼻能知香臭矣。"《灵枢·本神》又曰："肺气虚则鼻塞不利。"《外台秘要·卷二十二》说："肺脏为冷风所乘，则鼻气不和，津液壅塞而鼻齆。"可见肺与鼻的生理病理之关系。鼻为肺窍，是气体的出入通道，鼻的功能既靠肺的呼吸又靠肾的纳气作用，因肺主气、肾纳气也。

鼻是血脉多聚之处，鼻的健旺多赖脾气、心气的滋养。《素问·五脏别论》曰："心肺有病，而鼻为之不利。"《素问·刺热篇》曰："脾热病者，鼻先赤。"故临床上有"脾风鼻黄，脾热鼻赤"之说。在《难经·四十难》亦曰："心主嗅，故令嗅知香臭。"可见鼻与脾、心在生理上和病理上的关系。

鼻为清窍，中清之腑的胆，其清气上于脑，胆之经脉曲折于脑后。《素问·厥论》曰："胆移热于脑，则辛頞鼻渊，鼻渊者，浊涕下不止也。"胆气平和则脑、頞、鼻俱健康，反之则病。临床上热证、实证的鼻病与胆经火热有关。

鼻为肺窍，是气体出入的门户，肺要完成呼吸功能，要依靠肾的纳气作用来协调。肾藏精，主纳气，鼻的健旺有赖于肾之精气供养。在《素问·宣明五气论》曰："五气所病……肾为欠为嚏。"肾气充沛，摄纳正常，肺与鼻才得以通畅，若肾虚，阳气又不固则易发生鼻病，可见鼻与肾的关系密切。

在鼻部循行的经脉有足阳明胃经、手阳明大肠经、足太阳膀胱经、手太阳小肠经、督脉、任脉、阳跷脉等都是直接循经鼻部，故鼻部之病，多与这些经脉络属脏腑有着极密切的关系。

鼻部之疾患，多见于六淫外袭，首先犯肺，波及脾经湿热，胆热上犯，以及肺、脾、肾之虚损。在临证治疗鼻病时，需整体思考，辨证论治，灵活用药，方可取得良好疗效。

方：周氏鼻康

组成：牡丹皮 15g，苍耳子 10g，白芷 10g，辛夷 10g，细辛 3g，鹅不食草 15g，鱼腥草 15g，野菊花 10g，川芎 10g，防风 10g，薄荷 6g，桔梗 6g，柴胡 6g。

用法：（1）水煎服，每日 1 剂。

（2）上方药量加倍，研细末在 80 目以上，装入胶囊，每日 3 次，每次 3 粒，小儿减半，7 天为一疗程。

功效：疏风祛湿，清热解毒，散瘀消肿，宣通鼻窍。

主治：鼻塞、鼻窒、鼻鼽、鼻槁、鼻渊。临床见病人经常鼻塞，时轻时重，交替堵塞，反复发作，经久不愈，或鼻痒，打喷嚏，流清涕，不闻香臭，或兼头闷、头疼、鼻干、咽干、声音异常，或流鼻清涕，或流黄稠涕有腥臭味，嗅觉失灵等。舌淡苔白，脉浮或浮数。包括西医学中的急性鼻炎、慢性鼻炎、过敏性鼻炎、干燥性鼻炎、萎缩性鼻炎、鼻窦炎、额窦炎等病。

按语：鼻病的发生是由于外邪入侵，正邪相争，造成阴阳失调而为病。一年四季皆可发生，以冬春季为多。其外邪多以风、热、寒、湿，脏腑以肺、脾、胆、肾为主。一般来说，实证、热证多见于肺、胆、脾三经，虚证、寒证以慢性病为多，见于肺、脾、肾三经。常见的主要症状为鼻塞、鼻涕、鼻衄、嗅觉异常及头痛、咽干。临证通过四诊，把局部和全身证候结合起来，以八纲辨证分清属于何脏腑经络病变，以及何邪所犯，将此作为依据进行内治与外治，或进行针灸等辨证施治。

周氏鼻康是余多年临床经验之方，对上述主治病症，急者用汤剂，慢者用胶囊，屡用疗效显著。

梅核气

概述：梅核气之病，早在《金匮要略》中描述"妇人咽中如有炙脔"的症状。《千金要方》谓："咽中帖帖，如有炙脔，吞不下，吐不出者是也。"明代《赤水玄珠·卷三》说："生生子曰，梅核气者，喉中介介如梗状。"又曰:"痰结块在喉间,吐之不出,咽之不下是也。"首立梅核气之病名。

咽喉上连口腔,下通肺胃,喉在前连于气道,通于肺脏,为肺之系。咽在后接于食道,直贯胃腑为胃之系。咽喉又是经脉循行之要冲。咽喉是司饮食、行呼吸发声的器官。早在《灵枢·忧恚无言》篇曰:"咽喉者,水谷之道也;喉咙者,气之所以上下者也;会厌者,音声之户过也……悬雍垂者,声音之关也;颃颡者,分气之所泄也。"在《难经》中分别提出咽与喉的大小、长短、重量,可以看出,医家很早就对咽喉病的解剖、生理、病理与脏腑的整体关系有一定的认识。

咽喉是经脉循行交会之处,又是呼吸、饮食之门户,与五脏六腑的关系密切。喉为肺系所属,与肺相通,是气体出入之要道。在《经验喉科紫珍集·原序》中说:"喉应天相,乃肺之苗也。"《疮疡经验全书·卷一》亦说:"喉应天气乃肺之系也。"《重楼玉钥·喉科总论》说:"喉者空虚,主气息,出入呼吸,为肺气之道也。"《杂病源流犀烛·卷二》指出:"喉燥痛,水涸上炎,肺金受克故也。"《太平圣惠方·三十五卷》亦指出:"肺脾壅滞,风邪热气,搏于经络,蕴蓄不散,上攻于咽喉。"这都说明肺与喉的关系。

咽为胃系之所属,与胃相通,是水谷之通道。在《重楼玉钥·喉科总论》说:"咽者咽也,主通利水谷,为胃之系,乃胃气之通道也。"《血证论·卷六》说:"凡咽痛而饮食不利者,胃火也。"《疮疡经验全书·卷一》亦说:"胃经受热,胃气通于喉咙,故患喉痛。"以上说的是胃与咽的生理、病理关系。

脾与胃互为表里,足太阴脾经络于胃,上循咽喉,脾与胃在生理上互相配合,病理变化往往合并出现。如《太平圣惠方·三十五卷》说:"脾胃有热,则热气上冲,致咽喉肿痛。"临床脾胃疾病多反映于咽喉,故有"喉咙者,脾胃之候也"的说法。

肝之经脉循喉咙入颃颡,肝之经气上于咽喉。《素问·诊要经终论》曰:"厥阴终者,中热嗌干。"指出了肝与咽喉的生理、病理关系。若肝气郁结,疏泄升降失常,肝郁化火,可导致气血凝滞于咽喉而发病。

肾主藏精，其经脉入肺中，循喉咙，咽喉得肾之精气濡养健旺。正如《疡医大全》说："肾水不能潮润咽喉，故其病也。"

喉咙是经脉循行交会之处，手太阴肺经、手阳明大肠经、足阳明胃经、足太阴脾经、足少阴心经、手太阳小肠经、足少阴肾经、手少阳三焦经、足少阳胆经、足厥阴肝经、任脉、冲脉都循于喉咙。此外手厥阴心包经、足太阳膀胱经间接通于喉部，这些经脉可反映脏腑与咽喉的联系及生理、病理的情况。

咽喉病的发生，外因多是风、热、湿、疫毒之邪乘机侵犯，内因多为肺、胃、脾、肝、肾等功能失调，导致疾病。其临床表现多为火热上炎，故中医有"咽喉诸病，皆属于火"之说。临证常以邪毒侵袭、脾胃热盛、肺脏虚损、肾阴亏损、虚阳上越、肝气郁结、经脉病变等进行分类。咽喉病常以红肿疼痛、脓肿腐烂、声音变异、气味之变、焮痒、梗阻等病症为辨证要点。

咽喉病的治疗方法，临证根据辨证选择内治法，以疏风解表、清热解毒、利膈通便、散瘀排脓、滋阴养液、温补元气、解郁散结、化痰利咽等治疗方法，以及吹药、含漱、烟熏、雾化、排脓、探吐、外敷、针灸、推刮等很多外治法。在整体观辨证指导下，灵活应用方可提高医疗效果。

方：解郁化核汤

组成：半夏 12g，厚朴 10g，茯苓 10g，当归 10g，乌药 15g，白芍 10g，桔梗 10g，玄参 10g，蝉蜕 10g，木蝴蝶 10g，生姜 5 片。

用法：水煎服。

功效：解郁散结，降气化痰。

主治：梅核气。病人自觉咽喉部有异常感觉，似有东西梗阻，吐之不出，咽之不下，没有疼痛，不碍饮食，咽喉食道检查未见异常。病状时轻时重，情志不舒时病情加重，或见咽喉不利，干痒，或有痰不爽。舌淡，苔白，脉弦或弦滑。

临床加减：口干者加麦冬、沙参；咽喉痒者加白鲜皮；咽痛者加射干或山豆根；咳痰者加陈皮或天竺黄；胸闷胁满者选用香附、木香，或青皮、郁金，或柴胡、枳壳；冲逆恶心者选用代赭石、旋覆花，或公丁香、干姜；纳呆者加莱菔子、鸡内金；气虚者加党参、白术。

按语：本病多因身体内虚，情志所伤，肝失疏泄，气郁痰结，烦劳过度，津液亏耗，聚炼成痰，脾胃不和，运化失司，积聚痰饮，总归气机不利，痰气相搏，结于咽喉，导致梅核气。西医临床常以癔病、神经官能症、食道痉挛、慢性咽炎、慢性喉炎给予诊断治疗。余在临证常用上方治疗梅核气，屡用屡效。

（ 失 音 ）

概述：声音不扬，甚则嘶哑不能出声者为失音。失音是临床的一个症状，以声音嘶哑、语音不利，甚则不能发音为特征。早在《黄帝内经》就有记载，谓"瘖"或"喑"。《灵枢》曰："会厌为声音之门户。"杨士瀛《仁斋直指方》说："肺为声音之门，肾为声音之根。"叶天士说："金实则无声，金破碎亦无声。"

失音的原因很多，不外乎外感和内伤两大类。外感因外邪侵袭，内遏于肺，肺气失宣，邪气客于会厌，开阖不利，外邪不解，郁而化热，所致金实不鸣之证，治宜疏邪宣肺为主。由内伤引起的肺阴亏虚或肺肾阴虚，其精气不能上承，会厌燥涩，发音不利所致金破不鸣的虚证，治宜润肺滋肾养阴为主。失音从脏腑与经络整体观察，以心、肺、肾病变为主，但其中舌强不语者主要与心有关。临证要审因辨证，灵活用药，方能取得良好效果。

方：养阴润金汤

组成：诃子 30g，知母 10g，当归 10g，白芍 10g，生地黄 10g，玄参 10g，沙参 10g，麦冬 10g，木蝴蝶 10g。

用法：水煎服，10 剂为 1 疗程。

功效：养肺润喉，滋阴泻火。

主治：失音。治疗肺肾阴虚所引起者，可见声音嘶哑，日久不愈，甚不能发言，或伴有干咳无痰，或口干喉痛，或手足心热，骨蒸潮热，或腰膝酸软。舌脉正常，或舌红少苔，脉细数。

临床加减：外感后失音者选用牛蒡子、射干、前胡；声低无音者加蝉蜕、菖蒲；有痰者选用桑白皮、川贝母，或瓜蒌、天竺黄；咽喉疼痛者选用山豆根、射干、石斛；情志不舒者选用香附、郁金、青皮；口干心烦者选用竹茹、黄连、黄柏；手足心热，骨蒸潮热者选用牡丹皮、地骨皮、白薇；腰膝酸困者选用枸杞、桑寄生、木瓜；气虚者选用太子参或西洋参；气短者加五味子。

按语：失音的病变主要在肺系，但喉咙关系到肾，因肺脉通会厌，肾脉挟舌本之故。一般实证多发病为骤者叫"暴喑"，虚证多发病慢，病程久者叫"久喑"。暴喑不外风寒，邪热壅滞，治疗应以宣散为主，切忌酸敛滋腻。病久失音不外肺肾阴亏，会厌失于濡润，治宜滋肺肾之化源为主，宣散为其所忌。失音辨别虚实非常重要。在治疗中亦可以枸杞、麦冬、桔梗、胖大海代茶饮水。忌食辛辣刺激物，保持心情舒畅，耐心调养。

口 疮

概述：口齿科包括口、齿、唇、舌，是人体重要组成部分，具有进水谷、辨五味、泌津液、磨谷食、助消化及出语音等功能。

早在甲骨文中有牙齿窖窿的字形，后世称为龋齿病。明朝薛己《口齿类药》是较早的一本口齿专书。

在《黄帝内经》《难经》中都有口齿生理病理方面的记载。如《素问·阴阳应象大论》曰："脾主口……在窍为口。"《灵枢·五阅五使》曰："口唇者，脾之官也。"《灵枢·经别》又曰："足太阴之正……贯舌中。"《素问·阴阳应象大论》曰："心主舌……在窍为舌。"《灵枢·五阅五使》曰："舌者心之官也。"《难经·第四十二难》曰："口广二寸半，唇至齿长九分，齿以后至会厌深三寸半，大容五合，舌重十两，长七寸，广二寸半，咽门重十二两，广二寸半，至胃长一尺六寸。"可见古人对口齿唇舌解剖学的重视。《世医得效方·卷十七》说："口为身之门，舌为心之官，主尝五味，以布五脏焉。"《血证论·卷六》亦指出："口者，胃之门户。"口、齿、唇、舌通过经脉与脏腑联系起来，即可看出它们之间的密切关系。

口为脾之外窍。脾主运化功能，脾气健旺则津液上注口腔，唇红而润泽，舌下金津、玉液二穴得以泌津液助消化。口、齿、唇、舌与脾在生理功能上互相配合，才能完成腐熟水谷、输布精微之功能。正如《灵枢·脉度》曰：脾气通于口，脾和则口能知五谷矣。"若脾有病变，常波及口、齿、唇、舌而发病。如《世医得效方·卷十七》说："脾闭则白苔如雪，此舌为病也。"又说："脾冷则口甜。"《医学正传·卷五》亦有"脾热则口甘"的记载。《证治准绳·杂病》说："风热传脾，唇肿裂，或患茧唇。"以唇舌来诊断脾的病变。《灵枢·师传》曰："脾者主为卫，使之迎粮，视唇舌好恶，以知吉凶。"

舌为心之苗。心主神明，心经健旺，舌能辨五味，正如《灵枢·脉度》所曰："心气通于舌，心和则舌能知五味矣。"若心火偏盛，或心阴亏损，可引起口舌病变。《素问·脉要精微论》曰："心脉搏坚而长，当病舌卷不能言。"《外台秘要·卷二十二》亦说："舌主心，脏热即应舌，生疮裂破，唇褐赤。"指出了心与舌的病理关系。

齿为骨之余。肾主骨，肾之经脉上系于齿。齿的生理功能和病理变化与肾气的盛衰有一定的关系。《素问·上古天真论》曰："丈夫八岁，肾气实，发长齿更……三八肾气平均，筋骨劲强，故真牙生而长极……五八肾气衰，发堕齿槁。"肾脏发生病理变化也常引起牙齿发生病变。如《素问·痿论》曰："肾热者色黑而齿槁。"《仁斋直指方》也说："齿者骨之所络，髓之所养，肾实主之，故肾衰则齿豁，精盛则齿坚，虚热则齿动。"

口、齿、唇、舌为胃系所属。胃经食道、咽直通口齿，脾与胃互为表里，二者相互结合完成它们的生理功能。口、齿、唇、舌与胃的关系密切，足阳明胃经连舌本，络于唇口，入上齿中出，挟口环唇，因此胃的功能失常，易引起口、齿、唇、舌疾病。在临床所见之病多为胃腑热盛所致。

肝经的支脉环唇口，其经脉络于舌本，其经气上通于舌唇。若肝脏的功能失常，易引起口腔发生病变。《素问·痿论》曰："肝之热，则胆泄口苦……"《世医得效方·卷十七》说："肝脉络于舌本……肝雍则出血如涌。"在临床有"肝热则口酸"之病症，在《丹溪心法》《医学入门》《景岳全书》中都有论述。

口、齿、唇、舌之口腔，循行经脉较多，计有：手阳明大肠经、足阳明胃经、足太阴脾经、足少阴肾经、足厥阴肝经、督脉、任脉、冲脉、足太阳膀胱经，还有手太阳小肠经、手少阳三焦经、足少阳胆经，都循行于颊部，和口腔有关系。

口、齿、唇、舌的疾病与风、热、寒、湿及邪毒侵袭，与脾、胃、心、肾、肝及小肠、三焦、膀胱、胆等脏腑经脉发生病理变化有密切关系。临证大致归纳为邪毒侵袭、脾胃热盛、心火上炎、肾阴亏虚、肝胆湿热、膀胱经湿邪、三焦热盛等类型。

口、齿、唇、舌病的临床辨证要点：辨红肿、辨溃烂、辨脓血、辨疼痛、辨整形，即歪斜长短拘挛。

口、齿、唇、舌病的治疗：根据不同脏腑经脉的病变，临床症状的表现，采取各种不同的治法。如内治法以疏风解热、清心凉血、清利湿热、利膈通便、清化痰浊、滋养阴液、散瘀排脓、补益气血等治法。外治以吹药、敷药、含漱、刺割、拔牙及针灸等法。不论内治、外治，都要在整体观的指导下，审因辨证，灵活用药，给予正确的治疗措施。

方：周氏溃疡散

组成：牡丹皮15g，黄柏30g，细辛9g，五倍子45g，公丁香30g，青黛45g，枯矾30g，白及15g，冰片10g。

用法：上药研细末，装入瓶内密封。治疗时用筷子蘸温开水，再蘸药粉涂患处，或用棉棒蘸药粉涂患处，每日4～6次。用药后口中唾液增多，多含一阵后咽下，不可吐去。

主治：口丫疮、口疮、口糜、舌裂、牙痛、牙疳、牙宣、雪口、飞扬喉，以及应用大量抗生素引起的口腔溃烂者。

按语：口腔疾病多由外感风热、疫气毒邪和心脾积热、湿热蕴滞，以及传染邪毒，上攻下注所致。一般初起于口腔黏膜上或舌上，或牙龈部出现小水疱，一个或丛集一处，疱破后呈凹形溃疡，呈黄白色，小的如芥子大小或豆粒大，严重者可融合成片，可见发热、口渴、口臭、灼痛。较大者如豆粒大溃疡，谓牙疳，以及唇连合处糜烂，横行于皲裂的口丫疮，或牙龈，或上或下，高肿红嫩的痈肿；或龈肉萎缩，牙根宣露，牙齿松动，渗出血液，或脓液的牙宣病，或口腔内突然发生血疱，呈紫色或暗红色，疱壁薄而易溃破，破后流血水，肿胀疼痛，血疱发生于上腭者名飞扬喉，发生在悬雍垂处者叫悬旗风。或口腔黏膜糜烂成片，糜粥样，状似鹅口，有特殊气味及口臭的鹅口疮，或满口腔及舌上糜烂成片，状似白雪，有灼痛、口臭者谓雪口等口腔溃疡。拟用余研配的口腔溃疡散，屡用屡验。若重者临证剧情配合祛风燥湿、清热解毒、治血化痰、滋阴降火之药，疗效更快更佳。

雪口 （鹅口疮）

方：一扫净

组成： 硼砂 1.5g，朱砂 0.5g，玄明粉 2g，冰片 1g，黄连 3g，薄荷 3g，青黛 3g，牡丹皮 3g。

用法： 上药共研细末，封藏。临证可用蜂蜜调糊状涂之。6 个月以内患儿每日涂 10～12 次，1～3 岁患儿每日涂 9 次，4～7 岁每日涂 7 次，8～12 岁每日涂 5 次，12 岁以上者每日涂 3～4 次。

功效： 清热凉血解毒，杀虫润燥止痛。

主治： 婴儿雪口，也叫鹅口疮。临证见口腔内牙龈、舌、唇等处，布满白屑如雪，似鹅之口，旋擦旋生，妨碍吸乳，重则满口皆白，重叠至咽喉，剧则妨碍咽饮，口不能合，并伴身热烦躁，尿赤便秘，流涎不止，啼哭不休。

按语： 雪口亦叫鹅口疮，可发生在口腔的任何部位，以舌本、两颊、上颚、口底为多见，亦有蔓延至咽喉部者。以婴儿多见，常流唾涎，唯吮乳啼叫不安，一般无发热。多因心脾二经积热上蒸所致，或母乳乳头不洁亦可发生本病。除用一扫净外涂，还可足心敷吴茱萸细辛散，可据情选用导赤散清泻心脾积热，或用凉膈散清热通便。一般用药一周左右即可痊愈。

牙 痛

概述： 牙痛又称齿痛，首见于《灵枢》："齿痛不恶清饮，取足阳明；恶清饮取手阳明。"隋代《诸病源候论》有"牙痛候"和"齿痛候"及"牙齿虫候""齿龋注候"等详细记载。之后历代医家都有对牙痛病因及生理病理的分析和治疗经验的总结。

齿者，骨之余，肾之标，寄养于龈。足阳明胃经络于上龈，手阳明大肠经络于下龈。牙痛多与肾、胃、大肠经有关。

临床治疗以脏腑辨证与经络辨证相结合的方法，将本病分为以下证候治疗。

（1）风寒阻络。牙痛发生于风寒感冒之后，其痛可缓，齿龈不肿，伴恶寒发热、鼻塞。舌苔薄白，脉浮紧。治宜温经散寒。拟用白芷汤或温风散。

（2）少阳郁火。齿痛牵连腮颊，或耳下肿痛，延及牙床，颌下结核累累，目赤，耳中轰鸣，口苦。舌苔薄黄，脉弦数。治宜清泻少阳郁火。拟用四逆散加夏枯草、牡丹皮、栀子，或用越鞠丸加减。

（3）阳明经风火。牙痛，齿龈红肿，或有灼热感，午后尤甚。牙缝中有赤肉弩出，或有出血，口中秽气逼人，烦渴，小溲赤短。苔浊，脉洪大。治宜清泻阳明经热。拟用清胃散，或用葛根白虎汤。

（4）大肠湿热。牙痛，齿龈肿，腐臭，痞满不欲食，大便秘结。舌苔黄腻或厚燥，脉弦滑。治宜清泄大肠实火。拟用凉膈散或调胃承气汤加减。

（5）气虚牙痛。牙痛，齿动摇，肢体倦怠，纳呆。舌苔薄白，脉细缓或弱。治宜补中益气。拟用补中益气汤或六君子汤加减治疗。

（6）肾经虚火。齿痛绵绵，动摇疏松，遇劳即发，午后尤甚，伴腰酸眩晕，阳兴梦遗，耳中蝉鸣，心烦不寐，尿黄。舌红少苔，或薄黄苔，脉沉细数，或虚洪大。治宜补肾填精、滋阴降火。拟用六味地黄汤加骨碎补或玉女煎。

（7）肾经虚寒。临床见齿痛悠悠，无甚大痛，久而不已，牙齿动摇，龈无红肿，四肢不温，不欲饮食。舌淡苔白滑，脉沉细弱。治宜助阳散寒、温通经脉。拟用金匮肾气汤加骨碎补，或安肾丸。

（8）阳明瘀血阻络。牙痛如针刺，臭秽不可近，多年不愈。舌质有瘀斑，脉沉细涩。治宜清泄阳明瘀热，活血化瘀止痛。拟用桃仁承气汤临床随症加减。

（9）龋齿。龋齿，俗称"蛀牙""虫牙""烂牙洞"。早在《诸病源候论》有"牙齿虫候""牙虫候""齿虫候""齿龋注候"，皆指出"齿根有孔……亦令齿痛"。在《仁斋直指方》中说："牙齿被腐臭之气淹渍日久，便生虫，将牙齿腐蚀成孔。"《景岳全书·卷二十八》说："虫痛者，其病不在经而在牙，亦由肥甘湿热化生牙虫，以致蚀损蛀空，牙败而痛。治宜杀虫为主，湿热胜者，亦宜兼清胃火。"《医学传心录》说："有洞者，用川椒、烧石灰为末，蜜丸，塞于洞中即愈。"

虫牙，即龋齿，虽称虫牙，实则并非有虫，而是由于牙齿本身缺陷，或喜吃甜食，积存食物残渣，口腔卫生没做好，细菌繁殖产酸，对牙齿腐蚀的结果。关于"虫牙"之说，在《冷庐医话》中记载："江湖上女医有捉牙虫者……其术皆伪。"

临床龋齿备用方：一则用牙痛水；二则有胃火者加用清热凉血止痛方；三则用定痛散（细辛、白芷、延胡索、生甘草）水煎，含漱，然后咽下，寒热皆可用之；四则痛止后，应去牙科填塞牙洞；五则要注意口腔卫生，饭后漱口刷牙。睡前不食甜食、甜饮料，以免食物积存牙缝发酵产酸，腐蚀牙齿，并为细菌繁殖造成有利条件。

方1：清热凉血止痛汤

组成： 石膏 30g，知母 10g，栀子 10g，生地黄 10g，牡丹皮 10g，玄参 10g，牛膝 10g，防风 10g，细辛 3g。

用法：水煎服。

功效：清热凉血，疏风止痛。

主治：牙痛。临床见齿痛剧烈，牙龈红肿，出脓渗血，或肿连腮颊。

临床加减：齿龈溃烂者加金银花、连翘，或白芷、蒲公英；齿龈出血者加白茅根；肿连腮颊者加板蓝根、蒲公英；坚硬肿块，或颌下肿球，或痰核、痰疱者，选用昆布、海藻、桃仁、红花、赤芍、川芎；大便秘结者加大黄、枳实；疼甚者加延胡索、没药。

按语：牙痛一证，多是风、火、虫、痰浊、瘀血所引起。临床每遇牙痛病，首先要分清虚实。凡实火引起的牙痛，应用上方效果极佳。

中医认为齿为骨之余，为肾所主，龈为脾胃所主。诸经会于口腔，足阳明胃之脉贯于上齿龈中，手阳明大肠经挟口入下齿龈中，口为脾之外窍，脾与胃相表里，脾、胃、肠都属于消化系统。牙齿疾病与风、热、寒、湿等邪毒侵袭，以及肝、心、脾、胃、肾等脏腑功能失调有密切关系。一般临证分为风热牙痛、胃火牙痛、虚火牙痛、湿热牙痛等证型。治疗牙痛先分清虚与实，辨牙痛之痛在何处，是牙齿痛还是齿龈痛，痛是朝轻暮重，或是朝重暮轻，是时轻时重，还是持续疼痛，或得凉痛减，或得热痛盛。要辨红肿，其质软硬，有无脓血，痰核疱块及溃烂之处。根据临床症状拟用疏风清热、凉血解毒、清利湿热、清化痰浊、清肺通便、散瘀排毒、补肾益气、杀虫填孔等法，采用外治和内治法，进行辨证施治。

方2：自拟牙痛水

组成：细辛 10g，生半夏 10g，天生南星 10g，白芷 10g，花椒 10g，薄荷 10g，冰片（后下）3g，草乌 3g，延胡索 30g。

用法：（1）水煎滤过，温之漱口。

（2）上药研细粉，置 75% 酒精 600 毫升中密封浸 15 天过滤使用，在痛处滴之，或用棉球蘸药水咬之、擦之。

功效：麻醉消炎，祛邪止痛。

主治：龋齿牙痛、神经性牙痛及其他牙痛。

按语：本方是民间游医传授，又经自己临床实践多次增减配伍成方。用药后3分钟内疼痛即可止，有药到痛止的功效。上方严禁内服。在临证风火牙痛见牙龈红肿、大便秘结者，配用牛黄上清丸、防风通圣丸对证治疗。

唇 风

概述：唇风以唇部瘙痒、色红肿胀、日久破裂流黄水为其特征，在秋冬季节及早春多见于儿童。

在《医宗金鉴·外科心法要诀》中说："唇风多在下唇生，阳明胃经风火致，初起发痒，色红肿，久裂流水火燎痛。"

本病多因过食辛辣厚味，脾胃湿热内生，因唇部属阳明胃经环口唇，湿热循经上蒸于唇部，复感受风邪外袭，风热湿毒相搏，气血凝滞而成。治宜疏散风邪、清热解毒。

方：清热润燥汤

组成：石膏 10g，知母 6g，栀子 6g，黄芩 6g，生地黄 10g，当归 10g，桑叶 10g，竹叶 5g，芦根 10g，金银花 10g，白鲜皮 10g。

用法：水煎服。

功效：清热解毒，疏风润燥。

主治：唇风。临床表现见唇部初起色红肿胀，皮肤瘙痒，有烧灼感，痛如火燎，流黄水，继则干燥脱皮，反复剥脱。患者因有干燥紧绷感，常常用舌舔舐，每每形成一个红圈，犹如无皮之状，或有唇部不时瞤动，见口渴喜饮，或口臭，或大便干燥。舌苔白，或白腻微黄，脉浮数。唇风在秋冬季节及早春儿童多见。

临床加减：大便干燥者加大黄、枳实；口渴甚者加麦冬、沙参。

按语："口唇者，脾之官也。"脾热传唇，唇肿，脱皮甚者肿裂，茧唇。足阳明胃经属胃络脾，上环口唇。唇风是阳明气分热，胃腑湿热，脾经血燥，或外感风燥而成，或禀赋不耐，或毒物刺激，病程较长，反复缠绵，顽固难愈。余临床常拟清热润燥汤或清毒胶囊，配用周氏肤疾康膏外涂，内服和外涂效果显著。

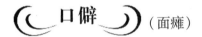

口僻 （面瘫）

概述：口僻症也叫"面瘫""口眼㖞斜"，俗称"吊线风""歪嘴风"。其临床表现主要为口歪眼斜。本病多见于青壮年。口僻相当于西医学的颜面神经麻痹，属于周围性面瘫。口僻早在《黄帝内经》中就有记载。口眼㖞斜之病症，在唐宋以前多以"内虚邪中"立说，历代医家多将其归入风门中。隋代巢元方《诸病源候论·偏风口㖞候》说："偏风口㖞是本虚受风，风入于夹口之筋也。足阳明之筋，上夹于口，其筋偏虚，而风因乘之，使其经筋而不调，故令口㖞僻也。"明代楼英《医学纲目·口眼㖞斜》中提道："凡半身不遂者，必口眼㖞斜，亦有无半身不遂而㖞斜者。"始观察到有单纯口眼㖞斜者。

口僻是由正气不足，经络空虚，卫外不固，风邪乘虚而入中经络，气血痹阻而发生。临床上亦有感受风寒风热的不同或风痰瘀血阻滞脉络的不同。

口僻在病前有患侧面部不适，耳下或耳后疼痛，麻痹多为一侧。本病应与中枢性面神经麻痹区别，后者表现为病灶对侧的下部面肌瘫痪，但额纹不消失，亦无眼裂变大。常伴有同侧瘫痪或上肢瘫痪，多为脑血管疾病或脑肿瘤所致。中耳炎引起的面神经麻痹是患耳流脓，并伴有舌前三分之二的味觉丧失。临证要详审病因，细心观察加以辨别。

本病症治法，主要以祛风通络、养血和营为主。在临床多选用宋代杨倓《杨氏家藏方》牵正散为主方，用全蝎、僵蚕、白附子以祛风化痰。急性期以汤剂为主加羌活、防风、当归、赤芍、香附，取其"治风先治血，血行风自灭"之意。临证如表虚自汗者加入桂枝、黄芪；内热者去羌活、防风之解表药加黄芩、菊花；若患病二个月以上未恢复，因痰浊瘀血阻滞脉络者，可选用水蛭、天南星、穿山甲、白芥子、皂角刺、赤芍等药物；若面部肌肉抽动者选用天麻、钩藤、生石决明、白芍、木瓜以平肝息风、和血舒筋；若眼及面部抽搐拘挛者加蜈蚣、地龙；若气虚者加党参、生黄芪；若部分患者怕针或晕针者可以内服中药，或外用中药热敷，或用周氏正容散综合治疗。

口僻初期多是风中脉络病邪尚浅，如治疗及时恰当，一般 2～3 个星期开始恢复，或一至二个月可恢复正常。若逾期未恢复者多为病久气滞，痰浊瘀血，阻塞脉络及身体虚弱恢复较慢，故对本病要给予恰当及时的治疗，才能取得较佳疗效。

方1：针刺颜面神经麻痹方

1 组：阳白透头维、内睛明、四白、承浆透侠承浆、合谷透劳宫（均在病侧）。

2 组：攒竹透鱼腰、透丝竹空；太阳、下关透四白、人中透口禾髎、侠承浆透颊车（均在病侧）、合谷透劳宫（健侧）。

用法：针刺采用 3 - 2 - 1 针刺法。即连续针刺 3 日，休息 1 日，再连续针刺 2 日，休息 1 日，之后隔日针刺 1 次，20 次为一疗程。取穴以 1 组、2 组穴位依序轮刺运用。每次留针 30 分钟。病程超过一个月的病人，可增刺太冲、内庭等穴。（牵正穴在耳垂前 0.5～1 寸；侠承浆也叫下地仓，在承浆旁开 1 寸，地仓下 1 寸，摸取下颌骨颏孔处）。

功效：祛风邪，化痰瘀，行气通络。

主治：口僻，也叫"面瘫""口眼㖞斜"，俗称"歪嘴风""吊线风"，西医学中叫"颜面神经麻痹"。临床见口歪眼斜，患侧面部不适，或耳下、耳后疼痛，病侧面部表情完全丧失，额纹消失，眼裂变大，闭眼力弱，或不能闭眼，流泪，皱额蹙眉无力，鼻唇沟变浅，口角歪向健侧，哭笑时口角歪斜更加明显，齿颊间嵌食，不能做鼓腮、吹哨、露齿等动作。

按语： 单纯的口眼㖞斜是由脉络空虚，风寒入中，致风湿痰瘀，阻窍滞络而形成的本虚标实之证。此病以针刺治疗为佳。施治原则为疏通面部经气，因为风病多在阳经，故取穴以多气多血的阳明经为主，太阳、少阳经为辅，佐之上病取下，远距离取穴，以阳中取阴，全方共奏祛风邪、化痰瘀、行气通络之功效。再辅以中药热敷和用手推摩以恢复功能。

方2：正容散

组成： 天南星 0.3g，白附子 0.3g，僵蚕 0.3g，羌活 0.3g，白芥子 0.3g，冰片 0.01g。

用法： 上药研细末，密封瓶内，临证用时取药粉，上药剂量为一次量。用生姜汁调匀，敷贴于患处面部，每次敷贴20分钟至40分钟，每日1次，每10次为1疗程。皮肤过敏者禁用。有病人面部抽搐瞤动者，可在原方加入蜈蚣、全蝎各 0.1g，用同样方法敷贴。

功效： 祛风胜湿，活血通络，化痰散结。

主治： 面瘫。抽搐瞤动，麻木不仁。临床见突然口眼歪斜，患侧眼部能闭合，口向健侧歪斜，病侧不能皱眉、皱额，鼻唇沟消失，口鼓气则嘴角漏气，或伴耳后疼痛，或伴面部抽搐瞤动，或麻木不仁。包括西医学的颜面神经麻痹。

按语： 面瘫多由风寒湿侵袭经络致气血痹阻，痰凝血瘀，经脉不通，皮部失于濡养，面部纵缓面瘫，中医学称为"口眼歪斜""口僻""面瘫"。《灵枢·经筋》中扼要地叙述了本病的特点，如"卒口僻，患者口不合"。春秋两季发病较多，上方为中医外治法的皮部敷贴疗法，对身体虚弱或怕针者最为适宜。配合自身用手在面部，由下至上的推摩，力度适中，对恢复面神经功能有辅助作用。

方3：正容熏敷汤

组成： 天南星 15g，白附子 10g，僵蚕 12g，蝉蜕 10g，羌活 30g，防风 30g，草乌 4g，红花 30g，鸡血藤 30g，赤芍 10g，白芥子 6g。

用法： 水煎熏洗患部，待温热敷。1日2次至4次。注意防止烫伤。

功效： 疏通腠理，祛邪外出。使络脉调和、气血流畅。

主治： 面瘫。口眼歪斜，肌肤麻木不仁，或面肌拘挛等。

按语： 熏敷是熏蒸疗法和热烘疗法相结合，借助药力和热烘的作用，使皮肤腠理疏通，祛邪外出，脉络流畅，气血调和，疗疾治病。在《五十二病方》记载有韭和酒煮沸，以其蒸气熏蒸治疗伤科疾病。《黄帝内经》记录了用椒、姜、桂和酒煮熏治疗关节肿痛、肿胀、伸屈不利等痹证。中药熏蒸、热敷烘的物理热能，能使肌肤腠理和毛孔敞开，给邪出路。又用药水热敷患处，药物易于渗入肌腠脉络，直达病所，发挥药物功效。又刺激脉络和穴位，使其产生效应，互为相促，相得益彰。急性期患病者，一般6剂见效，10剂痊愈，疗效显著，为怕针者解决了问题。

皮肤科病症方

皮肤是人体最大的器官，是人体的基本组成部分。皮肤柔软，有弹性，覆盖了整个人体的表面，与身体其他组织器官有密切的关系。皮肤具有保护体内组织、防止外来侵袭、调节体温、排除废物、触知感觉等多种功能，对人体健康具有重要意义。

在《素问·皮部论》中说"凡十二经脉者皮之部也"，皮部是经脉机能活动反映于体表的部位，与机体内在的经络脏腑之机能活动息息相关。当外邪入侵人体，多数是从皮肤开始，在《素问·皮部论》中曰："邪客于皮，则腠理开，开则邪入，客于络脉。"然后内传经脉脏腑，相反人体内部的病理变化，可通过经络反映于相应的皮肤部位。正如《灵枢·本脏》所说："视其外应，以知内藏，则知所病矣。"皮肤在《素问·生气通天论》中曰："卫外而为固。"皮肤是人体卫外的屏障。

皮肤病是发生在人体表面的疾病，中医文献有关皮肤病的防治经验早有记载。在《素问·生气通天论》中曰："汗出见湿，乃生痤疿……劳汗当风，寒薄为皶，郁乃痤。"《素问·至真要大论》又曰："诸痛痒疮，皆属于心。"汉代张仲景《金匮要略》中，有"浸淫疮，黄连粉主之"的记载。隋代巢元方在《诸病源候论》中已提到疣、癣、疥、隐疹等几十种皮肤病，并有详细描述。唐代孙思邈的《千金要方》和王焘的《外台秘要》中收藏了很多丹药及雄黄、矾石、硫黄等治疗皮肤病的方药，至今尚有临床实用价值。在16世纪之后，有关皮肤病的病因病机、临床症状、治疗方法等方面记载更为丰富，历代医家给我们留下了宝贵的经验。皮肤病是常见病、多发病，我们在临床治疗皮肤病时，应在前人基础上不断总结，不断提高，不断创新，更好地为人民健康服务。

（一）皮肤病的病因病理

从整体出发来认识皮肤病，要了解皮肤病的病因病理，必须从各种皮肤病的具体症状，结合四诊八纲加以分析归纳，然后找出它是属哪一种病因所导致的病变，再从病因中探测疾病的转归，为治疗提供依据。

病因不外乎有内因和外因的两大因素。人体在各种因素的作用下，发生邪正消长，阴阳失调，气血津液和脏腑功能紊乱，导致肌肤失常，在体表出现皮肤病变，这就是中医皮肤病的基本病理。

（1）外因致病：集中表现在六淫邪气所伤及外伤所引起的皮肤损伤。

风邪：风有善行而数变的特点，临床以来去迅速、发无定处、疹无定形者皆属于风。风者为百病之长，许多疾病与风有密切关系，外风包括中风、风寒、风热、风湿、风燥、风中经络。内风表现为肝阳化风，皮肤脱屑，病变以上部居多，多责之于心、肝、肺。

寒邪：有"阴胜则寒""寒则气收""气虚者寒也"等特点。临床见病程缓慢，病久不愈，肢体清冷，水液清澈，便稀溲清，痰淡脓薄，肤块坚实，色白光滑。伴有舌淡有齿痕，脉沉细弱等正气虚弱之表现。症见如冻疮、慢性瘘管、皮痹疳（硬皮病）、脱疽等，多责之于脾肾。

暑邪：暑邪独见夏令。"暑为阳邪"，暑气火热，暑性开散，耗气伤津，多夹湿邪。临床见高热口渴，心烦胸闷，汗多溲赤，脉洪大。夹湿者体倦少纳，呕恶便溏，脉濡苔腻，皮损缠绵，症见暑疖、热疮、脓疱、脐疮、痱子等病症，多责之于心、脾两经。

湿邪：以重浊腻滞、下行泛发、反复缠绵为特点。临床分外湿之风湿、寒湿、暑湿、湿热和内湿之证。临床表现为滋水肿胀，病久难愈，多属下身，以湿疮、湿疡、缠腰火丹、虫咬皮炎等病症，多责之于脾、胃、肾、三焦。

燥邪：以"燥胜则干"为特点。临床分外燥与内燥，可见皮皱、皲裂、发枯易折、舌干唇裂、目涩鼻燥、甲脆无光、鳞屑蛇皮、尿少便秘等津液不足之证，多责之于肺胃或脾胃。

火邪：以"阳胜则热"，火属阳邪，其性炎上，色赤有形，火热同类，热为火之微，火为热之极，总称热邪。因外感火热之邪，可由风、寒、暑、湿、燥等邪入里，化热生火，主开泄为特点。临床可分实火、虚火、五脏火，表现为发热恶热、壮热烦躁、面红耳赤、咽红舌干、口腔糜烂、牙龈肿痛、尿赤便秘。舌红苔黄，脉滑数。皮肤病临床多见红、肿、热、痛，如痈、疖、紫斑、丹毒等病症。

毒物、虫毒：早在隋朝《诸病源候论》中就有记载，如土蜂毒、渣毒、疥疮等。历代医家记载更多，如药物毒、食物毒、虫毒、漆毒等。毒素进入人体内，在正常情况下，亦有不发病，亦有经过潜伏期后才发病。其症候表现为红肿、丘疹、水疱、风团、糜烂等多形态，或痒，或痛，或局限在一处，或泛发于全身，来势较急，去之亦快，或反复发作者，临床见疥疮、癣病、皮炎、食物中毒等。

血瘀：大致指肝气郁结，或外邪入侵及外伤血瘀，以致气机不畅，血行瘀滞，导致的瘀血证候。早在《灵枢·水胀》曰："恶血当泻不泻，衃以留止。"明代张景岳《类经》注云："衃，凝败之血也。"汉代《伤寒论》中称"蓄血"。隋代《诸病源候论》中称"留血""积血"。明代王肯堂《证治准绳·杂病》中说："夫人饮食起居一失其宜，皆能使血瘀不行，故百病由污血者多。"清代王清任《医林改错》中说："血受寒则凝结成块，血受热则煎熬成块。"清代唐宗海乃中医汇通派早期之代表，在《血证论》中专列"瘀血"为一篇。

皮肤病中凡见皮损发黯、紫红、青紫，或出现瘀点、瘀斑、肥厚、结节、肿块、舌质紫，有瘀点，脉弦涩等，皆为血瘀之证。

疫疠：是一种传染性很强的急性传染病的致病原因，伤人极为毒烈。在明代吴有性《温疫论》中指出疫疠是"自口鼻而入"的。在临床上疠气感染而得之，如麻风等传染病引起的皮肤病。

（2）内因致病：因七情所伤，饮食失常，劳倦过度，体内脏腑功能紊乱，气血津液失调，导致皮肤肌肉病变。

七情所伤：因喜、怒、忧、思、悲、恐、惊等情志变化，伤及五脏所引起。如精神刺激、恼怒生气、惊吓，可以诱发斑秃、神经性皮炎等。

饮食失节：在《素问·五脏生成》中曰："多食咸，则脉凝泣而变色；多食苦，则皮槁毛拔；多食辛，则筋急而爪枯；多食酸，则肉胝皱而唇揭；多食甘，则骨痛发落；此五味之所伤也。"一般来讲，过食肥甘厚味，容易生热、生湿、生痰，造成致病因素；过饮醇酒，可致湿热内蕴；过于偏食，营养缺乏。临床可见酒皶鼻、疖痈、湿疮、热疮、肥疮等病症。

过劳过逸：劳倦过度，或贪享安逸，不爱运动者，可导致气血壅滞，五脏失调，气血津液虚少，临床多见肝肾不足。若肝虚血燥，筋气不荣，则生疣目。肝经怒火郁血，可致血痣。若肾脏精血不足者，发失所养，则毛发易于枯脱。肾虚黑色上泛，面生黧黑。凡肝肾不足，可引起的证候大多是呈慢性过程，皮损干燥，肥厚粗糙，脱屑，或脱发，色素沉着，指（趾）甲变化，或生疣目、血痣等皮肤疾病。若血虚风燥是脾胃虚弱，饮食减退，以致不能多从食物中吸取营养精华，导致血虚，则生风生燥。心主血，血虚不能营养肌肤内脏，导致痒与痛。血虚不能滋养肝脏，易虚阳上亢，肝火易妄动。肝开窍于目，在体为筋，其华在爪，其色属青。肝脏藏血，故血虚风燥引起的证候病程较长，皮损为干燥、肥厚、粗糙、脱屑、作痒，很少糜烂流水、疼痛等病症。

皮肤病在发病过程中，往往不是单一原因引起，常为两个或两个以上病因共同作用。如风热、风湿、湿热，或风湿热同时存在，或肺卫不固，脾虚生湿，肝胆湿热等。其病症有的是纯为实证，有的是纯为虚证，亦有虚中夹实。故在辨证审因时，要善于分析加以区别。

（二）皮肤病的辨证

皮肤由经络与内脏密切相连，皮肤的变化反映了人体的寒热虚实、阴阳偏胜、正邪衰盛的情况。在发病过程中，可产生一系列的症状，这正是《黄帝内经》曰"有诸内，必形诸外"之说。临证要辨清自觉症状、他觉症状，辨清性质，辨清部位，运用四诊八纲的辨证分析，综合归纳出正确的诊断。

1. 辨自觉症状：凡病人能自觉反映给医务人员的症状，谓自觉症状。如：瘙痒、疼痛、麻木、灼烧、蚁行感等。

（1）辨痒：痒是很多皮肤病常见症状之一，由风、湿、热、虫毒、血虚等因素造成。如风痒：发病急，游走性强，变化快，痒无定处，遍身作痒，时作时休，皮损干燥、脱屑，或丘疹斑，抓之少量溢血，不易化脓。如湿痒：有水疱、糜烂、渗出、浸淫四窜，缠绵不断。如热痒：皮肤潮红，肿胀，灼烧痒痛，兼毒热炽盛，肉腐化脓。如虫痒：痒感如虫行皮中，奇痒难忍，多在阴暗多汗部位，夜间痒甚，且传染性强。如血虚痒：泛发全身，皮肤干燥脱屑，或肥厚角化，很少糜烂流水，多见于老年，或失血、久病者。

（2）辨疼痛：痛是气血壅滞，阻塞不通所致。故有"通则不痛，不通则痛"之说。痛有定处多属血瘀；痛无定处多属气滞；热痛多皮色炽红，灼热，病属急性；寒痛皮色不变，不热而酸痛；风湿痛多无定处；虚痛多喜按，喜温；实痛多拒按；热痛多喜凉；有脓者为跳痛、胀痛；刺痛者为血瘀。

（3）辨麻木：麻为血不运，木为气不通。麻木系气血运行不畅，经络阻隔，气血不通，故有"气虚则木，血虚则麻"之说。《黄帝内经》曰："营气虚则不仁，卫气虚则不用，营卫俱虚则不仁不用。"

2. 辨客观症状：凡皮肤上客观存在的病变，能看到、摸到、检查到的称为客观症状。

（1）皮肤原发损害：在病变过程中直接发生，或初次出现的皮肤损害谓之。如①斑疹：为既不高凸亦不凹陷于皮肤，呈点状或片状的皮肤损害，摸之不碍手，视之斑斑如锦纹状，有颜色变化，红色斑压之褪色为气分有热，如丹毒压之不褪色为血分有热。斑色紫暗属血瘀（如紫癜）。白色斑属气滞或血虚，气血不调，如白癜风。色素沉着，多属肝、脾、肾三经之病，如黄褐斑。②血疹：高出皮肤的丘疹小粒，呈界限性隆起，红色丘疹病位多在肺经，多为风热和血热所致。丘疹如肤色不变者，为脾虚湿阻，如扁平疣。③疱疹：为有腔隙高出皮面的损害，腔内含有水样或血样液体。水疱呈白色，血疱呈淡红色，疱壁一般较薄易破，破后形成糜烂，干后结成薄痂，疱疹往往生于红斑之上，若小如针尖者如痱子即瘖，若绿豆大的水疱见于手足癣或血疹性荨麻疹。樱桃大以上的水疱，如疱疮。疱疹多属湿热、湿毒或小水疱，为寒湿不化所致。④脓疱：疱内含有脓液，其色呈浑浊，或黄色，周围常有红晕，疱破后形成糜烂，上有脓液，或脓痂，如脓疱疮，多因湿热或热毒炽盛所致。⑤结节：为大小不一，界限清楚，陷于皮下或突出于皮肤的局限性实质性损害。结节色红，压痛明显者多属湿热或血瘀，如结节性红斑。若皮色不变者，则属于痰湿聚结，气滞痰凝，如皮脂腺瘤、猪囊虫病。⑥风团：为皮肤上局限性水肿隆起，呈片状扁平隆起，来去迅速，消退后不遗留任何斑迹，如风疹块，风团有红色与白色之分，白色者为风寒或阳虚，红色者为风热，色深红者属血热，色紫暗者为血瘀。

（2）皮肤继发损害：由原发性损害演变而来，或机械性损伤所引起，如搔抓或摩擦等。

1）鳞屑：为表皮角质层的脱落残片，体表薄者为皮屑，厚者为鳞屑。小片的糠片状，如单纯性糠疹。大片的落叶状者，如剥脱性皮病。层叠拟鳞片者如银屑病。就其性质而言，又分干性和油腻性两大类。干燥为血虚、风燥，或血热，如白屑风。带油腻者属湿热，如油脂状白屑风（脂溢性皮炎）。

2）糜烂：为局限性的表皮缺损，由水疱、脓疱的破裂痂皮脱落，或丘疹表皮破损显现的潮湿面为糜烂。愈后一般不留疤痕，轻者为湿热，如急性湿疹；重者为湿毒，如湿疹继发化脓性感染。

3）溃疡：表皮层以下组织的缺损加感染。急性溃疡红肿疼痛多属热毒，如外伤感染。慢性溃疡面肉芽不鲜，多属气血虚弱，创面肉芽水肿为湿盛，如皮肤结核、老烂腿、愈后遗留斑痕。

4）干痂：由皮肤滋水（渗出液）、脓液，或渗血，干燥后即成片状物者为干痂。血痂为血热，脓痂为毒热，滋水痂为湿热。

5）抓痕：由搔抓或机械性因素引起的线状损害，多因风盛或血热或血虚风燥所致。

6）皲裂：由于皮肤弹性消失而引起的线形裂缝。多见于掌跖和指

（趾）间，常见手足癣、慢性湿疹、冻伤等演变而继发，多属风寒外袭或血虚风燥所致。

7）苔藓样变：由多数扁平丘疹合成，特点为皮肤增厚、粗糙，皮纹加宽增深且干燥，出现局限性边界清楚的大片或小片损害，多见于慢性瘙痒性疾病。如牛皮癣（神经性皮炎）、慢性湿疹，为血虚风燥或气血瘀滞而成。

8）瘢痕：是外伤或生疮疖后遗留的一种表面光滑、缺少正常皮纹的继发性损害。一类是肥厚高起较硬的隆起疙瘩，表面呈红色增生性的；一类是表面光薄柔软，呈白色，为萎缩性的。增生性瘢痕为气血凝聚或兼湿邪，阴天下雨痒痛。萎缩性瘢痕，如慢性盘状红斑狼疮、硬皮病晚期、瘰疬性皮肤结核等，为肝肾亏损、气血不运所致。

9）色素沉着：大多数发于慢性皮肤病之后期，多呈褐色、暗褐色或黑褐色，一般认为与气血不和有关。若色泽为淡褐者多属脾胃不足，血弱失华，色泽呈褐者属肾虚，或有瘢痕病证。若本色显露，或为红褐色者，多属肝湿热，气血不和，如黄褐斑、黑变病等。

3. 辨性质：依临床表现分急性、慢性两大类。

（1）急性皮肤病：皮损表现以红肿热痛、丘疹、疱疹、脓疱、糜烂及渗出液或脓液为主。大多发病急骤，以风、湿、热、虫毒为发病原因，多属实证。多与肺、脾、心三脏关系密切。《黄帝内经》曰："诸痛痒疮，皆属于心。"《诸病源候论》说："肺主气，候于皮毛，脾主肌肉，气虚则肤腠开，为风湿所乘。内热则脾气温，脾气温则肌肉生热也。湿热相搏，故头面身体皆生疮也。"

（2）慢性皮肤病：大多发病缓慢，皮损表现以鳞屑、皲裂、苔藓样变、色素沉着，或伴有脱发、指（趾）甲变化。发病原因大多为血瘀或营血不足，肝肾亏损，冲任不调，以虚证为主，多与肝、脾、肾、心有密切关系。肝主藏血，脾生血，心主血，血虚则生风生燥，肤失濡养而为病。肾主藏精，黑色属肾，发为血之余，发为肾之所华，肾精不足，则可产生皮肤的色素沉着，故肾亏血虚，或气滞血瘀均可使毛发失荣，导致发白或枯槁脱落，如斑秃、白发症。脾统血，主肌肉，过多食油脂和糖，溢出毛孔则形成皮脂溢出症。若脾胃湿热过盛，皮肤易干燥、脱屑、皲裂等为血虚失养，或风胜血燥，或皮肤气血凝滞，导致鱼鳞病、干性皮肤瘙痒症等。肝其华在爪，肝肾不足，血虚生风生燥，皮肤濡养不足而为病，则爪甲薄而软，如贫血患者。血燥可致甲面干燥而脆裂变形，如甲营养不良症。气血瘀滞或虫蚀可引起爪甲变形、肥厚、脱屑，如灰指甲。

4. 辨部位：即皮肤病在人体发生疾病的部位。

凡发生在人体上部者，多因风湿、风热引起；凡发生在人体中部者，多因气郁火郁所致；凡发生在人体下部，多因湿热、寒湿引起；若头部为风湿引起，如火湿毒，如小儿胎毒；耳部为肝胆湿热引起的旋耳疮；唇部引起皮损是脾胃湿热，如黄水疮、唇风；鼻部与肺、胃的火毒及风湿有关；发生在肋部者多与肝经有关，如缠腰火丹；指（趾）甲部引起的皮损多与肝肾不足、血燥、气血瘀滞有关。

（三）皮肤病的治疗

皮肤病的治疗要依据临证搜集到的资料，结合各种皮肤损害，从整体观出发，进行辨证，以"治病必求其本"为目的，灵活运用各种治疗措施，正确采用内治法与外治法，达到治愈疾病的目的。

1. 内治法：指服药治疗身体发生的多种病症的方法。正如《素问·至真要大论》曰："内者内治，外者外治。"相传早在商朝伊尹（商朝汤王的宰相）用药物和食物相兼烹调、煮汤的经验，逐渐演化出中药汤剂。后世记载，伊尹曾编著《汤液经》，是中药汤剂的最早典籍。汤剂到汉朝已被普遍应用，《伤寒论》中载有113方，其中93方是汤剂。被誉为医方之祖的医圣张仲景是中医史上划时代的人物，他创立了辨证论治体系之理法方药，完备地整理了内治方剂，在某种意义上可称为"内治之祖"。内治法经过历代医家的发扬光大，特别强调审证求因，从整体进行辨证，确立所适用的治疗法则，据法则选择适用的方药，准确而有效地防治疾病。

（1）祛风止痒法：痒是皮肤病的主要自觉症状之一，在临床上皮肤瘙痒占很大比例，临床常用①疏风清热法：用于风热客于肌肤的皮肤病。如风热型风疹块（荨麻疹）、玫瑰糠疹等。皮肤色泽较红，起病急，病程短，有不同程度的瘙痒或兼有发热、恶寒、微汗、咽痛、口干。舌红，苔薄黄，脉浮数。治以散风清热，代表方剂有消风散、桑菊饮。②祛风散寒法：用于风寒侵于肌肤所致皮肤病。如风寒所致的风疹块（荨麻疹）、冬季皮肤瘙痒症。皮肤表里色泽较淡或苍白，皮损因寒加重，因热得缓，皮肤瘙痒、干燥，或伴有周身发热、恶寒、无汗、头痛、咽痛等表证的症状。舌质淡红，苔白薄，脉浮紧，有汗者脉浮缓。代表方剂麻黄汤、荆防败毒散或调和营卫的桂枝汤或麻桂各半汤。③搜风止痒法：用于风邪郁久，未得散发，郁阻于肌肤，久治不愈的皮肤病。舌红少苔，脉弦。皮肤瘙痒无度，浸润，肥厚，抓痕累累者，如牛皮癣（神经性皮炎）、结节性痒疹等。代表方剂为五虎追风散。

（2）清热利湿法：大多数皮肤病都与湿邪有关，适用于湿热偏盛，蕴结肌肤，如急性湿疹、带状疱疹。代表方剂为龙胆泻肝汤、萆薢渗湿汤、二妙丸加味。

（3）健脾除湿法：外湿浸肤、内湿困脾及内外湿邪。临证见面色萎黄、四肢乏力、肢体浮肿、饮食减少、小便不利、大便溏泄等症状。皮损见水疱、糜烂、肿胀、渗水、溃疡，以四肢多见尤以下肢为甚，如湿疹、疱疹性皮肤病、脾虚性黄褐斑。代表方剂为胃苓汤、平胃散、参苓白术散。

（4）清热解毒法：由于热毒壅遏致气血凝滞，如毛囊肿、疖、痈、丹毒、足癣感染，淋巴结节等红肿热痛的病症。代表方剂为黄连解毒汤、五味消毒饮、清瘟败毒散。

（5）凉血清热法：火毒之邪，伤入肌肤，热入营血，气血两燔，引起的急性皮病、药疹、过敏性紫癜、系统性红斑狼疮。皮损表现为大片潮红、灼热剧痒、红斑、丘疹、水疱、脓疱等。代表方剂为犀角地黄汤、凉血地黄汤、清营汤。

（6）养血润燥法：适用于血虚风燥或血燥引起的皮肤病。如皮肤瘙痒症、牛皮癣（神经性皮炎），银屑病及鱼鳞诸皮损病，表现为皮肤干燥、脱屑、肥厚、皲裂、毛发枯落、爪甲污脆等。代表方剂为当归饮、四物汤加味、养血润肤饮等。

（7）活血化瘀法：适用于气滞血瘀引起的皮肤病，气血凝滞，日久不散，皮损坚硬不化，瘀斑，浸润块，结节，肿痛，如瘢痕疙瘩、结节性红斑、酒皶鼻、慢性盘状红斑狼疮、硬皮病。代表方剂如血府逐瘀汤、桃红四物汤、大黄䗪虫丸等。

（8）疏肝理气法：用于肝气郁结，气机不畅，气血失和所致的皮肤病。有带状疱疹、黄褐斑、黑变病、瘰疬、皮肤结核。代表方剂为柴胡疏肝散、逍遥散。

（9）滋阴降火法：用于肝肾阴虚火旺者，临床表现为黑色显露的黑变病，如黄褐斑、或两颧颊红斑、皮肤瘀点、甲缘瘀点、系统性红斑狼疮、毛发脱落、斑秃。代表方剂为六味地黄丸和知柏地黄丸、麦味地黄丸、左归丸、大补阴丸。

（10）温肾壮阳法：用于脾肾阳虚证，肾阳不足，阳气衰微而致的皮肤病。皮损为黑褐色，皮温降低，或四肢端痉挛之现象，疮疡暗淡，久不收口。如系统性红斑狼疮、硬皮病及肾上腺素皮质功能减退症。代表方桂附八味丸、右归丸。

（11）益气固表法：用于久病气血两伤，病人腠理不密，自汗虚弱，少气无力，懒言怕风，遇风遇冷及劳累则发风团、丘疹、瘙痒无度，抓后为白色线状抓痕，或条索状风团。如慢性荨麻疹、结核性溃疡、老年性皮肤瘙痒证等。代表方剂为四君子汤、玉屏风散、桂枝汤。

2. 外治法：外治法是泛指除口服药物外，施于体表，在体外进行的治疗方法。《医统源流》说："外科之证，最重外治。"说明外治法在皮肤病治疗中占有重要地位。

（1）外治药物使用原则有以下几点。

1）皮肤病的发生和发展规律，以及皮肤损害的表现，是决定选择药物的重要依据。

2）有感染的皮肤病，先用清热解毒抗感染性药物控制感染后再针对皮损选择药物。

3）皮肤外用药有清洁消毒、清热解毒、收敛止痒、润滑溶解、腐蚀、活血、止血等性质不同、作用不同、浓度不同之药，故要对症选择。

4）临证问清患者发病史、治疗史、过敏史，准确选择用药，随时注意用药反应及过敏反应，一旦出现过敏现象，应立即停用，并给予及时处理。

5）外涂软膏在第二次涂药时，需用棉球蘸上适合的清除剂，轻轻清除，然后再涂药膏，切不可用汽油或肥皂及热水擦洗。

（2）外用药物的剂型有以下几种。

1）水剂：是用一种或多种药物加水煎熬取汁，待温，或待冷，供局部洗涤、沐浴、湿敷，具有清洁消毒、祛风止痒、抑制渗出、收敛止血、清热解毒、活血消肿等功效。适用于急性皮肤病渗出较多或脓性分泌物皮损，轻度皮样痂损害及风痒症或皮肤未破溃的红肿热痛等病症。一般根据病情，用水剂有的 1 日 3 次，或 1 日 4～6 次，或次数不一。

2）油剂：又称粉油剂，是将药面与植物油调成糊状外用，具有清洁消毒、干燥止痒、润滑皮肤的作用。主要用于有少量渗液之急性皮肤病，或糜烂、鳞屑、脓疱等皮损之证。

3）粉剂：也称散剂，是一种或数种药物研成的极细粉，具有保护皮肤、吸收、干燥、散热、止痒、解毒止痛等作用。适用于急性亚急性皮损皮炎、红斑、丘疹、液体渗出皮损病，或湿疹，或多汗的皱褶部位。代表药物如青黛散、六一散、九一丹、止痒粉、二黄粉、三妙散等。

4）酊剂：是用酒或酒精溶解或浸泡药物而成，具有解毒止痒溶化角质等作用。适用于局限性手癣、足癣、甲癣、体癣、牛皮癣（神经性皮炎）、慢性皮病、斑秃、白癜风、皮肤瘙痒症。代表药物如癣药水、复方槿皮酊、补骨脂酊等，对皮肤破损处及面部禁用。

5）软膏剂（又称药膏）：以药面与动物油或矿物油，如猪油或凡士林调匀而成，具有润滑、杀虫、止痒、去痂及保护皮肤等作用。适用于慢性皮肤病症、皮损浸润及增厚，如慢性皮肤病、银屑病、湿疮、湿疹、诸癣、皲裂。代表药物如周氏肤疾康、青黛膏、黄连膏等。

6）浸泡剂：也叫醋溶剂，取单味或多味中药浸泡在陈醋中，经7～15天浸泡，具有止痛、解毒、杀虫、止痒、溶化角质作用。主要用于手足癣、甲癣、慢性角化性湿疹等病症。

7）烟熏剂：用药物燃烧以烟气熏皮损部位，借药性及热力的作用治疗疾病，具有止痒、杀虫、疏通气血经络的作用。适用于皮损肥厚、慢性湿疹、结节性痒疹及顽癣。临床常用有烟熏方。

外治法除用上述剂型外，尚有针刺、艾灸、拔罐、热烘、雾化、红外线理疗、药磁等疗法。

总之，皮肤病是人体全身疾病在皮肤上的表现。许多全身性疾病可反映在皮肤上，而皮肤上的局部发病，也可引起全身性的病变。因此中医治疗皮肤病，主张"治外必本诸内"，局部与整体并重，其治疗方法有内治、外治两大类。在临床应用时，必须根据患者的体质情况、致病的不同因素和皮损形态，通过分析、归纳，然后采用内治和外治等方法，给予正确的治疗。同时要开导病人积极配合治疗，注意饮食宜忌，并注意预防保健，皮肤病就会向痊愈方向转化。

（ 湿 疮 ）

概述：湿疮是指皮损多种，形态各异，总以瘙痒、红肿、糜烂、流滋、结痂等为主要表现的皮肤疾患。本病具有皮损多种形态各异、损害多呈对称分布、自觉瘙痒、反复发作、易演变成慢性等特点。西医学中谓湿疹，一般分为急性、亚急性和慢性三类。但西医的湿疹不能完全包括湿疮。

中医文献中有许多病名指的是本病，包括在疮、癣、风之中。因为"疮"广义地指一切体表的外疡，狭义地指发于皮肤浅表，有形瘙痒，搔破流淡黄水，常浸淫成片的皮肤疾患。早在《素问·玉机真脏论》中就有"浸淫"二字。

汉代张仲景《金匮要略》中说："浸淫疮，从口流向四肢者，可治；从四肢流来入口者不可治。"又说："浸淫疮，黄连粉主之。"

隋代《诸病源候论·浸淫疮候》说："浸淫疮是心家有风热，发于肌肤，初生甚小，先痒后痛而成疮，汁出浸溃肌肉，浸淫渐阔，乃遍体……以其渐渐增长，因名浸淫也。"又在《头面身体诸疮候》中说："湿热相搏，故头面身体皆生疮。其疮如疱，须臾生汁，热盛者，则变为脓，随瘥随发。"在《瘑疮候》中说："病疮者，由肤腠虚，风湿之气折于血气，结聚所生。多着手足间递相对，如新生茱萸子，痛痒搔成疮，黄汁出，浸淫生长拆裂，相瘥时剧。"在《燥瘑疮候》中说："肤腠虚，风湿搏于血气则生瘑疮。若湿气少，风气多者，其瘑则干燥，但痒搔之白屑出，干枯拆痛。"在《湿瘑疮候》中说："若风气少，湿气多，其疮痛痒，搔之汁出，常濡湿者。"在《湿癣候》中说："湿癣者，亦有匡部，如虫行，浸淫亦湿，痒搔之多汁成疮，是其风毒气浅，湿多风少，故为湿癣也。"在《干癣候》中说："干癣有匡部，皮枯索痒，搔之白屑出是也，皆是风湿邪气客于腠理，复值寒湿与血气相搏所生。若其风毒气多，湿气少，则风沉入深，故无汁为干癣也。"

明代《外科正宗·钮扣风》说："钮扣风皆由风湿凝聚生疮，久则瘙痒如癣，不治则沿漫项背。"在《肾囊风》中曰："肾囊风乃肝经风湿所成。其患作痒欲热汤，甚者疙瘩顽麻，破流滋水。"是最早见到此病名的记载。

清代《医宗金鉴·外科心法要诀》在《浸淫疮》中说："此证初生如疥，瘙痒无时，蔓延不止，抓浸黄水，浸淫成片。由心火、脾湿受风而成。"在《旋耳疮》中曰："此证生于耳后缝间，延及耳折上下，如刀裂之状，色红时浸黄水。由胆脾湿热所致。然此疮月盈则疮盛，月亏则疮衰，随月盈亏，是以又名月蚀疮也。"又在《四弯风》中说："此证生在两腿弯、脚弯，每月一发，形如风癣，属风邪袭入腠理而成。其痒无度，搔破浸水，形如湿癣。""四弯风"语出此书也。

中医文献有按病因或部位定名的。如抓破出血的叫"血风疮"；湿热下注又在下肢的叫"下注疮""湿毒疮"；婴儿头面部的叫"胎毒""胎癣"；在眉部的叫"恋眉疮"；还有在其他部位，如"乳头风""脐疮""肛门圈癣"等病名。总之，尽管病名有数十种之多，但症状相似，均有湿疮的特点，故统称为湿疮。"湿毒疮"语出《外科启玄》，"血风疮"语出《疮疡经验全书》。湿疮是由于禀赋不耐，外受风邪，久居湿地，饮食失节，湿从内生，心肝火旺，血风郁热，血虚生风生燥，肌肤失去濡养，以风湿热毒之邪，蕴搏肌肤所致。其病位可责于心、肝、脾。

辨证要点：本病皮损呈多种多样损害，急性者常见潮红、丘疹、水疱、脓疱、流滋、结痂并存，自觉瘙痒，甚者难以忍受。慢性者皮肤肥厚、粗糙干燥、脱屑、苔藓化，皮肤纹理增宽加深，色素沉着，病程缠绵，病情时轻时重，皮损有融合及渗出的倾向，自觉瘙痒无度等。

湿疮按其过程和皮肤损害可分为以下几种。

（1）红斑性湿疮：多出现在皮肤病开始阶段，损害边界不太清楚，以局限性潮红为主，稍有肿胀。

（2）丘疹性湿疮：在片状潮红面上，有簇集的粟粒大小的红色丘疹，有极小的水疱间杂其中，抓破后形成血痂。

（3）水疱性湿疮：在红斑上有众多的小水疱簇集，顶部较尖，基底水肿，破碎后有点状糜烂。

（4）脓疱性湿疮：水疱继发感染，疱液混浊，或有脓，或干燥结黄绿色厚的脓痂。

（5）糜烂性湿疮：水疱脓疱抓破为浆液、血液、黄水渗出，形成大小不等的糜烂面，一直流滋。

（6）结痂性湿疮：水疱、脓疱、糜烂干燥结成白色、灰白色、黄色、黄绿色、棕红等各种不同的痂片。

（7）脱屑性湿疮：以各种皮损在痊愈时，都可形成糠秕状脱屑或细小的鳞屑。

按人体部位命名的湿疮有以下几种。

（1）头面部湿疮：在头面部急性发作时多出现潮红、水疱、糜烂、流滋、结黄色痂，有时把头发黏结成团。面部淡红色红斑，有时上覆细薄的鳞屑，婴儿偏湿热的多为"胎毒"，干性者为"胎癣"，在眉处湿疮叫"恋眉疮"，在嘴周围的湿疮俗称"羊胡须疮"，中医文献都有记载。

（2）耳部湿疮：好发于耳窝、耳后及耳前部，皮损为潮红、糜烂、流滋、结痂及裂隙状，多对称，痒而不痛，但皲裂深则痛，文献中称为"旋耳疮"。

（3）乳房湿疮：皮损为边界清楚的斑片、潮红、糜烂、滋水、上覆鳞屑，或黄色结痂片，瘙痒不堪，皲裂后疼痛，日久则色素沉着，文献中有"乳头风"之名。

（4）脐部湿疮：皮损为鲜红色，或暗红色斑片，有或多或少的流滋、糜烂，结痂呈褐灰色，或褐黄色，痂下往往有臭味，易继发感染，形成脐痈，或脐漏，文献中叫"脐疮"。

（5）阴部湿疮：包括阴囊、女阴、肛门三部的湿疮，文献有"肾囊风""绣球风""下阴疮""肛门风""阴疮"等病名。阴部湿疮一般皮损呈淡红色斑片，表面糜烂、结痂、滋水，且常浸湿衣裤。日久皮肤粗糙肥厚、色素沉着、瘙痒剧烈，夜间加重，在肛门周围者往往发生辐射状皲裂疼痛。

（6）皱褶部湿疮：在颌下、腋窝、女性乳房下、腹股沟、阴部等处，常因局部潮湿，经常摩擦而潮红、糜烂、流滋、水肿，夹有丘疹、水疱，日久肥厚、皲裂，有时色素减退，易继发感染。

（7）肘部湿疮：多见于肘窝，常为不规则的干性斑片，或沉着褐色，或皮肤浸润，肥厚，上有丘疹或细薄的鳞屑，或偶有糜烂、流滋。在肘窝者叫"肘弯疮"，肘部伸侧者叫"肘疮"。

（8）手部湿疮：皮损形态多样，在手背处呈钱币状皮损。手指潮红、脱皮、糜烂、流滋、结痂。在手掌的边缘不清，皮肤肥厚、粗糙，冬季易皲裂疼痛，病程较长，文献中有"鹅掌风""湿疮"之病名。

（9）腘窝足弯部湿疮：边界较为清楚的红斑、小水疱、糜烂、滋水，日久皮肤肥厚，有黏着性细薄鳞屑，文献有"四弯风"之病名。

（10）小腿部湿疮：一般皮损主要在小腿下三分之一，在内外侧，初为暗红斑，表面潮湿，糜烂流滋，或干燥、结痂、脱屑、常伴青筋暴露，多见于站立工作者，或伴小腿溃疡。文献中有"湿膝疮""下注疮"之名，俗称"裙边疮""裤口毒"。

（11）足趾部湿疮：足背足趾部皮损红斑，伴红肿、脱皮、糜烂、结痂、脱屑、瘙痒难忍，反复发作。文献有"脚湿气""足湿疮"等病名，俗称"老烂脚""脚丫烂"之名。

湿疮的治疗：根据临床表现分急性湿疮和慢性湿疮。在急性湿疮中，湿热蕴结，热重于湿夹风，以起病急、瘙痒重、皮损焮红、起丘疹及水疱、滋水淋漓、边界弥漫、味腥而黏、糜烂、脱皮为主症。治则为清热利湿，祛风止痒。拟用龙胆泻肝汤、萆薢渗湿汤合二妙丸治疗。脾虚蕴湿，湿重于热，以皮损淡红或不热、水疱、糜烂、滋水浸淫为主症。治则为健脾除湿，佐以止痒。拟用除湿胃苓汤加减。

慢性湿疮，多责于血虚风燥。其临床表现以反复发作，病程缠绵，数年不愈，流滋日久，伤阴耗血，血燥生风，皮肤浸润肥厚，黯淡干燥，苔藓样变，色素沉着，瘙痒脱屑，抓痕血痂为主症。治则为养血除湿、润燥息风，佐以活血。拟用四物汤合萆薢渗湿汤。

湿疮一般轻证以外治即可，重证以内治、外治同时配合治疗，除用上方法外，内治以清毒饮和清毒胶囊为主，随症加减，以加速痊愈。

方：肤疾康软膏

组成：乌贼骨 30g，吴茱萸 30g，川黄连 10g，黄柏 20g，苦参 30g，紫草 20g，地榆 20g，蛇床子 30g，青黛 20g，硫黄 6g，白矾 6g，冰片 3g。

用法：上药研细末，以医用凡士林 3 份、药面 1 份调匀外涂。滋水多者只撒药粉，无水时涂软膏。1 日外涂 2～3 次。

功效：清热解毒，利湿消肿，溶化鳞屑，祛风止痒。

主治：湿疮、银屑病、鹅掌风及诸癣、皮炎、灰指（趾）甲、皲裂、风热疮、脓疱疮、丹毒、蛇串疮、脚湿气等皮肤病。

按语：一般皮肤病总以风、湿、热、毒、瘀等因素导致发病。余在临证外治，常以肤疾康软膏，内治以清毒饮或清毒胶囊，内外结合进行调治，效果显著。

使用肤疾康软膏，余初衷是专治湿疮之软膏，病人用后疗效极佳。患者病痊愈后还剩下的药膏，病家让亲朋邻里对其他皮肤病亦试用，出奇地能治好银屑病和鹅掌风，之后临床上数种皮肤病用其疗效好，皆是患者反馈回来的。于是吾在原药基础上进行研究、调治、观察，总结经验进行调配，屡用屡效，疗效增进，方有今日的肤疾康软膏。

在治疗中要禁忌食用辛辣，如生葱、生蒜、辣椒、香菜、羊肉、海鲜等食物，以利痊愈。

癣

概述：癣是最常见的皮肤病。古有"白秃疮""肥疮""鹅掌风""臭田螺""钱癣""紫白癜风"之名，现代为手、足、甲、体、股、花斑癣等。中医文献早有记载，如"白秃疮"，最早见于《刘涓子鬼遗方》，又叫白癣，俗称"秃疮"。肥疮，语出《千金要方》，又叫黄癣，俗称"癞头疮"。钱癣，语出《诸病源候论》又叫圆癣。紫白癜风出自《外科正宗》，俗称"汗斑"。鹅掌风语出《外科正宗》，俗称"鹅掌""掌心风"，书中并有臭田螺的记载。《医宗金鉴》又叫脚气疮。俗称"脚丫痒烂""脚湿气"。油灰指甲又叫鸡爪风，语出《外科证治全书》，俗称"灰指甲"。

我国现存最早的中医外科专著《刘涓子鬼遗方》中已有用雄黄、矾石、水银、黄柏等治疗癣病的记载。隋代《诸病源候论·癣候》说："癣病之状皮肉隐疹如钱文，渐渐增长，或圆，或斜，痒痛，有匡郭，里生虫，搔之有汁，此由风湿邪气客于腠理，复值寒湿与血气相搏，则气血痹涩，发此疾也。"又在《白秃候》中曰："言白秃者……白痂甚痒，其上发并秃落不生，故谓之白秃。"并在《赤秃候》中说："此由头疮，虫食发秃落，无白痂，有汁，皮赤而痒，故谓之赤秃。"这是类似"肥疮"的最早记载。明代《外科启玄》说："秃疮是足太阳膀胱、督脉二经，受湿热生虫作痒，疮痂高堆是也。"又说"小儿头上多生肥黏疮，黄脓显暴。皆因油手抓头生之，亦是太阳风热所致，亦有剃刀所过"而成。明代《外科正宗》说："鹅掌风由足阳明胃经火热血燥，外受寒凉所致皮肤枯槁。"《外科全生集》说："鹅掌风患于手足掌指皮上，硬而痒燥烈者是也。"《外科正宗》说："紫白癜风乃一体二种，紫因血滞，白因气滞，总由热体风湿所侵，凝滞毛孔，气血不行所致。"清代《外科大臣》说："紫白癜风俗名汗斑也。"清代《外科证治全书》说："紫白癜风初起斑点游走成片，久之可延蔓遍身。初无痛痒，久则微痒。由汗衣经晒着体，或带汗行日中，暑湿浸滞毛窍所致。"清代《医宗金鉴》说："脚丫破烂，其患甚小，其痒搓之不能解，必搓至皮烂，津腥臭水，觉痛时，其痒方止，次日仍痒，终年不愈，极其缠绵。"《外科正宗》说："臭田螺乃足阳明胃经湿火攻注而成，此患多生足趾脚丫，随起白斑作烂，先痒后痛，破流臭水，形似螺靥，甚者脚面俱肿，恶寒发热。"又说："妇人脚丫作痒，乃三阳风湿下流凝结不散，故先作痒而后湿烂，又或足底弯曲之处痒湿皆然。"历代医家对癣病多有论述。

辨证病因：癣证因内外因素所致，内因为久居湿所，饮食不节，脾胃湿热，热蕴肌肤，血虚风燥所致。外因为感受外邪，或接触毒虫感染而致病。

辨证要点：头癣——白癣（白秃疮）。初起为毛囊性丘疹，色红，覆以灰白色鳞屑成斑，单个出现或多个出现，边界清楚，病发无光泽，呈圆形或不规则的灰的鳞屑斑，外围绕以白鞘，离头皮处病发易折，自觉瘙痒，愈后头发自生，不留瘢痕。

头癣——黄癣（肥疮）。初起以毛囊口为中心，出现黄红色小点，或有脓疮，继之发展为黄癣痂，外观呈蝶形，边缘稍隆起，中央微凹陷，痂的中心常有两三根头发贯穿，有粘附性，以黄癣菌与头皮碎屑等组成黄癣痂，质脆，捏之如豆渣，易粉碎，有鼠尿臭味，自觉瘙痒，病变多先在头顶部开始，逐渐向四周扩大，可侵及整个头皮。头发干燥，失去光泽，散在脱落，病程缓慢，日久病愈，留有萎缩性疤痕。

手癣：病损单侧或双侧，初起为小水疱，破溃或吸收后出现脱屑，或伴有潮红，以后扩大融合成不规则或环形病灶，边界清楚，有糜烂，湿润，时有流滋，或白皮翘起，严重者指部稍有肿胀，易反复发作，或治疗不彻底，致病程延长终年不愈，致皮肤粗糙皮厚，干燥皲裂，手掌形似鹅掌者，故叫鹅掌风。秋冬季节为重，裂口更深，则疼痛为甚，久则手掌、手指失去弹性，以致屈伸不利，指端损害可侵及甲板，形成灰指甲。

足癣：也叫"臭田螺""脚丫痒烂"，俗称"脚湿气"。临床常见三型。

（1）水疱型：多发生于足底，或足趾两侧初起为皮下小水疱，四周无红晕，有瘙痒感，破溃后有少量脱屑，逐渐融合成半环形或不规则形脱屑斑。

（2）脱屑型：表现为角化干燥，鳞屑不断剥脱，增厚皲裂。

（3）糜烂型：发生于足趾间，潮湿，有浸渍渗液，糜烂，覆盖以白皮，皮除之后，基底呈鲜红色，伴有剧烈瘙痒，患者往往搓至皮烂、疼痛、渗出血水方止，并有特殊臭味。

甲癣：又叫灰指（趾）甲。因指（趾）甲增厚，高低不平，失去光泽，呈灰色或灰褐色，部分甲板变形，以成人为多，绝大多数伴有脚湿气或鹅掌风。

体癣及股癣：凡发生在面、颈、躯干及四肢者称体癣，仅局限于大腿内侧靠近生殖器或臀部者称股癣。皮损为钱币形，圆形红斑，边界清楚，病灶中央常有自愈倾向，边缘及四周有丘疹、水疱、结痂及鳞屑，常叫圆癣或钱癣。多在夏季发作，或加重，入冬减轻或痊愈。

花斑癣：好发于颈侧、胸背、肩胛、腋窝、乳下，尤在多汗部位，皮损大小不一，色呈淡红、赤紫或棕黄或淡褐，境界清楚，有不规则的斑，继则游走成片，有细小糠秕状鳞屑，一般无自觉症状，或稍有瘙痒，病程缓慢，冬轻夏重。亦有叫紫白癜风，俗称"汗斑"。

治疗原则：清热除湿，祛风杀虫。

临床治癣以外治为主。拟用参蛇癣药膏。内治一般分湿热型、风湿型、血燥型。湿热型见泛发，糜烂，水疱多，瘙痒重，皮损皮疹潮红。治宜清热除湿为主，拟用萆薢渗湿汤合龙胆泻肝丸及二妙丸加减。风湿型见皮疹淡红、脱屑、瘙痒明显，治宜燥湿为主，拟用当归饮子（《外科正宗》）。血燥型见皮损干燥、皮屑重叠、粗糙皲裂及疼痛出血，如蛇皮癣，发生于四肢伸侧面尤其肘部及膝部伸侧，治宜养血润燥为主，拟用四物汤加苦参、白鲜皮、秦皮、白薇。

各种癣症，皆是常见的皮肤病，对人体有一定危害，治疗贵在合理用药。

方：参蛇癣药膏

组成： 苦参30g，乌梢蛇15g，白鲜皮30g，蛇床子30g，土槿皮30g，百部20g，黄柏20g，枯矾10g，硫黄6g，冰片2g，石榴皮20g。

用法： 上药研细末，用药粉1份，医用凡士林3份，凡士林溶化，将药粉徐徐放入，调匀成膏。

功效： 祛风燥湿，杀虫解毒。

主治： 诸癣。

按语： 癣是最常见的皮肤病，中医文献中有"白秃疮""肥疮""钱癣""紫白癜风""臭田螺""鹅掌风"等病名。现代叫手、足、甲、体癣及花斑癣等，均为浅部霉菌感染性皮肤病，在治疗上各种癣症均以外治为主。治疗原则为祛风燥湿，杀虫解毒。临床余常拟参蛇癣药膏外涂，坚持用药，皆可治愈。甚者外用周氏肤洁康软膏，内服清毒胶囊。

鹅掌风

方：鹅掌风醋浸液

组成：木槿皮 15g，苦参 15g，白鲜皮 15g，百部 10g，当归 10g，黄柏 10g，枯矾 10g，土茯苓 10g，荆芥 10g，醋 500g。

用法：用 1500 毫升水煎上药 30 分钟，最后 5 分钟前加入陈醋，先熏后浸患处。1 日 2～3 次，每次 30 分钟，浸后自干，忌下水，10 天为一个疗程。

功效：祛风燥湿，软坚杀虫。

主治：鹅掌风。患处为皮下小水疱，溃破流黄水，叠起白皮，瘙痒刺痛，继则皮肤脱皮，粗糙肥厚，皲裂疼痛，病程较长，经久不愈，渐形似鹅掌，冬季裂口更深，手掌与指皮肤失去弹性，以致屈曲不利。

按语：鹅掌风语出明代陈实功《外科正宗》，因患者手形似鹅掌而得名，亦叫"掌心风"，属手癣。目前西医对本病无特效疗法。《外科正宗·鹅掌风》说："鹅掌风由足阳明胃经火热血燥，外受寒凉所凝，致皮枯槁，又或时疮余毒未尽，亦能致此。"清代《医宗金鉴》亦指出："由脾胃有热，血燥生风，不能营养皮肤而成。"据《黄帝内经》曰："诸痛痒疮，皆属于心。"金代刘完素《素问玄机原病式·六气为病》中说："诸涩枯涸，干劲皲揭，皆属于燥。"以中医理论"心主血""肺主皮毛""血虚外燥，皮肤皲揭""燥为阳邪，最易耗液伤津"的理论，结合临床实践体会，本病治则要点以养血润燥、祛风除湿、杀虫解毒为主。临床用鹅掌风醋浸液，热熏、热浸的热烘法，借着热力作用，使腠理开疏，气血流畅，药物气味进入肌肤达到治疗目的。临证轻者仅用鹅掌风醋浸液，重则浸后外涂参蛇癣药膏或周氏肤疾康软膏。坚持用药，疗效显著，皆能痊愈。

银屑病

概述： 银屑病是皮肤红斑反复出现多层银白色干燥鳞屑，抓去脱屑，有点状出血，可累及全身任何部位，且伴有痒感的慢性复发性皮肤病。

中医文献记载有多种名称，如根据其搔之起白皮而称之为"白疕"，也叫"疕风"；由于皮损匡廓清晰，脱屑层层又有"松皮癣""白壳疮""干癣"等病名。

西医学中叫"银屑病"，为"牛皮癣"。但中医文献的牛皮癣，因其状如牛之皮，故谓之。最早语出于《世医得效方》，此病顽固不愈，又叫"顽癣"。牛皮癣病发生在颈项部又称"摄领疮"，常见于颈项、四肢外侧、骶部。可见间歇瘙痒，皮肤肥厚，纹理明显，似牛皮之皮，西医叫"神经性皮炎"，认为是神经功能障碍性皮肤病，应予鉴别。

中医文献早有类似银屑病的记载，在隋代《诸病源候论》中说："干癣，但有匡部，皮枯索痒，搔之白屑出是也。"在《疮疡经验全书·癣疮》中说："顽癣，或如云，或如铜钱，或如荷叶，或长或歪，其形不一……干癣搔则出白屑，索然调枯，如蟹胍路之形。"

明代《证治准绳·四疡医》说："蛇虱遍身起如风疹，疥丹之状，其色白，不痛但痒，搔抓之起白疕。"

清代《医宗金鉴》说："白疕之形如疹疥，色白而痒多不快，因由风邪客肌肤，亦由血燥难荣外。"

《外科证治全书·卷四·发无定处证》描述："白疕（一名疕风）皮肤燥痒，起如疹疥，面色白，搔之屑起，渐至肢体，枯燥拆裂，血出痛楚。"

《外科大臣》说："白疕，肤如疹疥，白色而痒，搔起白疕，俗称蛇虱，由于邪客于皮肤，血燥不能荣养所致。"

《疯门全书·银钱风》："块如钱大，内红外白，刺之无血，色白如银，先发于身，后发于面部。"历代医家对银屑病有不少论述，在实践中要多参考，多学习。

银屑病的病因病理：本病病因病理较为复杂，一般认为多与血热血燥有密切关系。初起多夹风寒风热之邪，侵袭肌肤，以致营卫失和，气血不畅，阻于肌肤而发生本病。情志内伤，气机壅滞，郁久化热，心火亢盛，则毒热伏于营血而致病。饮食不节，过食辛辣及泛发腥味，动风之品，致脾胃失和，湿热蕴积，复感风热毒邪而发病。气血失和，气血耗伤，化燥生风，肌肤失养。气血虚损，气滞血瘀，瘀阻于肌肤。肝肾不足，冲任失调，致营血亏损。或少数可因毒邪、风寒、风热、湿邪调理不当，成热化燥，热毒流窜于肌表而成等多种因素。

银屑病的治疗：血热证（似急性期）治则宜凉血清热、祛风解毒；血虚风燥证（似静止期）治则宜养血润燥、祛风止痒；火毒炽盛证（多似红皮病型或脓疱型）治则宜凉血清热、解毒祛湿；湿热蕴积证（相当于关节型）治则宜清热利湿、和营通络；肥厚血瘀证（似慢性期）治则宜祛痰化瘀、行气解毒。同时结合外治法，内治外治并用，疗效较佳。

总之，治疗银屑病以内治与外治相结合，采用凉血清热、除湿解毒、祛痰化瘀、祛风止痒的综合复方治疗银屑病，可取得良好疗效。

方1：清毒饮

组成：白花蛇舌草30g，土茯苓15g，夏枯草10g，紫草10g，大青叶10g，生地黄10g，牡丹皮10g，赤芍10g，丹参10g，白鲜皮15g，苦参10g，黄柏10g，萆薢10g，蛇床子10g，僵蚕10g，乌梢蛇10g，海藻10g，地肤子10g。

用法：（1）水煎服。

（2）本病缠绵难治，为了方便，常将上药成倍地研成细末，装入胶囊，用清毒胶囊以缓图治。每日三次，每次三粒，饭后服，治疗期间禁忌辛辣、香菜、羊肉、海鲜等。

功效：清热利湿，凉血解毒，祛痰化瘀，搜风止痒。

主治：皮肤见红肿、水疱、脓疱、糜烂、鳞屑脱皮的湿疮，银屑病、湿疹、鹅掌风、诸癣，以及皮炎、丹毒、热疮、肥疮、风热疮、脓疱疮、蛇串疮、脚湿气、灰指（趾）甲等病。

按语：银屑病中医叫松皮癣，亦叫白疕。其病因病机为风邪外袭，致营卫失调，肤失濡养。风热侵入毛孔，郁久血燥，皮肤失养或营血亏耗，血虚生风生燥，肤失濡养。

皮肤上初为米粒大扁平丘疹，或豆大红斑，迅速增大，如钱币大，或更大，境界明显，上覆以多层银白色鳞屑，将鳞屑刮去，可露出红色潮润面和小的出血点，形如筛点状，皮损形态有点滴状、钱币状、盘状、地图状等。有风寒型，其皮肤损害为夏季消失或减轻，冬季加重或复发。风热型，其皮肤损害在冬季消失或减轻，夏季加重或复发，自觉瘙痒或甚痒。银屑病，病程缠绵，历久不愈，并易反复发作。余在临床拟用清热凉血、除湿解毒、祛痰化瘀、溶化鳞屑、养血润燥、祛风止痒之治法，常配合外治法。如肤疾康软膏或银屑软膏（木槿皮、乌梢蛇、蛇床子、苦参、白鲜皮、石榴皮、土茯苓、白花蛇舌草、硫黄、枯矾、冰片等研细末，用凡士林调膏外涂），内服清毒胶囊，以图缓治。坚持用药，屡用屡效。

扁平疣

概述：疣是发生在肌肤浅表的赘生物，俗称"瘊子"。中医文献早有记载。《五十二病方》中就有用灸法治疣的叙述。在《灵枢·经脉》中曰："虚则生疣。"隋代《诸病源候论·疣目候》说："疣目者，人手足边忽生如豆，或如结筋，或五个，或十个，相连肌里，粗强于肉，谓之疣目。"又在本书《鼠乳候》记载"鼠乳者，身面忽生肉，如鼠乳状"，描述了疣的另一种类型。在《外科启玄》中，扁平疣叫"千日疮"，又名"瘊子"。明代陈实功《外科正宗》称"枯筋箭"，说："枯筋箭……初起如赤豆大，枯点微高，日久破裂，趱出筋头，蓬松枯槁。"又说："枯筋箭乃忧郁伤肝，肝无营养，以致筋气外发。"明代《薛己医案》说："疣属肝胆少阳经，风热血燥，或怒动肝火，或肝客淫气所致。"疣多因湿毒内蕴，复感外邪，凝聚肌肤而发，或怒动肝火，肝旺血燥，筋气不荣而成。

辨证要点有以下几点。

（1）寻常疣：好发于手背、手指，为针头大小至黄豆大，角质增生性赘生物，表面干燥，蓬松枯槁，似花蕊，坚硬呈灰褐或污黄色，多发于儿童及青年。

（2）扁平疣：米粒大至绿豆大及黄豆大，皮肤突起，境界明显，零星分散，或簇聚成群，颜色呈黄褐色，表面光滑，多发于青春期的少女，面部、手背及前臂多见。

（3）掌跖疣：多发于手掌、足底、趾（指）间，为角化性丘疹，中央稍凹，外周有稍高起的角质环，除去表面角质后，可见疏松的白色乳头状角质物，压之疼痛明显，挑后容易出血。

（4）丝状疣：多生于颈项或眼睑部位，皮损为单个细软的丝状突起，呈褐色或淡红色，中年妇女较为多见。

（5）传染性软疣：好发于躯干和面部，有传染性。皮损为半球形，大小为米粒到黄豆大小，中央有脐凹，表面有蜡样光泽，挑破顶端可挤出白色乳酪样物质，数目不定，愈后不留斑痕。

（6）尖锐湿疣：多见于皮肤黏膜交界处，如外生殖器及腋下、乳下等潮湿部位。呈淡红或污灰色的菜花状隆起，可有糜烂、渗液、恶臭，有传染性。

临床治疗：疣以湿毒类者，如扁平疣、传染性软疣、尖锐湿疣，治则为清热利湿、活血解毒。血虚血燥类者，如寻常疣、扁平疣，一般久治不愈，治则为养血柔肝、活血软坚。若皮损角质化的寻常疣，如掌跖疣，治宜挖除法。若皮疹细软丝状突起之疣，可用根部结扎法。

方：磨疣散

组成：薏苡仁 30g，马齿苋 30g，板蓝根 30g，苦参 30g，苍术 15g，木贼 15g，香附 15g，山豆根 15g。

用法：上药水煎 20～30 分钟，热熏，待温浸敷。在水煎时就放入粗糙浴巾两块，待温后蘸药水反复摩擦患处，每日2～4 次。

功效：祛风除湿，清热解毒。

主治：扁平疣。临床起病突然，起米粒至黄豆大皮块隆起、表面光滑的扁平丘疹，境界明显，零星分散，或簇聚成群，微有瘙痒，多发于颜面、手背，亦有在前臂或肩胛处，颜色呈黄褐色或正常皮色。

按语：扁平疣中医称千日疮，多发于青年面部、双手背，簇聚成群，病程较长，是湿毒内蕴，复感外邪，凝聚肌肤而发。余临床常用磨疣散，屡用屡验，愈后不留瘢痕。

（ 粉 刺 ）

概述：在颜面、胸、背等处发生丘疹如刺，内呈白色碎末样粉汁，故名粉刺，又叫"肺风粉刺""痤""皶"，俗称"面疱""酒刺"，相当于西医学中发生在毛囊、皮脂腺的痤疮。本病好发于青春期的男女，亦可发生于成年后的男子。但痤疮不是青春期的特有产物，事实上痤疮可伴随我们一生，尤其近年来随着人们生活水平提高、饮食结构的改变、工作学习节奏加快及空气环境的污染，使患痤疮的病人日益增多，其发病年龄也趋向青年和中年。

早在《素问·生气通天论》中曰："汗出见湿，乃生痤痱。"又曰：

"劳汗当风，寒薄为皶、郁乃痤。"隋代《诸病源候论》说："面疱者，谓面上有风，热气生疱，头如米大，亦如谷大，色白者是也。"粉刺之病名首见于《太平圣惠方》。后世以肺风、粉刺论述较多，如明代《外科启玄》认为"肺气不清，受风而成"。在《疮疡经验全书》《外科正宗》中都认为痤疮的发生与肺热有关。

粉刺是肺卫感受风寒之邪，郁而肺热熏蒸，血热蕴阻肌肤，或过食辛辣细腻之品，生湿生热，结于肠内，不能下达，则逆而上升，阻于肌肤；或脾胃运化失调，水湿内停，郁热成痰，痰湿凝滞肌肤等诸因所导致之病。

辨证要点：患部有黑头粉刺、毛囊性丘疹、结节、凹陷疤痕，常伴有皮脂溢出。

治疗要点：清理肺胃积热，燥湿化痰，活血化瘀。

预防注意：平时要少食油腻及辛辣、鱼腥之物，禁止用手挤压丘疹。长了痤疮不要着急，应根据自身的情况，积极选择治疗方法综合治疗。保持轻松愉快的心情，调整好起居饮食规律，配合中药面膜、嫩肤调理、心理调治，内外兼治，从根本上解决痤疮问题。

方：消痤浸膏

组成：乌梢蛇 60g，僵蚕 30g，夏枯草 30g，白花蛇舌草 30g，野菊花 30g，牡丹皮 30g，丹参 30g，白芷 30g，薏苡仁 30g，苦参 20g。

用法：上药研细末，装瓶备用。用时取 20g 药粉，以硫黄、石灰各等分浸泡之后的澄清之水 80 毫升，调和药粉为糊状，放置 24 小时后用棉棒醮药涂患处。用浸膏药要调匀，每日 2～3 次。药在患处留的时间越长，疗效越好。

功效：清热解毒，祛风燥湿，化痰通络，活血化瘀。

主治：粉刺，肺风，风热疱，即西医学中的"痤疮"。

按语：本病早在《黄帝内经》中有"痤痱""皶""痤"之名的记载。粉刺之病名首见于宋朝《太平圣惠方》。临床可见颜面、胸背等处生黑头丘疹，呈黑色粉刺样，周围红色，用手挤压有小米粒样白色脂栓排出，之后发生小脓疱，溃破后痊愈，遗留下暂时色素沉着或轻度凹陷的紫铜疤痕。有的形成结节、脓肿、囊肿及瘘道和疤痕等多种形态的损害，严重者成橘皮脸。油性皮脂溢出，垢厚，自觉轻微瘙痒或疼痛。本病一般病程缠绵，此伏彼起，新疹不断发生，有的郁久成黑豆大或花生米大小的痤节。

粉刺主要是肺卫感受风寒热之邪，或肠胃湿热，或脾胃运化失调等因素，造成气血痰瘀，邪毒凝滞于肌肤所致之病，多发生于青春期人群。

黄褐斑

概述： 黄褐斑为面部出现局限性淡褐色或褐色的色素改变，无自觉症状的皮肤病。妇女青春期至绝经期均可发生。

本病早在《素问·至真要大论》中有"面尘"的记载。隋代《诸病源候论》说："五脏六腑十二经血皆上于面，夫血之行俱荣表里，人或痰饮渍脏，或腠理受风，致气血不和，或涩，或浊，不能荣于皮肤，故发生黑皯。"在《外科证治全书》亦称"面尘"，清代《医宗金鉴·外科心法要诀》称"黧黑皯黵"。

黄褐斑常因卫阳不固，外邪侵袭；情志不畅，肝气郁结；脾虚运化失调，气血精微不能上荣肌肤，或水湿内停，湿热熏蒸；肾气不足，水亏火旺，虚热内蕴，郁结不散等因素导致血气痰瘀，凝阻面部成黄褐斑。

西医学认为本病和内分泌有关，如妊娠期及妇科慢性病患者、口服避孕药者，或肝病、甲状腺功能亢进患者、结核病，以及精神病久服氯丙嗪者，癫痫病人服苯妥英钠者，可诱发黄褐斑。还有的和暴晒有关。

辨证要点：颜面部表现为淡褐色至深褐色斑片，一般对称分布。若肝郁型有易怒生闷气，斑色为黄色或红褐色；若脾虚型常为面色萎黄，蝶形污秽色斑，同时伴面浮肢胖、气短懒言；肾虚型者面呈灰褐色斑，伴有乏力、腰酸腰痛。

治疗要点如下。

（1）外治法：敷药，按摩。

（2）内治法：以清肝解郁、理气活血，或益胃健脾、利湿祛痰，或滋水涵木、养血润肤等方法为主。

总之，治疗黄褐斑要分清阳虚与阴虚、肾虚与脾虚、肝郁与湿郁，审因辨证给予治疗。并要保持轻松愉快的精神状态，经常进行面部按摩，保护面部。

方1：美容祛斑膏

组成： 菟丝子 60g，乌梢蛇 60g，蛇床子 30g，僵蚕 30g，薏苡仁 30g，水蛭 20g，白蒺藜 20g，白附子 20g，白芷 30g。

用法： 上药研极细末，装瓶备用。临证用时，取 20g 药粉，用蜂蜜浸药调匀，放置 24 小时后涂患处，用药前要调匀，每日 2～3 次。药在患处停留时间越长效果更佳。孕妇禁用。

主治： 黄褐斑。

按语： 黄褐斑是在面部出现局部淡黄色或灰褐色的色素沉着，呈不规则片状斑块，大致分布对称，无自觉症状的皮肤病。中医文献记载有"面尘""黑皯""鼆黑斑""鼆黑皯黯"，俗称"面皯""妊娠斑""蝴蝶斑""日晒斑"等，西医学中叫黄褐斑。

临床上外涂美容祛斑膏，配合内服祛斑汤效果更佳。

方2：仙菟祛斑汤

组成： 仙灵脾 15g，菟丝子 30g，蛇床子 10g，丹参 10g，香附 10g，白芍 10g，桂枝 6g，薏苡仁 15g，僵蚕 10g。

用法： 水煎服，每日 1 剂。或上药研细末，装入胶囊，每日 3 次，每次 3 粒，温开水送服。孕妇忌用。

功效：补肾益精，疏肝理气，祛湿化痰，调血养颜。

主治：黄褐斑。

临床加减：整体用药时气虚者选用生黄芪、党参、白术；血虚者选用当归、何首乌、阿胶；血瘀者加三棱、莪术；气滞者加郁金、青皮；肝肾阴虚者加墨旱莲、女贞子；虚热者加牡丹皮、地骨皮；潮热者加知母、黄柏。按部位用药，在额部者加肉桂、黄连，以养心交泰；在左颊者加柴胡、白蒺藜，以疏肝清风；在右颊者加桑白皮、柿叶，以清肺肃金；在鼻额部者加苍术、枳壳，以燥湿运中；在上唇者加紫石英、地鳖虫，以温宫化瘀；在下颏部者加补骨脂、益智仁，以补肾化浊。

按语：头面部为诸阳之会，面部黄褐斑多因阳气受阻、气逆络塞、气滞血瘀所致。治疗应以补肾为体，以调气血为用，补肾生精，激发天癸之气，调气血，专消头面之斑。凡面部色素沉着，尚有明显的经、带、胎、产的病症，当寓益肾化斑于辨证施治之中，既治病，又消斑，可获一箭双雕之效。根据整体情况结合部位用药，在整体观的指导下，审度虚实，调理五脏，灵活用药。

隐　疹

概述：隐疹是皮肤出现鲜红色或苍白色风团，小如芝麻，大如豆瓣，发无定处，瘙痒剧烈，时隐时现的疾病，故名隐疹。本病是由风寒、风热、湿热、营卫不和、肝肾不足、生风生燥、气血虚弱等因素诱发。突然发生瘙痒难忍、时隐时现、迅速消退、不留任何痕迹为其特点。

早在《素问·四时刺逆从论》曰："少阴有余，病皮痹隐疹。"汉代《金匮要略·中风历节》云："邪气中经，则身痒而隐疹。"隋代《诸病源候论·风瘙身体隐疹候》说："邪气客于皮肤，复逢风寒相折，则起风瘙隐疹。"又说："夫人阳气外虚则多汗，汗出当风，风气搏于肌肉，与热气并则生痔瘤，状如麻豆，甚者渐大，抓之成疮。"历代医家对本病均有论述，如宋代《三因极一病证方论》说："世医论隐疹……内则察其脏腑虚实，外则分寒暑风湿，随证调之，无不愈。"

隐疹其病位在表，为皮肤肌肉，腠理脉络，但与肺、脾、心、肝、肾、气血有密切关系。临床表现为突然发作，身上起风疹块，瘙痒难忍，发无定处，时隐时现，消退后不留任何痕迹。

治则要点为调和营卫、疏风止痒。隐疹临床病因以风邪外袭为主，风为百病之长，善行数变。还有禀赋不耐、过食厚味、脾胃失和、素体虚弱、营卫失和、卫气不固等原因均可导致本病。辨证治疗：临床常分为风寒型、风热型、风湿型、脾胃湿热型、血虚型、血瘀型、冲任不调型。风寒型主要特征为受风冷易发，风团色淡红或白，兼恶寒怕冷，项强体痛，多冬季发病，苔薄白，脉浮缓或迟。治宜固卫和营、祛风散寒。代表方为桂枝汤合玉屏风散。风热型：皮疹色赤，遇热则加剧，遇冷则减轻，多夏季发病。苔薄黄，脉浮数。治宜疏风清热，用消风散加减为主。风湿型：主要特征为遇风涉水即发瘙痒剧烈，抓破流水多，病程长，兼有口黏不渴，身重头蒙，舌苔白腻，脉沉滑。治宜祛风胜湿、健脾化浊。代表方为祛风胜湿汤或消风散加减。脾胃湿热型：主要特点为风团色红，瘙痒难忍，风团生火，常与腹痛、呕吐病症同时加重或减轻，兼有脘腹疼痛，神疲纳呆，恶心呕吐，大便秘结或泻泄。舌苔黄腻，脉滑数。治宜清热利湿，代表方为防风通圣散。血虚型：主要特点以风团反复发作，迁延数月至数年，劳累则发作或加剧，兼有头晕、神疲心悸、气短，舌质淡，苔薄，脉濡细。治宜补气养血，代表方当归饮子、八珍散加减。血瘀型：主要特点为风团暗红，或见风团固定于腰围不消。有病人面色晦暗，口唇色紫。舌暗苔薄，脉浮涩或沉涩。治宜活血化瘀搜风，拟用桃红四物汤加祛风药。冲任不调型：主要特点为在月经前数天开始出现风团，随月经干净而消失，但在下次月经来潮前又发作，常伴月经不调、痛经。舌淡苔白，脉沉紧或虚弱。治宜调摄冲任，代表方四物汤合二仙汤加防风、蛇床子、白鲜皮。

临证外治法，以隐疹局限者，可用炉甘石洗剂外擦，或用中药苦参、防风、蛇床子、地肤子、白鲜皮煎汤外洗，或用民间方法，以麻头蘸酒，在患处摩擦治之。

方：安尔汤

组成： 桂枝 10g，白芍 10g，苦参 10g，白鲜皮 15g，地肤子 10g，蛇床子 10g，白蒺藜 15g，防风 10g，蝉蜕 10g，僵蚕 10g，夜交藤 15g。

用法： 水煎服。小儿减半。

功效： 解肌发表，调和营卫，祛邪止痒。

主治： 隐疹，也叫风疹块，西医谓"荨麻疹""皮肤过敏"。临床见突然皮肤瘙痒难忍，继之发现大小不等的风团疙瘩，时隐时现，或呈环形状、地图状，或丘疹，或条索状痕等多种形态，甚则连片，或面目浮肿，恶风恶寒，四肢酸痛，风团发无定处，时隐时现，发作无时，易反复发作。

临床加减： 恶寒无汗，遇冷为甚者加麻黄、葛根；遇热甚者去桂枝加黄连、紫草，或生地黄、牡丹皮；面目浮肿者加浮萍、车前子；上肢胜者加羌活；下肢胜者加独活；头痛者加川芎、白芷；心烦不安者加远志、竹茹；晚上瘙痒甚者加巴戟天或川续断；皮肤抓痕、紫斑者及腰部风团不消者加丹参、赤芍，或生地黄、牡丹皮、紫草；皮肤溃烂者选用败酱草、蒲公英，或金银花、连翘；久不愈者选用全蝎、蜈蚣、磁石；老年皮肤瘙痒者选用丹参、赤芍、磁石，或何首乌、当归，或生黄芪、党参。

按语： 隐疹病也叫风疹块，西医谓"荨麻疹""皮肤过敏"，俗称"鬼饭疙瘩""伤风挠痒"，中医文献称"隐疹""风痦瘟"。临证可见突起风团，发无定处，时起时伏，瘙痒剧烈。多由卫气虚疏，外邪入侵，或饮食不当，或脾胃湿热，或肝肾不足，生风生燥，或气血亏虚等因素所致。隐疹其病位在表，为皮肤腠理、脉络肌肉，但与肺、脾、心、肾、肝、气血有密切关系。临床症状有虚实标本之分，一般急性发作为实，反复发作为虚。其标在疹、痒、痛，其本在气血营卫，其标为实、其本为虚。《难经·四十八难》曰："缓者为虚,急者为实……痒者为虚,痛者为实。"治疗原则以解肌发表、调和营卫、祛邪止痒为主。临床常用自拟安尔汤酌情加减,一般用3～6剂。最快的1剂见效,反复发作者,坚持用药,方可治愈。本方疗效显著,并无不良反应。

皮肤瘙痒症

概述: 皮肤瘙痒症其特点是无原发皮损,呈阵发性的瘙痒。临床表现为泛发性和自限性皮肤瘙痒。

本病的中医文献记载很多,如隋代《诸病源候论》谓"风瘙痒"。明代《外科证治全书》称"痒风"。《外科理例》称之为"血风疮"。有的文献记载根据其瘙痒部位称为"脊道痒""肛门作痒"及"阴痒"。现代朱仁康《临床经验集》将皮肤瘙痒症分为血热、血虚、风湿、风热四型论治。

皮肤瘙痒症是由外受风寒,营卫不和;或血虚风燥,肌肤失养;或湿热内蕴,复感风邪;或风邪搏于肌肤,素体血热;或生风生燥,外受虫邪等因素导致。

辨证要点: 皮肤瘙痒症仅有皮肤瘙痒,而无原发皮损。瘙痒突然发生,此起彼伏,时间不一,皮肤干燥、脱屑,或有虫行感,或由于痒剧搔抓皮肤,常有抓痕、血痂,或有红斑,流黄水,浸淫四方,或色素沉着,或有苔藓化、皱叠皮屑等继发性皮损。因皮肤瘙痒常导致睡眠不安,白天精神不振。

治疗要点: 采用调和营卫、养血润肤、清热利湿、泻火凉血、燥湿杀虫、祛风息风等治疗大法。临床审因辨证,贵在灵活用药。

方：肤康洁尔液

组成： 苦参 30g，白鲜皮 15g，土茯苓 15g，白蒺藜 10g，生地黄 10g，丹参 15g，白芍 10g，桂枝 10g，威灵仙 10g，独活 10g，防风 10g，蛇床子 10g，花椒 10g，枯矾 10g，硫黄 10g，醋 200 毫升。

用法： 用 2000 毫升水煎过滤，即刻加醋 200 毫升，待温敷洗患处。皮肤溃破者禁用。

功效： 养血润燥，清热除湿，搜风活血，杀虫解毒。

主治： 皮肤瘙痒症。对脂溢性皮炎、神经性皮炎和股癣、体癣亦有较好疗效。

按语： 皮肤瘙痒症是人体卫虚，由外邪风、寒、湿、热、火、虫毒等因素导致瘙痒。临床见突然发生，痒处此起彼伏，搔抓有白屑或血痕，奇痒难忍，或有虫行之感等诸症。肤康洁尔液是皮肤瘙痒症治疗验方，既可除瘙痒病症，又可使皮肤洁净光滑，有益肤卫外之作用。若要对症配合内服药，效果更佳。若老年性皮肤瘙痒症亦可用白鲜皮 30g、徐长卿 50g、野菊花 20g、薄荷 5g，适量水煎。取液温洗，每日 1 次，2～3 天即可见效，病愈即可停用。

（　紫　斑　）

概述： 紫斑也叫肌衄，俗称"发斑"，指血液溢出肌肤之间，皮肤呈现点状，片状，形状不一，略高于皮肤的青紫斑块，中医文献中有"衄血""发斑""肌衄"等名称。我们称"紫斑"，既形象地反映本病的临床特征，又为群众所"俗称"而谓之。西医的血小板减少性紫斑和过敏性紫癜、再生障碍性贫血及白血病的紫斑都属于祖国医学的衄血、发斑、肌衄范畴。

衄血一名首见于《黄帝内经》。在《灵枢·百病始生》载："阳络伤则血外溢，血外溢则衄血。"又在《灵枢·杂病论》曰："衄血取于太阳。"又在《素问·厥论》曰："阳明厥逆，喘咳身热，善惊衄呕血。"《伤寒论》亦云："太阳病……八九日不解……其人发烦目瞑，剧者必衄。"《金匮要略·惊悸吐衄下血胸满瘀血病脉证治》云："从春至夏，衄者太阳，以秋至冬，衄者阳明。"又云："阳毒之为病，面赤斑斑，如锦纹，咽喉痛，唾脓血……阴毒之为病，面目青，身痛如被杖，咽喉痛。"实际临床症状指的是皮肤衄血而发斑而言。隋代《诸病源候论·伤寒斑疮候》说："毒气未散而表卫虚，热毒乘虚出于皮肤，所以发斑疮隐疹，如锦纹，重者身痛，喉、口皆成疮也。"本书首见"发斑"二字。宋代《三因极一病证方论》提出"外因衄血""内伤衄血""不内外因衄血"。元代《丹溪心法》在外感发斑的基础上，提出内伤发斑的概念，并说："衄血，凉血行血为主。"明代戴元礼在《证治要诀》一书中首先提出"肌衄"这一病名。明代《医学入门》将"发斑"分为外感、内伤、内伤兼外感三类情况进行阐述及临床治疗。明代陈实功《外科正宗》和清代《医宗金鉴》将"发斑"称为"葡萄疫"，并且都对发斑形态进行了生动的描述。清代对"发斑"病症的认识有了新的进展，尤其是由于温病学的发展，如叶天士在《外感温热篇》中指出"阳斑""阴斑""虚斑"之别。从明清之后对发斑的认识、治法、方药渐趋向全面。

中医对紫斑的辨证施治，以清热解毒、凉血止血为主，佐以祛风燥湿，临证据情灵活用药，方可取得更佳疗效。

方：紫癜康

组成： 生地黄 15g，牡丹皮 10g，大青叶 10g，玄参 10g，白茅根 30g，白花蛇舌草 15g，紫草 10g，地榆 15g，藕节 30g，大蓟 30g，仙鹤草 10g，白鲜皮 15g，防风 6g。

用法：（1）水煎服，小儿减半剂量。

（2）上药研细末，装入胶囊，为紫癜康胶囊，1 日 3 次，每次 4

粒，小儿减半。

功效：清热解毒，凉血止血。

主治：肌衄，也叫紫斑。西医叫过敏性紫癜。临床表现为皮肤有大小不等的青紫斑块，或呈点状，或呈片状，形状不一，略微高于皮肤，按压紫斑其色不退。紫斑常发于四肢远端，有时呈对称分布，儿童多见。一般舌红苔薄少津，脉细数。

临床加减：上下肢及躯干紫斑，甚者加水牛角、焦栀子；发热者选用金银花、连翘，或黄芩、芦根；风热甚者，或有荨麻疹者选用蝉蜕、桑叶、地肤子、蛇床子；中焦虚寒者，清热凉血之药适当减量，或配理中丸，腹痛者加白芍、延胡索；腹泻者加白术、山药；病久者选用熟地黄、阿胶、鹿角胶。

按语：在临床上余常用紫癜康治疗紫斑。体弱者配用大枣 20 枚、柿叶 30g、藕节 30g，用水煎柿叶和藕节 20～30 分钟，后放红枣煮熟，然后取枣食，每日分 4 次服，进行调理。紫癜康配大枣对紫斑治疗，屡用屡效。

（ 褥 疮 ）

概述：因久着席褥而致身体某部位长期受压溃破成疮者，称为褥疮，又名"席疮"。多见于昏迷、半身不遂、下肢瘫痪或卧床不起的病人。

褥疮的记载，始见于明代《外科启玄》。书中说："席疮乃久病着床之人，挨擦磨破而成。"

本病主要由于久病气血亏损，长期卧床不起，复因受压部位气血失于流通，不能营养肌肤，以致局部坏死，破损后常易感染。

褥疮多见于长期卧床的慢性疾病，好发于脊背、尾骶足跟、坐骨结节等易受压迫摩擦的部位。初起时局部皮肤发红，或出现小红斑，继而出现破损，很快形成黑色腐肉，四周的皮肤肿势平塌散漫，腐肉脱落，形成溃疡，经久不愈，或溃处渗流稀薄脓臭，呈粉浆污水，四周形成空壳，溃腐日久不愈，伤筋损骨，秽气熏人，有的疼痛，有的不痛，常伴精神萎靡、神疲体倦、食欲不思等。

褥疮的治疗：内治以益气养血。若有感染者配用清热解毒药物。若气虚湿热者，宜清热利湿、扶正祛邪。外治主要用祛腐、生肌、收敛药物外敷。

本病的预防极为重要，对长期卧床者应多变换体位，每日用酒精擦洗，皮肤保持清洁干燥。在受压的部位用气圈或海绵垫或黍子袋垫之，防止局部受压或擦破，而且应注意被褥常洗常晒。在治疗中疮面结痂，不要强行剥离，以免撕伤新生组织。

方：褥疮康

组成：地榆3份，黄柏2份，丹参1份，白及1份，明矾1份，冰片1/50份。

用法：上药研成细末，过筛，将细末装瓶密封，备用。用时撒涂患处，用无菌纱布覆盖。孕妇慎用。

功效：消散祛腐，生肌敛口，通络活血，杀虫解毒。

主治：褥疮。

按语：本方适用于黑色腐肉，稀薄污水，四周形成空壳之褥疮。久病着床之人易患本病，由于气血两虚复因受压，使局部皮肤失于濡润荣养而溃破成疮，治疗以益气养血。若伴有湿热者宜清热利湿，扶正祛邪。若有感染者，配用清热解毒药物。外治根据不同类型伤口，采用收敛、解毒、祛腐、生肌药物，局部处理最为重要。褥疮的发生，预防更为重要。

鸡眼　胼胝

（一）鸡眼

概述： 鸡眼是呈圆锥状局限性的角质性增生，表面为淡黄色硬结，尖端深入皮内，因形似鸡眼而得名。

早在隋朝《诸病源候论》中叫"肉刺"。记载有"脚趾间生肉如刺，谓之肉刺。肉刺者，由着靴紧小，趾相揩而生也。"明代《证治准绳·肉刺》中说："肉刺者，生于足趾间，形如硬胝，与肉相附，隐痛成刺，由靴履急窄相摩而成。"清代《医宗金鉴·外科心法要诀》中称"鸡眼"，说："此证生于脚趾，形如鸡眼，故俗名鸡眼。根陷肉里，顶出硬凸，疼痛，步履不得。或因缠脚，或着窄鞋远行，皆可生之。"此病西医也叫"鸡眼"。

鸡眼大多数生于成年人脚底前端或足趾间。初起受挤压处皮肤增厚，表面黄白色，疼痛不甚，继则根陷肉里，顶起硬凸，表面为褐黄色，圆锥性角质增生，受压则痛，步履不便。

临床治疗：（1）中医外治用药物敷贴，如软坚膏、鸡眼膏。

（2）手术：用小刀在鸡眼组织和健康组织的交界处分离，修割去除鸡眼。手术要将鸡眼底下的坚韧白膜拔离除去，否则又会复发。

（二）胼胝

胼胝是由于长期摩擦而引起的局限性皮肤角质增生，俗称"茧""疙疔""脚垫"。

早在隋朝时，《诸病源候论·手足发胼胝候》中说："人手足忽然皮厚涩而圆短如茧者，谓之胼胝。此由血气沉行，不荣其表，故皮涩厚而成胼胝。"胼胝是因长期挤压、摩擦,以致气血运行不畅,皮肤失养而成。

临床常见患部皮肤增厚,以中央为甚,小如指甲,大如鸡卵,表面光滑,颜色呈灰白色、黄白色,或淡黄褐色,触之坚实,通常不引起疼痛及其他不舒之感,但行走或干活时疼痛。多发生于经常行走或站立工作的人群,如铁、木、鞋匠及船工、机器操作工人的手部和足部。

临床治疗:(1)热水浸泡后用小刀修削。

(2)用软坚膏敷贴患处,待病灶剥脱。

(3)鸡眼和胼胝两种病患,在治愈后,必须穿合脚的软底鞋,或在鞋内衬上软垫,以防复发。

方:软坚膏

组成:乌梅肉6g,生石灰1g,碱面1g。

用法:上药研细末,贮存备用。用时取橡皮膏(医用胶布)在中间剪一孔,贴在患部露出病灶。用75%酒精和碘酒各等量调药成糊状,在病灶处上敷药糊,用纱布包扎。3~5天换一次药,持续敷贴,待病灶脱落,直至痊愈。

功效:腐蚀软坚。

主治:外疡胬肉、赘疣、寻常疣、鸡眼(肉刺)、胼胝。

按语:软坚膏取于民间偏方,又经多年临床实践体会研制成,屡用效果极佳。方中乌梅酸平,收敛软坚。《神农本草经》有乌梅"……去黑青痣,蚀恶肉"的记载,现代药理研究证明其有明显的抗菌作用和对皮肤真菌抑制作用,并有腐蚀功效;石灰有较强的解毒止血腐蚀功效;碱面有解毒软坚腐蚀作用。三药混合,共奏腐蚀软坚解毒之功效。临床应注意,病灶腐蚀到后期,慎防伤及好肉。

中 医 外 治 病 症 方

绪　言

　　中医外治是指与内治相对而言的治疗法则，亦是泛指除口服药物外，用药物或非药物施于体表，或某一部分，或病变部位，或特定部位进行治疗的方法，简称"外治法"。

　　祖国医学外治法的历史悠久，早在原始社会先民学会使用火后，本能地用石块、树皮来熨烤就已有了本疗法的萌芽。如《礼记》曰："头有疮则沐，身有疮则浴。"又云："古者以石为针，所以为刺病。"《史记·扁鹊仓公列传》载有名医扁鹊"疾之居腠理也，汤熨之所及也"的论述。并记载了"五分之熨，以八减之齐（剂）和煮之，以便熨两胁下"的方法治愈了虢太子"尸厥"（相当现代的"休克"）的经过。反映了春秋战国时期，古代医学家就用内治法和外治法相结合治疗疾病。

　　《黄帝内经》是中医学理论体系形成的奠基性经典著作。在《素问·至真要大论》中曰："内病内治，外病外治。"《素问·汤液醪醴论》曰："镵石针艾治其外。"《灵枢·官能》曰："语徐而安静，手巧而心审谛者，可使行针艾……缓节柔筋而心和调者，可使导引行气。"在《黄帝内经》中，外治法占据了该书的主要地位。可归纳为外治十八法：砭刺法、针刺法、火针法、草刺法、灸焫法、热熨法、按摩法、导引法、切推法、束帨法、药敷法、药浴法、桑钩法、吹气法、闭气法、劝导法、惊吓法、祝由法等。《黄帝内经》是中医学之典籍，并非外治法之专书，却是外治法之风范。

　　历代医家以《黄帝内经》为指导基础，在实践中不断创新，拓展了治疗范围，尤其清代吴尚先在《理瀹骈文》中，对外治法从理论实践进行了大的总结。他指出："外治之理即内治之理，外治之药即内治之药，所异者法耳。"精辟地阐释了外治与内治之机理的统一原则，把外治方面向前推进了一大步。

从整体而言，外治法是依据祖国医学的基础理论，尤以中医的整体观、阴阳平衡、扶正祛邪、经络学说、脏腑学说、气血理论及中药学理论为指导，逐渐发展成为完善的一种治疗方法。

外治法以"外病外治"和"内病外治"来治疗疾病。外病外治主要指病变部位表浅，局限发于皮肤肌肉等组织的病变，用药物或非药物直接作用于病变部位。内病外治主要指体内脏腑病变通过体表用药或非药物的作用，由皮肤直达经脉，调其气血，平衡阴阳，扶正祛邪以达到治病目的。

外治法一般分药物外治疗法和非药物外治疗法。药物外治疗法是用药物制成不同的剂型，施于患处或特定部位，并赖药物性能和经络功能，直达病所，产生作用以达到治疗目的。本疗法分为草药、膏药、油膏、敷药、掺药等类型。

非药物外治疗法是与药物疗法相对而言的一种独特的治疗疾病的方法。如针灸、刮痧、拔罐、推拿、按摩、气功和手术，或配合一定的器械及现代的理疗仪器等（颈椎理疗仪，腰部理疗器，膝关节理疗仪，足疗器等）。

外治法的应用原则有以下几点。

（1）外治法是在祖国医学理论指导下，采用药物和非药物疗法来治疗疾病的方法。

（2）临床要以"急则治其标，缓则治其本"的原则处理疾病。

（3）临证要问清楚患者发病史、治疗史、过敏史，详审病因病证，对整体和局部都要辨证施治，准确选用外治法。外治方法虽多，但无论哪一种方法都有它自己的适用范围，一定要掌握其适应证进行治疗。

（4）外治法的每一种方法都有禁忌和注意事项，故临证一定要注意安全。

外治法的特点：本疗法手段具有多样性，适应范围广泛，无损身体，无戕脾胃肠道，取法于自然而不良反应少，集防病、治疗、康复、养生于一体，以简、便、廉、验的特点，深受广大群众的欢迎。外治法取法于自然，不用药，少用药，趋向于回归自然、顺应自然，是未来医学的发展前景，是十分大有作为的医学之路。

<h1 style="text-align:center">脐 疗</h1>

概述： 脐疗是中医学的一种外治法，亦叫内病外治法。是根据中医理论，将药物填、敷、贴、灸、熏、洗、蒸于脐部，达到防治疾病的目的。

脐疗通常是指在脐眼部位的治疗。《难经》曰："从脐眼至气海之间，是五脏六腑之本，十二经脉之根，呼吸之门。"根据经络学说，脐眼中央是神阙，又名"脐中穴"。《道藏》说"脐为后天之气舍"，又称"气会穴"。《针灸穴名解》指出神阙"本穴在脐，脐为先天之结蒂，又为后天之气舍，此间元气尚存，在内接近大小肠，大肠为传导之官，变化出焉，小肠为受盛之官，化物出焉，两肠俱关于化，即大而化之谓神也"。

脐亦叫"神阙穴"。从外观看似阴阳八卦图，阴与阳的消长过程，先天与后天之交接处。此穴是任脉重要经穴，且有任、督、冲"一源三歧"之联系，并和许多经脉、脏腑有着密切联系。

从气功学角度来认识脐部，气功学家重视丹田作用，认为丹田就是指脐部或脐的周围处或脐下三寸（即脐下并排四指）。他们重视"意守丹田"（即意守脐部），是集中意念，平静心态，一心一意地排除杂念，诱导大脑安静，促进腹式呼吸，从而调整内脏生理活动，驱除疾病，增强体质。

从解剖部位来看脐部，脐眼靠近盆腔和腹腔，内有神经丛，主要支配腹腔、盆腔的脏器和血管、组织，且脐眼角质层薄，无皮下脂肪，而与筋膜直接相连，是人体独特的吸收机构。

脐疗药物由脐而入，无异于口中，确实具有"殊途同归，异曲同工"之妙。

早在晋代葛洪《肘后备急方》中就有用盐纳脐中灸之，以治疗霍乱的记载。唐代孙思邈《千金要方》中载有用东壁土敷脐或用苍耳子烧灰敷脐或用露蜂房烧灰敷脐，以治脐疮流水不止。清代更有所发展，如吴尚先在《理瀹骈文》中用本疗法治病的方药就有数百处之多。近代脐疗应用更多，且应用脐疗保健袋、香袋，广泛推广到商业市场中。

脐疗的治疗机理：本疗法以药物直接填敷于脐眼及脐部，由于脐与诸经相通，以药物效应和经络穴位效应，能使经气交通，能调整五脏六腑、四肢百骸、五官九窍、皮肉筋膜的生理活动。且药物效应得以循经直趋病所，从而驱除病邪，促进机体康复。

操作方法：（1）先洗净擦干患者的脐部，然后将配置好的药物置于脐眼，或敷于脐部，再用胶布或纱布等敷料垫敷固定，根据病情需要有些药物可采用闭式敷料，或适当加温以促进吸收。

（2）根据病情和实际情况更换敷药，或1~2天换药一次，或3~5天换药一次。如天气炎热，也可每日2次换药。

（3）脐疗用药少而精，多用芳香易挥发的药物。

注意事项：（1）脐疗无明显的禁忌证，其禁忌证同内服一样。但一定要辨证施治，正确选用配制药物。

（2）本疗法加热敷或灸法时，要注意温度适宜，防止烫伤。

（3）在治疗过程中有皮肤过敏者，应暂缓使用，对急性病应用无效者，应改用他法。

（4）小儿应用本疗法，宜用纱布、绷带等固定，防止脱落。

（5）此法对某些疾病收效慢者，可配合药物内服、针灸、推拿等治疗方法，以提高疗效。

（6）注意孕妇忌用药。

脐疗，祖国医学备受重视，不但积累了丰富的临床经验，而且应用范围亦较为广泛，尤其对某些不适于其他方法或运用其他方法疗效不显者，试用本疗法可收到一定效果。脐疗有"简、便、廉、验"的特点，且用药安全，随着现代科学技术的发展，在敷脐药物及其使用方法上，可以进一步改进，以提高疗效，脐疗是值得拓展的治疗方法。

方1：胃痛散

组成： 吴茱萸6g，公丁香2g，木香2g，高良姜2g，白芷3g，延胡索3g。

用法： 上药研细末，用生姜汁和盐水各半调糊敷脐，以纱块覆盖固定。在纱块上喷洒白酒，以防药糊干裂。每日1次，半个月1疗程。

功效： 温中散寒，行气活血。

主治： 慢性胃病，以腹部胀痛、隐痛，食后加重，有纳呆、嗳气、恶心欲吐等症状。包括西医学的慢性浅表性胃炎、肥厚性胃炎、萎缩性胃炎。

按语： 胃病的原因很多，但主要是脾、胃、肝、肾功能的失调所致。慢性胃病多由饮食不节、嗜食辛辣生冷及精神不畅引起消化不良之症状，属中医"胃脘痛""呕吐"等范畴。

祖国医学认为慢性胃病关键在于脾胃，但亦和肝肾有密切关系。因脾主运化，胃主纳和降，脾胃不和，气机阻滞则胃痛。若情志失调，肝气不舒，克脾乘胃，则脾胃失和。若脾肾阳虚，虚寒内生，则胃痛喜按喜暖，遇冷加重。若寒湿之邪上逆，运化失常，胃失和降，也可形成胃病。胃病是常见病，故有"十人九胃病"之说。

本方适用于慢性胃病偏里虚寒之证，即以《黄帝内经》所曰"寒者温之"的意义。为了方便，或不能服中药者，用此疗效为佳。

方2：温中止痛散

组成： 吴茱萸6g，细辛3g，公丁香10g，荜茇10g。

用法： 上药研细末，用生姜汁调糊敷贴于脐部，每日1次。

功效： 温中散寒，行气止痛。

主治： 胃脘疼痛，腹胀痞满，嘈杂，恶心欲吐，甚则呕吐。包括西医胃镜检查为浅表性胃炎、胃窦炎，十二指肠球部炎症引起的胃脘痛。

按语： 祖国医学认为"不通则痛"。清代叶天士在《临证指南医案·胃脘痛》言："因寒者常居八九，因热者十惟一二……"实属经验之谈。脾胃虚寒，寒气内生，运化失常，湿聚寒盛，故胃脘疼痛，腹胀痞满。用上药敷脐，温脾健胃，散寒止痛，方可奏效。

方3：椒黄暖脐贴

组成： 胡椒10g，公丁香10g，小茴香10g，吴茱萸10g，五倍子20g，肉桂5g，硫黄2g，木香5g。

用法： 上药研细末，分次用姜汁、盐水调糊，敷贴于脐上，可以略大一点，上水分穴、下气海穴、左右天枢穴亦需敷药。用胶布或纱带固定。每日1次，7日为一疗程。

功效： 温阳散寒，益火消阴。

主治： 临床见腹泻、腹胀、肚腹冷痛、大便溏泻、五更泻等的慢性腹泻。包括西医学的慢性消化不良、结肠过敏、慢性结肠炎。

按语： 本方治疗慢性泄泻之脾胃虚弱、脾肾阳虚之病症。慢性腹泻以虚为主，多属脾胃虚弱，日久涉及肾，在健脾补肾的同时，注意肝气的疏散，方可取得满意效果。

方4：腹胀方

组成： 干姜10g，附子3g，小茴香10g，吴茱萸5g，细辛3g，木香3g。

用法： 上药研细末，分次用，以葱白、生姜捣汁调糊敷贴于脐上，纱布固定，常用热水袋暖之。每日1次，7日为1疗程。

功效： 温里扶阳，行气散寒。

主治： 腹胀。

按语： 一般腹部胀满憋痛，喜按喜温，得暖则减，遇冷加重，夜间为甚，病多属风寒袭中、脾胃虚寒、脾肾阳虚的下寒证。用上方敷脐皆获良效，且一无不良反应，二解决服药之难，三经济廉价。

方5：缩泉散

组成：补骨脂30g，益智仁30g，五倍子30g，硫黄6g。

用法：上药研细末，每次用3g药面，用适量葱白捣烂，混合药面调敷于脐部，上盖保鲜膜与纱布而固定，每日1次，10日为1疗程。

功效：益肾温脾，固涩缩泉。

主治：小儿遗尿。

按语：方中补骨脂益肾助阳，温运脾阳，既能补肾敛气，又能固精缩泉；益智仁能温肾助阳，涩精缩泉；五倍子上敛肺气，下通调水道而敛气缩泉；硫黄补火助阳；葱白既可通阳，又可助膀胱气化，在此应用即可辛温开窍，又作粘糊辅料。诸药共奏助阳、益肾温脾、气化固涩缩泉之功效，专治遗尿。临床配用周氏五子缩泉汤，效果更佳。

方6：通尿散

组成：甘遂9g，肉桂3g，食盐1g，冰片0.1g，葱白适量。

用法：甘遂、肉桂、冰片、食盐共研细末，葱白捣泥加温开水调成糊状，外敷脐部。上至水分穴，下至中极穴，方圆2寸左右用热毛巾或暖水袋敷之，并嘱患者多喝热开水。每日敷脐2~3次。

功效：清热解毒，开窍利尿。

主治：小便不通，点滴淋漓的癃闭症。患者尿憋而解不出来，小腹胀满，坐卧不安。对肝腹水亦有较好疗效。

按语：用药一般在30分钟后即小便通利，若未解者继续使用，并加热敷，促进疗效。临床应用时要注意烫伤。

方7：利尿散

组成：黄柏4g，白矾2g，肉桂2g。

用法：将上药研成细末，与适量葱白捣烂如泥，加食盐混合调之，敷于脐部，盖保鲜膜、纱布，用胶布固定。每日一次，7日为1疗程。

功效：燥湿解毒，通阳利尿。

主治：尿急，尿频，淋涩疼痛，小便不利，尿道灼痛，微痒，或尿憋而淋漓，小腹胀痛，坐卧不安，或有腰部困痛。俗称"淋涩""阴中病"。包括西医学的尿道炎，以及泌尿系统感染。

按语：笔者在下乡巡回医疗时，获知民间偏方用白矾、食盐研细末，用唾液调涂于脐，治疗淋涩有效。后来临床加入先师周骥的经验方黄柏、肉桂、葱白，疗效更佳。以黄柏苦寒，清热燥湿，泻火解毒，尤治下焦湿热肿痒；白矾酸苦涌泄，收而燥湿，解毒止痒；肉桂气厚，温营血止疼痛，助气化，引火归源；葱白通阳开窍，散风寒，助膀胱气化；食盐润下软坚。全方共奏清热燥湿、泻火解毒、通阳利尿之功效。其治疗方法"简、便、廉、验"，易于推广。

方8：二子止汗散

组成：五倍子6g，五味子5g，麻黄根6g。

用法：上药研细末，用小麦粉、食盐水调糊敷于脐部。每日1次，10天为1疗程。

功效：固涩敛汗。

主治：自汗、盗汗。

按语：五倍子酸寒，既敛肺气又泻虚火，且固涩止汗；五味子上敛肺气，下滋肾阴，又能固涩敛汗；麻黄根专用止汗；小麦甘凉益气，养心阴，清心热，专敛虚汗，又作辅料；盐水软坚增强渗透，故上方组合，不论自汗、盗汗皆有明显疗效。

穴位疗法

概述：穴位疗法以穴位贴敷药物或机械电器运用于穴位上，起到治疗目的谓之。是以中药效应和经络穴位效应融为一体的穴位敷贴治疗方法，是中医外治法之一。具有简、便、廉、验、使用安全的优点，其发展前景可观。

腧穴，腧与"输"通，有转输的含义，穴即孔隙的意思。历代文献有"砭灸处""节""会""骨孔""气穴""穴位"等不同的名称。

《灵枢·九针十二原》在论述腧穴时，曰："节之交，三百六十五会……神气之所，游行出入也。"《灵枢·小针解》又曰："节之交，三百六十五会者，络脉之渗灌诸节者也。"说明经络与腧穴是密切联系的。人体的穴位均分别归属于各经脉，且隶属于一定脏腑。所以穴位、经络、脏腑间的相互联系成为不可分割的关系。故临床可以刺激穴位，调行气血，通过经络脏腑起到调和阴阳、扶正祛邪、调理血气的作用，达到防病治疾的功效。

穴位敷贴药物是在中医整体观和辨证论治原则指导下，以经络学说、脏腑学说、中药学为理论基础，根据疾病情况选择相应的药物敷贴于穴位，以气味俱厚的中药性能，通过药物渗透，以气相感，激发腧穴的经络功能，调节气血运行，调整人体脏腑功能，从而达到祛病除邪、身体康复的目的。

穴位敷贴药物，现代研究认为穴位的生理学特点有高敏感性，穴位是微循环密集开发的集中点，穴位对药物有特殊的亲和力，都是证明药物敷贴穴位有确切疗效的依据。

穴位敷贴药物注意事项：（1）孕妇及有严重心脏疾病及出血或有出血倾向者禁用。

（2）敷贴部位皮肤破损者禁用。

（3）皮肤过敏者慎用。

方1：平喘散

组成：甘遂 15g，天南星 15g，肉桂 15g，细辛 30g，白芥子 15g。

用法：上药研 80～100 克细末，在夏天初伏时开始敷贴穴位。每隔 10 日 1 次，共贴 3 次，连续 3 年。

贴时用生姜汁把药末调成稠糊状，把黄豆大的药糊放在医用胶布中心，贴在穴位上。全部贴完后，第一块敷贴穴位药开始发热，继后全部穴位发热，待20~40分钟后取掉，或留置更长时间，因人而异。

穴位选用：定喘、肺俞、厥阴俞、心俞、督俞、膈俞、肾俞、脾俞、胃俞、天突、膻中、命门等穴位。临证取对称穴位敷贴。

功效：发散伏邪，除湿利气，温阳化痰，逐饮散结。

主治：咳嗽，哮喘。可见喘逆气短，每年秋冬之际，咳嗽气短，吐白黏清稀痰之病。包括西医学的急性支气管炎、慢性支气管炎、支气管哮喘、支气管扩张等病。

按语：咳嗽之病是肺系疾患的主要症状之一。因肺脏上通咽喉，开窍于鼻，外合皮毛，职司呼吸，同时肺为娇脏，畏寒畏热，所以不论外感或内伤疾患，一旦影响到肺脏，导致肺气失宣或肺气上逆，均可发生咳嗽。中医认为咳嗽之病，多由外感与内伤引起。《素问·宣明五气论》曰："肺为咳。"明代张景岳说："咳证虽多，无非肺病。"正是说明这个情况。咳嗽的病因复杂，和肺、脾、肾等脏器有密切的关系。在《素问·咳论》中曰："五脏六腑皆令人咳，非独肺也。"陈修园说："肺如钟，撞则鸣。"体现了中医的辨证论治和整体观。

平喘散敷贴穴位，专治每年秋冬之际咳嗽气喘，咳吐白清稀黏痰之病。据中医"急则治其表，缓则治其本""治未病"及"春夏养阳，秋冬养阴"的理论，采用冬病夏治的方法，以药物敷贴穴位，借天之阳气，助辛温燥热，温中补阳之药，鼓舞人体阳气，使药物性味、效应通过经络、气血传导入病变所在脏腑。又助正气渐复，提高机体免疫力，从根本上控制疾病。穴位敷贴药物一般是很安全的，敷贴的时间长短因人而异。若有皮肤过敏者贴后起疱，穿破流水，消毒防止感染，经临床实践，起疱者效果更佳。值得一提的是若注重治养结合，则可事半功倍，如加强体育锻炼、注重生活调理、合理膳食及禁口慎用等。

方2：易感冒方

组成：肉桂20g，细辛20g，升麻15g，黄芪15g，白芥子10g。

用法：上药研末，过80~100目筛，在夏天初伏开始敷贴穴位，每隔10日1次，共贴3次。

穴位选用：大椎、肺俞、督俞、脾俞、肾俞、命门、足三里。用生姜汁把药末调成糊状，以黄豆大药糊放在医用胶布中心，贴在穴位上20~40分钟或更长时间，具体时间因人而异。

功效：通经脉，举阳气，温营血，助气化。

主治：素体虚弱，卫虚自汗，易感风寒，平时少气无力，四肢倦怠，易感冒者。

按语：方中以肉桂气厚，温中散寒，通利血脉，且下行而补肾阳，又可引火归源，鼓舞气血，促使阳生阴长；细辛性温，既能发散风寒、温肺化饮，又能内祛阴寒，还能与肉桂扶阳温经，治疗阳虚所致体质形寒怯冷之症状；升麻能升举阳气，又能透发邪气，且解郁行血；黄芪升阳益气，内托固表实腠理；白芥子辛散温通，利气通肺，外敷又刺激穴位。全方以气味俱厚的中药敷贴于穴位上，以气相感，激发穴位经络效应，调节人体脏腑，扶助阳气，鼓舞气血，提高免疫功能，增强体质，从而达到防治感冒的目的，是中医"治未病"的有效方法之一。

方3：吴茱萸细辛散

组成：吴茱萸8g，细辛2g。

用法：上药研成细末，用陈醋调糊，敷贴在涌泉穴位，每24小时换1次。

功效：温中燥湿，开郁化滞，通阳化气，引热下行。

主治：小儿鹅口疮及诸口疮。临床可见于1岁以下婴儿，尤其是未满月的哺乳婴儿。口腔初为小的雪白斑点略高于舌面，斑点四周无红晕，擦去后复生如旧，亦可蔓延至口腔任何部位及咽喉部，患儿常流唾涎，婴儿难以哺乳，啼叫不安。

按语：鹅口疮是心脾二经积热上蒸，或者乳母乳头不洁导致的。在口腔颊内、牙床、唇舌等处，满布白屑，色如白雪，如鹅之口，亦叫"雪口"。可伴身热烦躁、便秘、溲赤、流淌口涎。外用本方敷贴涌泉穴，屡用屡效。若配用内服清泻心脾积热的导赤散，或养阴清热的益胃汤，或用珠黄散，或用周氏溃疡散，病愈更快。

方4：失眠方

组成： 磁石30g，夜交藤20g，肉桂10g，吴茱萸10g。

用法： 上药研细末，用小麦粉、盐水分次调糊，敷贴于涌泉穴。1日1次，15日为1疗程。

功效： 镇静安神。

主治： 失眠。

按语： 失眠亦叫不寐，是临床较常见的一个证候。常伴有头晕、心悸健忘、烦躁不安或腰膝酸困等症状。根据临床特点及辨证求因、审因论治的精神，遇心火上扰、阴虚火旺、心脾亏虚、痰热扰心、胃中不和等证候，可以对证配中药内服治疗，效果更佳。

治疗失眠之证，要保持心情舒畅，耐心治疗，临睡前少谈话，少思考，要避免烟、浓茶、咖啡等刺激物。

涌泉穴又名地冲穴，在足底前三分之一处，足趾跖屈时呈凹陷，为足底第二、三跖骨之间，属足少阴肾经井穴。《灵枢》曰："病在脏者取之井。"足少阴肾经属肾络膀胱，联系肝、肺、心、脊髓，且循喉咙，挟舌根。涌泉穴敷贴药物依据是它能调整与肾经有关的脏腑器官及上病取下的治疗方法，临证辨证用药。

皮部疗法

概述： 皮部疗法是根据经络学说的皮部和穴位及阿是穴的概念，以药物配伍，或液体，或固体，以及机械仪器等置于患者体表特定部位或发病地方的治疗方法，是中医外治法之一。

皮部是指经络在皮肤上的分属部位。在《素问·皮部论》中曰：

"凡十二经者皮之部也。"皮部"以经脉为纪",是经脉机能活动反映于体表的部位,与机体内在的经络、脏腑之机能活动息息相关。当外邪入侵人体,必从皮部开始,正如《素问·皮部论》曰:"邪客于皮,则腠理开,开则邪入,客于络脉。"然后内传经脉、脏腑。相反,人体内部的病理变化,也可通过经络反映于相应的皮部。皮部的作用,《素问·生气通天论》曰:"卫外而为固。"故皮部是人体卫外的屏障。

穴位即腧穴,是人体脏腑经络之气输注于体表的部位。在历代文献中,腧穴有"砭灸处""节""会""骨孔""气穴"等不同名称。人体的穴位均分别归属于各经络,而经络又隶属于一定脏腑,于是穴位——经络——脏腑间的相互联系成为不可分割的关系。

阿是穴之名最早出现在唐代孙思邈《千金要方·二十九卷》中:"人有病痛,即会捏其上,若里当其处,不问孔容,即须便快,或痛。"基于这一现象即是阿是"穴位"。就是皮上部的压痛点或不舒服之点。在《灵枢·经筋》曰:"以痛为腧。"阿是穴后代叫"天应穴",又称"压痛点",或叫"不定穴"等。这类腧穴既无具体名称,又无固定位置,而是以压痛点或其他的反应点作为腧穴位置,多位于病变的附近,也可在与其距离较远的地方。

经络对人体内外、表里、上下、左右各方面都起着联系作用。内部连属于脏腑,外部分布于五官七窍、四肢骨骸,网络全身,运行气血,周流体内与体表。经脉呈线状分布,穴位在经脉循行线上。络脉呈网状分布,而皮部着重于"面"的划分,属经脉络脉分布的皮上部位。阿是穴是无固定位置的不定穴、无名穴,分布在皮部的反应点。经络既有联系脏腑和肢体的作用,又具有运行气血、濡养周身、抗御外邪、保卫机体的作用。《灵枢·经别》曰:"十二经脉者,人之所以生,病之所以成,人之所以治……"故通过皮部络脉经脉脏腑,可以起到平衡阴阳、扶正祛邪、调和气血、防病治疾的目的。

皮部疗法,在上古时代先民已经知道用火烤过的石头来治疗关节疼痛之类的疾病。《史记·扁鹊仓公列传》载有名医扁鹊"疾之居腠理也,汤熨之所及也"的论述。并记载了用"五分之熨,以八减之齐

（剂）和煮之，以更熨两胁下"的方法，治愈了虢太子"尸厥"，反映了春秋战国时期医家不仅对本疗法的治疗作用、适用范围有相当的认识，而且在抢救危重病人方面也积累了一定的经验。在《黄帝内经》一书中，多处论述了风寒湿痹、肿痛不仁之类的病症，可以用"汤熨及火灸刺"等方法治疗，并具体介绍了用川椒、干姜、桂心渍酒，以棉布等纳酒中"以尽其汁"的"药熨"方。如在《灵枢·寿夭刚柔》中曰："用之生桑炭灸巾，以熨寒痹所刺之处，令热入至于病所，寒复灸巾以熨之，三十遍而止；汗出以巾试身，亦三十遍而止……每刺必熨，如此后已矣"的具体操作方法。之后历代医家在此基础上不断创新，拓展其治疗范围。在晋代《肘后备急方》、唐代《千金要方》《外台秘要》、宋代《圣济总录》等医籍均收载了治疗猝死、心绞痛、腰腹痛、霍乱吐泻、癥瘕积聚、跌打损伤、诸毒痈肿等疾病的皮部疗法。清代吴尚先在《理瀹骈文》中更强调皮部疗法用之得当，可以替代艾灼、烧针、推拿诸法，并盛赞脐疗是治疗中焦诸病的第一捷法。在书中指出"若行道者，适遇急症，恐病家嫌膏药尚缓，力请非处汤不可，则不妨竟以古汤头煎服之方改为药抹炒熨，于医理无悖，于外治一门亦变而不失其正，与医家分途而合辙"。说明了皮部用药也是在医理指导之下辨证用方，无非是变内服而为外治，给药途径有异而已。

皮部疗法是一种外治方法，是以药物效用及物理、化学等效应，通过人体皮部特定部位，与阿是穴及穴位效应相结合而产生其治疗效应。诸如"药熨疗法""热敷疗法""热烘疗法""敷贴疗法""膏药疗法""湿敷疗法""推擦疗法""熏洗疗法""气雾疗法""发疱疗法""撮痧疗法""刮痧疗法""拔罐疗法""滚蛋疗法""腰袋疗法""药枕疗法""搓面疗法""敷脐疗法""穴位疗法""磁疗""泥疗""足疗"及现代各类按摩器、红外线磁疗器等都属于皮部疗法范畴。

皮部疗法的用药原则与内服药的配伍原则相同，均应根据患者的病情辨证论治，选择合适的药物配制而成。药味可随症增损，以专治一症者，药味宜少而精。病情复杂者，或兼症较多者，或虚实夹杂者，也可酌情多选几味，但不宜过多过杂，药物力图专精强效之功能。

皮部疗法，以其简、便、廉、验之特点，深受广大群众的欢迎，已成为人们家庭日常防治一些常见病的治疗方法之一，且有康复保健的用途，尤其进入老年社会更突出其作用。现代医疗手段不断发展，应将此法进行拓展。

方1：皮部敷贴膏

组成：鸡血藤 30g，红花 20g，白芷 15g，马钱子 3g，草乌 3g，白芥子 3g。

用法：上药研成细末，以生姜汁与药末调匀敷在患处，用胶布和纱布固定 40 分钟至 4 小时（因人而异）每日 1 次，或隔日 1 次。

功效：祛风寒湿，活血通络。

主治：皮肤上的某一处或某部分麻木不仁，或疼痛不止，以及关节风寒湿痹病。

按语：该方以鸡血藤补血养血，舒经活络；红花活血祛瘀，消肿止痛；白芷辛散祛风，温燥除湿，芳香通窍，善于止痛；马钱子通经络，消结肿，止疼痛；草乌祛风湿，散寒止痛；白芥子辛散温通，祛痰利气，搜皮里膜外、筋骨之间的痰瘀结滞；生姜汁发散风寒，解毒除邪，通行十二经。全方共奏祛风寒湿邪、活血化瘀、利气舒筋、通络止痛之功效。在机体皮上某处病痛或较难诊断的皮部病症，用此膏贴敷可取得良好疗效。

方2：热熨药袋

组成：葛根 30g，威灵仙 30g，桂枝 15g，川芎 10g，赤芍 10g，川乌 10g，羌活 15g，姜黄 10g，附子 10g。

用法：上药捣碎和匀，分装入布袋中，放入蒸锅中加热 30 分钟，取出后降温至 40℃至 45℃时，热熨患处，药袋凉后换之或复蒸。每日 2～3 次，每次 30 分钟或更长时间，变凉即更换。

功效：祛风散寒，暖骨化瘀。

主治：颈、肩、腰、关节等处僵硬疼痛，屈伸不利，转颈项不便及骨寒怕冷之病症。包括西医学的肩周炎、关节炎、颈椎病、骨质增生等病。

按语： 以药配伍后装入缝好的药袋，投入蒸锅中，蒸其药袋后热熨于患处，属药熨外治法。对风寒湿气血瘀滞或虚寒性的病症，以及一些慢性难治病，在治疗上有其他疗法所不可替代的治疗作用。现代医疗手段不断发展，或可以加入机械、电器等作用，本疗法结合现代科技创新拓展具有好的前景。

方3：消肿止痛膏

组成： 生大黄30g，红花15g，白芷30g，芒硝30g，冰片3g，三七3g。

用法： 上药研细末，陈醋调匀为糊状，敷于患处，纱布固定。若有鲜蒲公英用60～100g捣烂，混合药粉敷贴效果更好。敷贴药膏后为了避免药膏干裂，根据病情用白酒或陈醋在药膏上面喷洒。应用时要注意患处有皮肤溃破，或用后有过敏者应停用。每日敷贴1～2次。

功效： 清热解毒，活血散结，消肿止痛。

主治： 跌打损伤、扭挫伤、静脉炎、阑尾炎、急性乳腺炎、无名肿毒等皮肤未破的红、肿、热、痛之病症。

按语： 病人形气两伤，邪热之毒侵袭人体，痰热郁结，湿热蕴盛，瘀血凝结，脉络不通，出现红、肿、热、痛等症状。根据中医"不通则痛"的理论，拟用清热解毒、祛痰散结、活血通络之法，选药用之，可取得良好疗效。

方4：跟痛消

组成： 吴茱萸15g，威灵仙15g，川牛膝10g，草乌6g，白芍10g，白芷10g，白芥子5g。

用法： 上药研细末，用陈醋调糊敷于脚跟，每1～2日换药一次，1个月为一疗程。每次换药后用鸡血藤、威灵仙、独活各15g煎之浸泡双脚，然后再敷药。另外，上药研细末，置于脚后跟处，做成保健鞋垫于平时运用。

功效：治痹舒筋，暖骨化滞，活血止痛。

主治：脚跟疼痛。临床所见脚跟疼痛，不耐久立，跟痛难忍，行走困难。

按语：脚跟痛病症多是肝肾阴虚，外受风寒湿之邪所致。包括西医学的骨刺、骨质增生症、跟骨关节损伤、跟骨炎症、筋膜炎等。中医认为肾主骨，肝主筋，应用祛风除湿、活血化瘀、强筋壮骨之方法治疗。若配用六味地黄丸、舒筋活血片内服，疗效更佳。

方5：祛风活血止痛汤

组成：桂枝 10g，桑枝 15g，威灵仙 15g，豨莶草 15g，鸡血藤 15g，透骨草 15g，草乌 4g，白芷 10g，红花 10g，牛膝 15g，苏木 10g。

病在上部加羌活 10g，病在下部加独活 10g。

用法：用水煎药。以汤液热烘，熏洗，在药液中放两块毛巾或口罩，初为热熏，待药液温度适宜时，用毛巾交替热敷患处，药凉复加热敷之，热敷后用手推、揉、按、擦，力度要恰当。每日 1 剂，一剂用 2~4 次。

治疗时注意汤液温度适中，谨防烫伤。采取适当体位，充分暴露患处。寒凉季节注意保暖，以免着凉感冒。推拿手法的轻重力道要恰当，患处有皮肤感染破损处及孕妇等忌用。

功效：祛风寒湿，活血止痛，通经络，利关节。

主治：肌肉痛，关节痛。

按语：药熨热敷，古称"汤熨"。此疗法历史悠久，早在原始社会人类会用火后就有了本疗法的萌芽，将药和水加热置于病人体表患处或特定部位，进行热熏、热烘、热敷、热熨，反复往来移动，促使腠理疏通、经脉调和，促进气血运行，从而解除疾苦。本疗法是通过物理作用，使局部毛细血管扩张，血液循环加速，致局部肌肉松弛，皮肤毛孔开放，能使药物气味直入病所，达到治疗效果，是简便易行、取效较快的中医外治法。

非药物疗法

概述：非药物疗法是与药物疗法相对而言的一种独特的治疗疾病方法。远古的中华先民在生产实践和生活实践过程中就已开始运用不以药物为方法的防病治病手段。例如从火的运用逐渐发现以火熨熟食物，可以防治胃肠疾病。在使用石器的过程中，发现了用石头制成的针具可以治疗脓肿、疼痛等疾病。最原始的针谓"砭石"，或称为"砭针"。在《黄帝内经》中就记载了针灸疗法、按摩疗法、导引疗法、气功疗法、饮食疗法、环境疗法、音乐疗法、喷嚏疗法、时间疗法、心理疗法及热疗法等丰富多彩的非药物治疗方法。

非药物疗法的理论基础是以祖国医学的理论为基础指导，尤以整体观、阴阳五行、脏腑学说、经络学说、饮食疗法为重点基础，以扶正祛邪、调和阴阳、调理气机、调和气血的作用来达到治疗目的。

目前已经形成较完善的系统的非药物疗法有 300 余种，如针灸、气功、按摩、推拿、刮痧、拔罐、心理、饮食、声音、喷嚏、探吐、环境、水疗、泥疗、砂疗、石疗、日光与空气、时间、武术、导引、热熨、冷敷、琴棋书画及近代的各种理疗和治疗仪器等丰富多彩的非药物治疗方法。

非药物疗法的特点：疗法手段多样，适用范围广泛，价廉方便有效，取法于自然而不良反应小，临床易学易用，便于推广。

总之，非药物疗法的研究和应用目前已较为深入广泛，但系统整理还不完善，多侧重于针灸、气功、推拿、按摩等几类疗法，且现在药物疗法是临床治疗最主要的手段，它能有效地控制疾病的发生发展，但是所有有效药物都有利弊两重性，除了治疗疾病，还有不良反应，也给人们带来了忧患或伤害。于是人们满怀希望地把视线投向了中医的非药物疗法，早在19世纪80年代时，医学家提出"医师们首要任务是教育群众不要依赖医药"，因此，进一步深入研究开发应用非药物治疗方法。中医丰富多彩的非药物疗法取得长足进展，将是医学界的幸事，更是为人类防病治病、康复保健事业贡献更大力量的幸事。

方1：曲泽穴放血

放血部位： 在肘窝与尺泽穴相对的横纹中央曲泽穴下静脉，即肱二头肌腱的尺侧缘下静脉中，用注射器在双侧或单侧曲泽穴下静脉抽1~3毫升血。

主治病症： 多用于实证、热证、瘀证，邪阻经络，气机失调诸证。如霍乱、呕吐、胃痛、温邪高热、中暑、腹泻等病症。

注意事项： 抽血前严密消毒，防止感染。操作时，防止穿透静脉下壁。对气血虚弱、妇女产后及有自发出血倾向者慎用。

按语： 曲泽穴下静脉用注射器抽血是刺络法，亦叫放血疗法。早在《黄帝内经·离合真邪论》中曰："刺出其血，其病立愈。"临床实践应用曲泽穴抽血，在急症中应用有立竿见影之效。正如明代杨继洲在《针灸大成》中说"可治疗一切暴死恶候，不省人事及绞肠痧"等急症。

曲泽穴为手厥阴心包经"合穴"，是本经经气汇合深入内脏之地，亦是经气隆盛之处。据《难经·六十八难》曰："合主逆气而泄。"《素问·四气形志篇》曰："凡治病必先去其血。"又《灵枢·九针论》中曰：用锋针"可以泻热，出血而痼病竭……"故可以治疗气滞血瘀，心脉痹阻所引起的心痛、心悸及温邪逆传心包，身热，烦躁不安，甚则神昏谵语。手厥阴心包经与手少阳三焦经相表里，故可泻三焦热邪，且泻心络之热，有利三焦调达、胃气和降，可治疗胃气上逆的呕吐、逆气阻滞胃肠引起的胃痛或泻泄，以及肝气郁滞、寒气侵袭的胃疼和腹痛及中暑和湿热引起的急性胃肠炎。

现代研究认为："十四经脉是微循环集中开放的区带，络脉是较细小的微循环集中开放区带和经脉区带外的微循环，穴位是微循环密集开放的集中点，经络现象是人体微循环系统与包围微血管的肌肉，支配微循环的神经系统相互作用的功能表现。"

总之，曲泽穴下静脉放血治疗急症，临床效果明显，是有其科学道理的。正如国际著名血液流变学专家 L. Dntenfass 在《血液流变血在诊断及预防医学中的应用》一书中所说："从某种意义出发，可能出现下述议论，即历史的钟摆摆向了古老的放血术，摆向了古代的医术……这种古老的医疗经验含有真理的成分。"今后应该大力挖掘祖国医学，大力加以研究提高对放血工具的改革，广泛推广放血疗法，使其更好地为临床服务。

方2：委中穴放血

放血部位：在大腿腘窝横纹之中点，委中穴在皮下腘静脉处。临证将足跟着地，前足垫东西（砖块等硬物）使腿绷直，在双侧和单侧委中穴下静脉用三棱针点刺出血，或用注射器抽 1～3 毫升血。

主治病症：腰背痛，半身不遂，下肢瘫痪，心腹绞痛，吐泻及小腿肚转筋。

按语：委中穴是足太阳膀胱经的合穴。《灵枢·本输》曰："穴腑皆出足三阳，上合于手者也。"此穴是四总穴之一，是治腰部病症的常用穴。具有舒筋活络、强健腰膝、止吐止泻的功效。对长期半身不遂及下肢截瘫的患者，在治疗过程中可应用委中穴放血，对急性扭伤、闪腰岔气或心绞痛在委中穴放血，可有立竿见影之效。

方3：太阳穴放血

放血部位：在眉梢与目外眦连线之中点，向后外开约一寸凹陷处取之。临证让患者用小毛巾或布条在颈部拘紧，紧闭口鼓气，在太阳穴处暴露出的静脉，用三棱针点刺放血。

主治病症：头痛、牙痛、面神经麻痹、急性眼病、急性眼结膜炎。

按语：太阳穴为奇穴，是没有归属十四经的腧穴。因此这些腧穴对某些病症有特殊的疗效，如四缝穴治疗小儿疳积、百劳穴治疗瘰疬、印堂穴治疗惊风、太阳穴治疗头痛，均有明显效果，所以称奇穴。奇穴是在临床实践中逐渐被人发现的，是在"阿是穴"的基础上发展起来的，但都有明确的位置和固定的名称。在临床实践中，笔者体会到在太阳穴放血治疗头痛和急性眼病有立竿见影之效。

后 记

　　"锲而不舍，金石可镂"是先秦《荀子·劝学》篇中让我特别喜欢的名句，因为它总能让我想到我的爷爷，想到我的爷爷戴着老花镜或拿着放大镜仔细研读病例和医书的样子，他总是一边看病，一边总结自己的治疗经验。同时也让我萌生了一种冲动：我一定要把爷爷的精神发扬光大，让爷爷毕生的医术和全部成就传承下来！

　　在我二十多年的记忆中，印象最清晰的是爷爷依灯夜读，苦思冥想的画面：不论酷暑还是严寒，爷爷总是保持着刻苦学习、努力钻研、精益求精的学习和工作习惯，几十年如一日，从未有过间断，即使是大年初一也是如常照旧。如今他已年近八旬，却仍然坚持着这个好习惯。不仅如此，他还要求儿孙们都要勤奋学习，爱岗敬业，做人诚信，与人为善。

　　在爷爷的家里，书柜占了整整一面墙，书柜里放有上千册的医学书籍，以及成捆的读书笔记和治疗心得。它们见证了爷爷医者仁心、一生从医的全部过程。爷爷说过：病有万端，药有万变，只有刻苦钻研，举一反三，才能把病看好。

　　爷爷的母亲郝宝银与外祖父都是民间医生，爷爷从小受老一辈影响，热爱医学，从医五十多年。对中医文献，爷爷都坚持逐章逐节、逐字逐句反复精读，仔细研究琢磨，通过分析研究，在实践中反复验证，不断改进，不断创新，久而久之形成了一套自己独特的诊疗方法，并且经临床验证疗效显著。他辨证论治的过程独辟蹊径，解决了许多疑难病症，救治了无数危重病人。我经常听奶奶讲爷爷看病的故事。在诊所，爷爷常常被各种病人像人墙般围住。精神障碍病人来的时候有的又唱又跳，有的被捆绑手足，有的寡言少语、呆痴似傻。经爷爷精心治疗后至今大部分患者能正常生活，且有的已娶妻生子。曾经好多多年不孕的妇女，经过调治后抱着孩子来看望爷爷……从小我就记得有左右邻近县区来就诊的病人，还有来自北京、上海、重庆、石家庄、太原等外地的疑难病症患者来找爷爷看病或通过书信求医问药。过去几十年里经爷爷治愈的疾病有湿疹、牛皮癣、癫痫、癫狂病、胃病、肾病、不孕症等各种疑难杂症。爷爷始终耐心细致，不厌其烦，凭借着他精湛的医术和高尚的医德治愈了无数病人。

中医药学是中华民族文化中特有的精华，为了弘扬中医药文化，传承国药精神，使其更好地造福于民，我大学毕业后，利用工作余暇帮助爷爷一起整理多年来的治疗经验与心得。经爷爷数易其稿，今终于成册。

此时此刻，我难以抑制内心的喜悦与激动，因为这不仅是爷爷毕生医术和心血的凝结，更是一件爷爷以自己的生命之力奉献于患者、造福于社会的巨大功德礼物，而我能参与其中，则感到无比幸福和快乐。希望爷爷的治病经验和学术思想能为丰富和发展中医药文化贡献力量。

长孙　周升元　谨述

于二〇一六年五月十八日